JN449851

2nd Edition

임상바이러스학

Clinical Virology

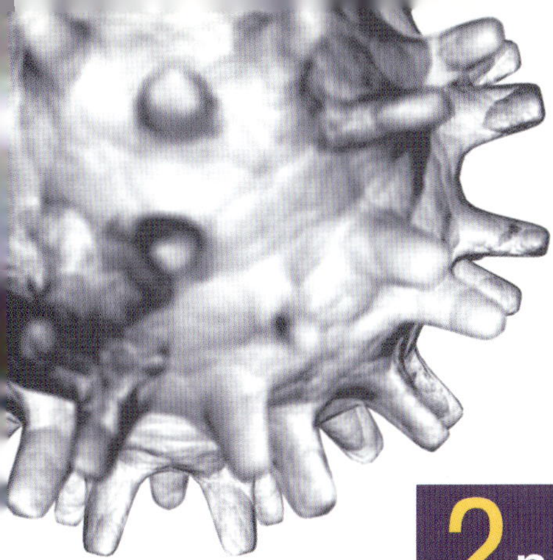

2nd Edition

임상바이러스학

Clinical Virology

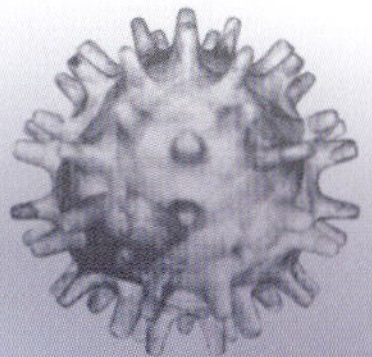

김혜정 · 김충환 · 류재기 · 박기호
엄용빈 · 이동섭 · 홍성노 공 저

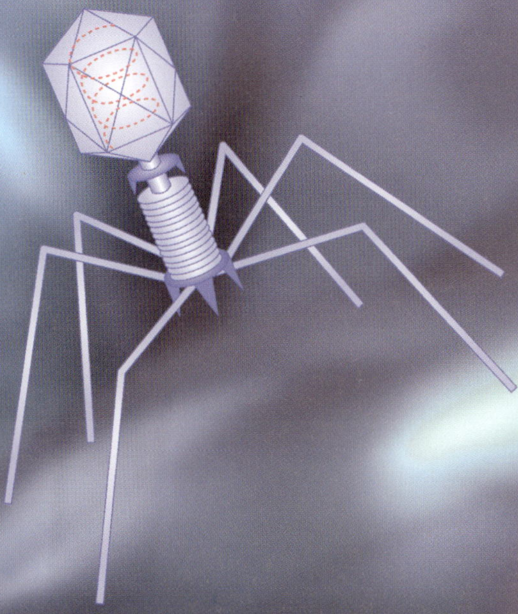

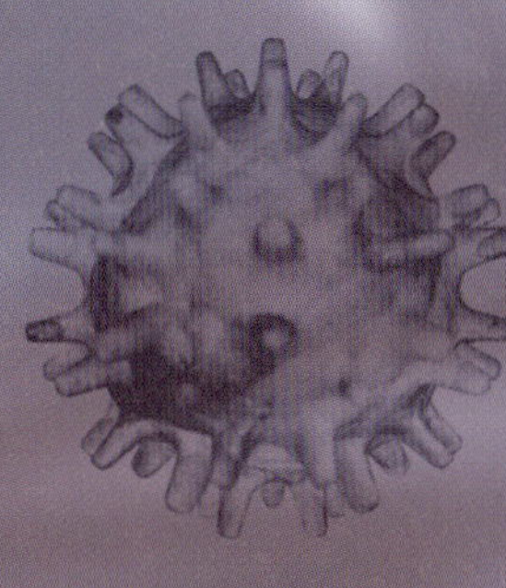

고려의학

2판 머 리 말

최근 2009년도에 들어와 세계보건기구는 '신종 인플루엔자를 경보단계 6단계로 격상한다.'는 뉴스가 연일 보도 되고 있다.

이처럼 바이러스에 의한 질병이 대유행이 된다면 매우 치명적일 수가 있다.

1918년에 세계적으로 대유행을 격은 스페인독감으로 수천만 명의 목숨을 앗아 갔던 사건이 다시 오지 않을 까하는 공포감이 생기는 것도 어쩌면 당연할 지 모른다.

교통의 발달과 세계화를 표방한 정책들이 이런 질병을 더욱 확산시키고 있는 실정이다.

이런 정황으로 보아 바이러스의 신속한 검출 및 예방, 치료에 대한 중요성이 더욱 크다고 하겠다. 이러한 요구에 의해 개정판을 만들고자 한다.

본서에서는 최근의 신종 인플루엔자에 대한 진단 부분에 많은 할애를 하였으며, 최신의 분자 진단법인 정량 PCR 진단법을 추가하여 첨단 진단법을 바로 접할 수 있도록 하였다.

또한 그 진단과 치료가 더욱더 다양화되며, 전문화되어 가고 있다.

본서는 바이러스 감염증을 각 장기별로 분류하여 기술하였으며, 기존의 내용을 보다 충실하게 보완 하고자 그림이나 도표 등을 알기 쉽게 새롭게 정리 하였으며 생명의과학을 전공하거나, 간호학을 전공하는 학생들, 특히 임상병리를 전공하는 학생에게는 매우 필수적인 지침서가 되길 바란다.

이 임상바이러스학의 개정판에 위해 섬세한 그림을 디자인한 서상석님과 눈에 잘 들어오게 편집을 해준 이성림양께도 감사의 마음을 전합니다.

끝으로 이 바이러스 개정판이 나오도록 노력해 주신 이창용 편집장 그리고 편집부 직원여러분과 고려의학 최병진사장님께 감사드립니다.

2009년 8월

대학로에서 저자

머 리 말(개정판)

임상 바이러스학의 첫판이 1994년에 출간된 이후로 바이러스에 대한 질환 및 진단 등에 많은 변화가 있었다. 이에 그 필요에 대한 요구가 커져 개정판을 내게 되었다.

여기에서는 첫판에서보다 많은 그림을 넣어 보다 더 이해를 높이는데 중점을 두었으며 또한 내용을 충실히 하는데 힘을 기울였으며 최근의 바이러스분류에 대한 자료를 추가하여 바이러스학을 근본적으로 이해하는데 도움을 주려고 노력하였다.

또한 바이러스의 증식, 예방과 진단에 대한 부분에 많은 할애를 하였으며 바이러스를 취급할 때의 위험성에 대한 안전의 중요성을 부가하였다.

최근의 빈발하는 질병의 다양성이 점차로 증가하는 추세에 있으며 특히 바이러스에 의한 질병은 그 진단과 치료가 보다 더 전문화되고 다양화 되어가고 있다.

이에 본서가 임상 바이러스를 공부하는 생명의과학 및 보건학, 간호학, 특히 임상병리학전공학생들에게 하나의 좋은 지침서가 되었으면 하는 바램이다. 본서를 위해서 수고를 아끼지 않으신 여러 선생님들께 감사의 말씀전합니다.

끝으로 이 임상 바이러스학이 나오기까지 처음부터 끝까지 같이해주신 고려의학 최병진 사장님과 출판학술부 직원 여러분께 감사의 말 전합니다.

2000년 2월

연건동에서 저자

머 리 말

바이러스 감염증은 세균 감염증에 비하여 매우 까다롭고 다루기 어려우며, 좋은 결과를 얻지 못하는 실정이다.

1979년 천연두의 단절을 선포하는 반가움이 있었으나 그후로 HIV라는 신종 바이러스의 출현은 인류를 공포의 분위기로 바꾸어 놓았다. 특히 AIDS바이러스 질환은 자각 증상의 미약함으로 인하여 감염여부가 늦게 판명되며 그 사이에 많은 사람에게 전염되어지는 악성의 질환이다. 또한 교통수단의 발달로 인하여 여러 가지 바이러스 감염 기회가 넓어 지고 있다. 이에 비례하여 이들의 검출 및 동정의 중요성은 두말할 나위도 없는 것이다.

특히 임상병리분야에 있어서의 바이러스학의 중요성은 더욱더 크다 하겠다.

이에 본서에서는 바이러스감염증을 중심으로 하여 바이러스 진단에 필요한 바이러스학의 지식 및 검사법에 관한 내용을 임상병리학적인 면에서 학생들이 접하기에 쉬운 방법으로 나열해 보았다. 이 책이 임상병리를 공부하는 여러분에게 하나의 지침서로 십분 활용되기를 바라는 바이며 앞으로 더 좋은 내용이 될 수 있도록 학자제현의 많은 도움을 바랍니다.

끝으로 어려움 속에서도 이 책자가 나올 수 있도록 배려해 주신 고려의학 최병진 사장님과 임직원 여러분께 진심으로 감사 드립니다.

저 자

목 차

색 인 ········· 285

CHAPTER 1

총 론

I. 바이러스의 기원

바이러스가 어떻게 발생하였는지는 그 기원이 명확치 않으나 적어도 다음의 3가지 이론이 유력하게 제창되어 왔다.

1) 역행진화가설(Regressive evolution)

바이러스가 원시세포에서 기생하는 생명체로서 그 원시세포와 더불어 진화되어 왔다는 학설로 오늘날 다수의 바이러스들이 세포에 아무런 손상을 주지 않고 숙주체내에서 잠재성으로 존재함을 관찰하게 되었다.

2) 세포성 기원가설(Cellular origins)

바이러스는 원래 세포의 일부분으로 존재하였으나 자율성을 획득하여 마치 숙주세포의 통제조절에서 벗어난 유전자를 닮은 상태이다.

3) 공진화 가설(Independent entities)

바이러스는 세포기관과 동일하게 진화되었으며 자가복제 분자물질을 가짐으로써 원시적인 물질로 존재해왔다. 실제로 숙주세포 염색체상에서 보면 리트로바이러스와 핵산염기서열이 유사한 염색체부분이 존재함이 밝혀져 있으며 여기에 추가해서 다른 작은 바이러스등도 이와 비슷한 기원을 가졌을 가능성을 배제할 수는 없다고 보아진다.

고대의 사람들은 아마도 바이러스감염의 효과를 깨달았을 뿐 아니라 그 치료 및 예방도 수행했을 것으로 보아진다. 고대 바이러스감염의 기록의 첫 번째는 BC 1400년경 고대이집트의 수도멤피스의 벽화에서 그림과 같은 소아마비증상의 수도승을 볼 수가 있다(그림 1-1). 또한 BC 1196에 사망한 람세스 5세의 미이라의 얼굴에서는 오돌토돌한 천연두의 흔적을 볼 수가 있다(그림 1-2).

또한 천연두는 BC 1000년경에도 중국에서 풍토병으로 발발하였으며 이에 의해 우두접종(variolation)이 개발되었다(그림 1-3). 이 당시 초창기에는 코로 흡입하는 정도였으나 나중에는 감염 이전의 어린아이의 팔에 상처를 내서 이미 앓은 사람의 천연두 병소의 물집에서 액(고름)을 채취하여 발라주는 시도를 한 기록이 남아 있다.

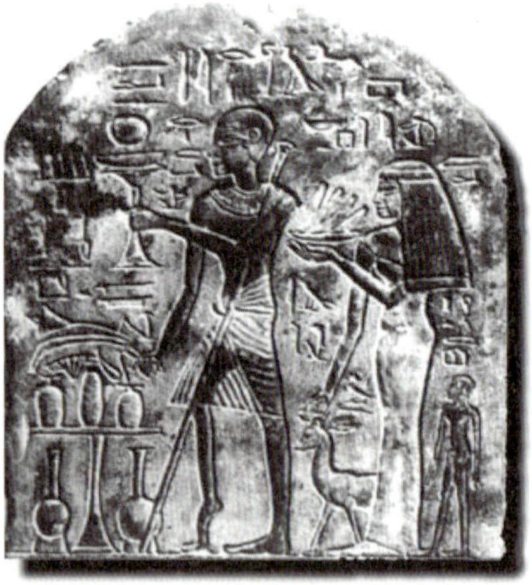

그림 1-1. 멤피스의 소아마비증상의 수도승 벽화에 그려진

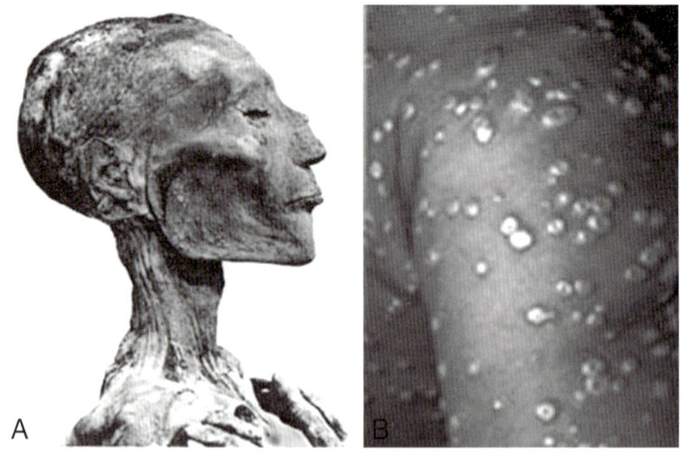

그림 1-2. A. 미이라의 얼굴에서 천연두의 흔적이 보인다.
B. 현대의 천연두 증상

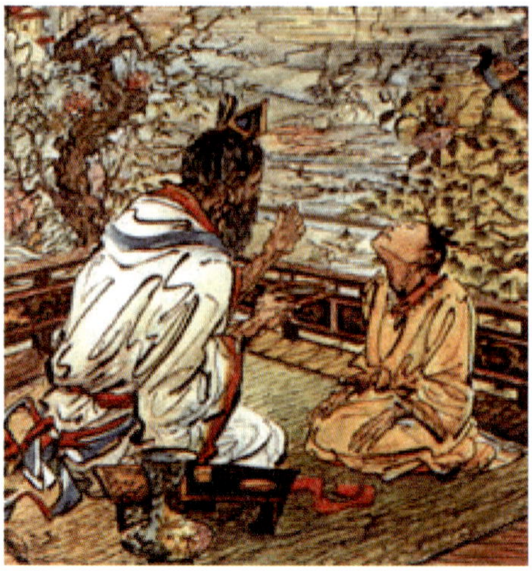

그림 1-3. 중국에서 발생한 천연두를 묘사함

II. 바이러스의 정의(Definition of viruses)

바이러스는 고대에는 일반 질병 모두를 가리키는 개념이었다. 그러나 현재에 와서는 지극히 미세한 병원체를 가리키며, 그 형태와 특징도 명백히 밝혀지고 있다. 바이러스(virus)라는 용어는 그 기원이 라틴어로써 독(毒, venom, poison)의 의미이며, 모든 생물체의 형태 중 가장 작은 것(20~300 nm)으로 현재까지 알려져 있다. 바이러스는 그 크기가 작고 구조적인 단순성으로 자기 스스로 독립하여 증식할 수 없고 반드시 살아 있는 세포에 기생하여 숙주세포(host cell)의 구조적, 대사적 구성요소에

절대적으로 의존해야만 증식할 수 있는 특징이 있는 미생물이다.

따라서 생물계에 존재하는 바이러스는 동물, 식물, 세균, 그리고 진균 등 다른 대부분의 생물에서 기생의 형태로 발견되어지고, 또한 대부분의 생물과는 다른 생물학적 특성(조성, 구조, 증식 등)을 나타낸다.

바이러스의 정의를 다음 8가지로 정리해 볼 수 있다.

1) 가장 작은 감염인자로서 세균여과기를 통과할 수 있다. 크기는 대개 20~300 nm이며 광학현미경으로는 볼 수 없고 전자현미경으로 관찰이 가능하다.
2) 핵산은 한 종류만을 갖는다. 유전자로서 DNA 또는 RNA 어느 한쪽의 핵산만을 가지며 각 핵산은 단일나선이거나 이중나선이다.
3) 살아있는 세포에 기생해서만 살 수 있다. 동식물의 세포나 세균세포에 기생한다. 배양에는 동물접종법, 발육란배양법, 조직 또는 세포배양법 등이 이용되고 있다. 숙주세포에 특이성이 있고 숙주세포의 범위가 제한되어 있다.
4) 이분열법이 아닌 특유한 복제법으로 증식한다. 감염성을 보이지 않고 바이러스가 소실된 것처럼 보이는 잠복기가 있다. 보통 이 기간에 핵산이나 단백질의 합성이 진행된다.
5) 단백질 합성계나 에너지 생산계가 없다. 따라서 기생한 숙주세포의 대사계를 이용한다(숙주의 존성).
6) 증식은 인터페론에 의해 억제된다. 세균에 나타나는 효과적인 항생물질 같은 바이러스 증식억제 물질이 개발되어 있지 않다.
7) 기생한 숙주세포에는 특이한 변화가 일어난다. 이것을 세포변성효과(cytopathic effect)라고 한다. 숙주세포의 변성과 용해, 합포체 거세포(syncytium)의 형성, 세포의 응집, 봉입체(inclusion body)의 형성 등의 현상이 일어난다.
8) 감염 후 대개의 경우 숙주에 중화항체가 생성되어 면역이 된다. 감염예방으로 백신 접종이 사용되고 있다.

III. 바이러스의 역사

바이러스 실체가 증명되기 이전에 종두를 개발한 제너(E. Jeuner, 1798)(그림 1-4)나 광견병 예방백신을 개발한 파스퇴르(L. Pasteur, 1884)(그림 1-5)등은 병원성에서 바이러스의 존재를 생각하고 있었다. 병원체로서 세균과 상이한 것으로써 바이러스에 관한 연구는 1892년 Iwanowsky(그림 1-6)가 병든 담뱃잎을 갈아 즙을 만들어 세균여과기로 여과시킨 후 그 여과액을 건강한 새로운 담뱃잎에 감염시켜 질병을 유발하는데 성공하면서 시작되었다. 그 후 1898년에 Martinus Beijerinck(그림 1-7)가 지속적인 실험을 하여 동일한 결과를 얻게 되어 여과성병원체(filterable viruses, virus = poison)의 존

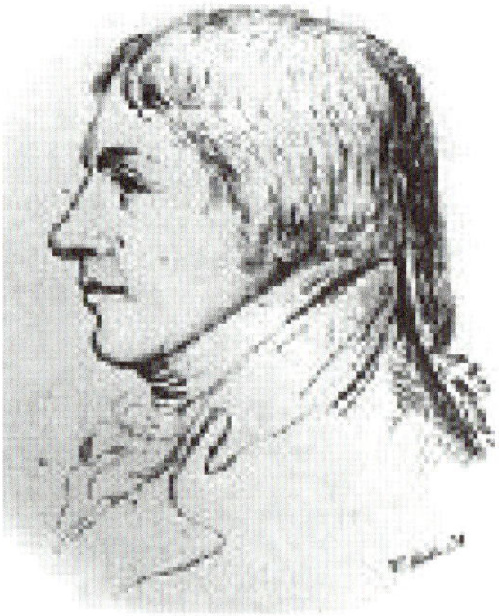

그림 1-4. E. Jeuner(1798)

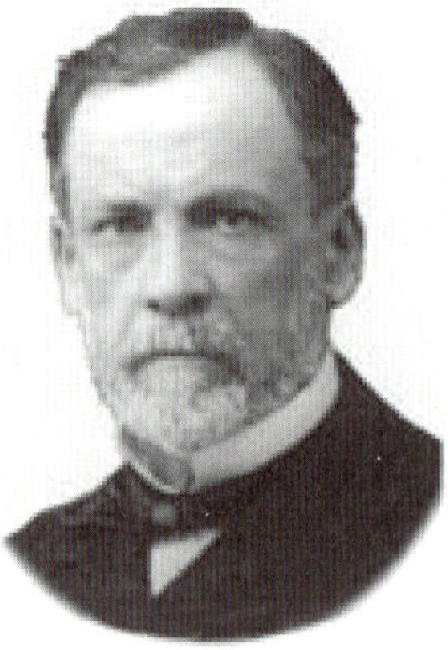

그림 1-5. Louis Pasteur (1822-1895)

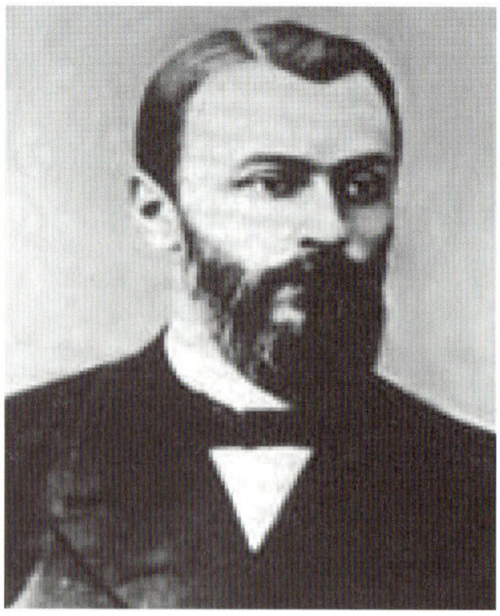

그림 1-6. Dmitri Iwanowski (1864-1920)

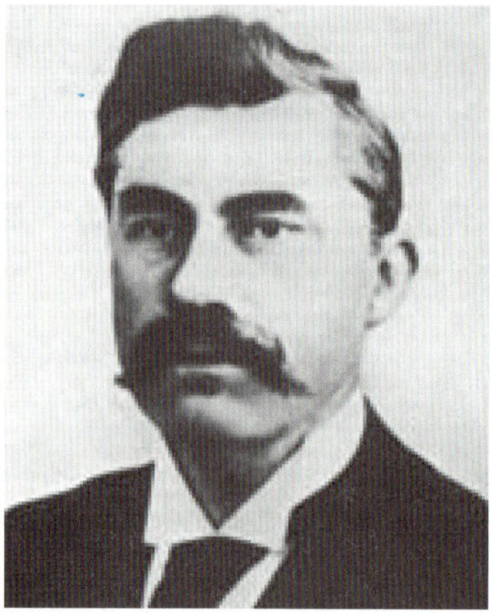

그림 1-7. Martinus Beijerinck (1851-1931)

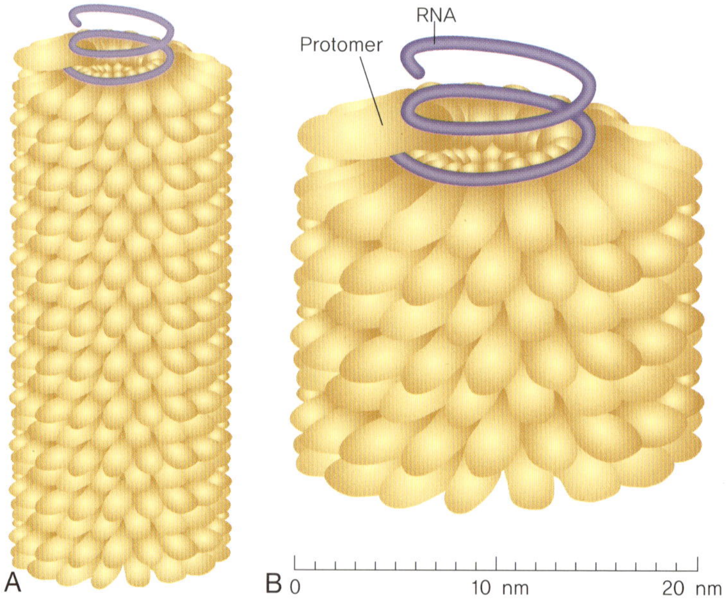

그림 1-8. Tobacco Mosaic 바이러스 구조. A. TMV 구조 B. 확대구조 Nucleocapsid가 protomer의 나선 배열로 구성되어 있다.

재를 인식하였고 그후 성공하면서 시작되었다. 이것에 Contagium virum fluidum라고 명명하였다.

W. M. Stanley 가 1935년에 담배모자익바이러스 (TMV;그림 1-8)를 순수 정제하였다.

한편 동물바이러스로는 1898년 F. Loeffler(그림 1-9)과 P. Frosch가 소의 수족구병(foot and mouth disease)의 병원체가 여과성이 있다는 것과, 광학현미경으로 보이지 않는다는 점, 배양이 가능하다는 점, 증식능력을 지니고 있다는 점등을 명백히 하였다. 1901년 W. Reed(그림 1-10) 등의 연구진의 노력으로 황열(yellow fever)의 원인체도 여과성이라는 것을 확인하였다. 그 후 이와 같은 여과성병원

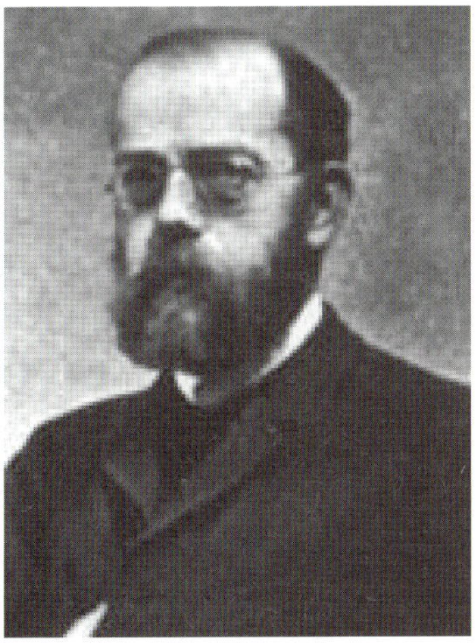

그림 1-9. Freidrich Loeffler (1852-1915)

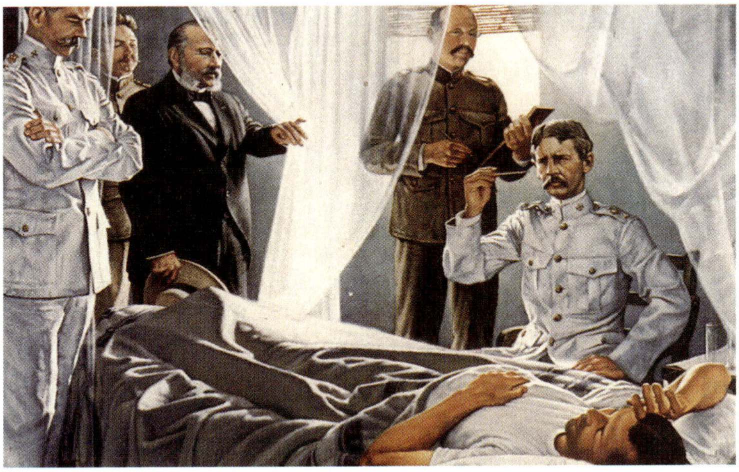

그림 1-10. 리드(W. Reed, 1901)씨와 그의 동료들이 황열환자를 치료하고 있다

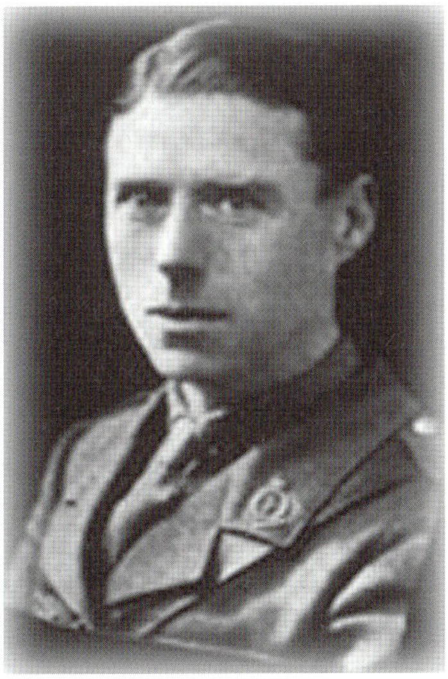

그림 1-11. Frederick Twort(1877~1950)

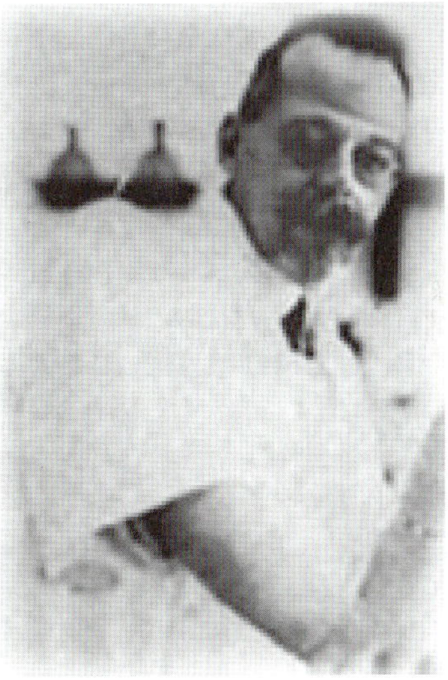

그림 1-12. Felix d'Herelle(1873~1949)

체가 많이 발견되었다. 1915년에 F. W. Twort(그림 1-11)와 1917년 F. d' Herelle(그림 1-12)가 세균에 기생하는 바이러스를 발견하였다. 이를 박테이오파지(bacteriophage)라고 하며 이것은 세균에 침범하면 세균을 용균시켜 용균환을 관찰할 수 있다. 이 bacteriophage의 발견으로 세균의 동정이 보다 정확해 지고 분자생물학의 발전이 가속화 되었다. 그 후 사람에게 질병의 원인이 되는 바이러스를 동물이나 발육난(developing chick embryo)(그림 1-13), 그리고 세포에서 증식시킬 수 있는 방법(세포배양; cell culture)들이 개발되어 바이러스의 연구에 크게 기여하였다(그림 1-14). 1930년 M. Theiler가 황열병 바이러스의 마우스세포 배내 접종법을 확립하고 이 시기부터 오늘날의 바이러스학의 기초가 닦여졌다고 전해지고 있다. 1931년 A. M. Woodruff와 E. W. Goodpasture 등이 발육란배

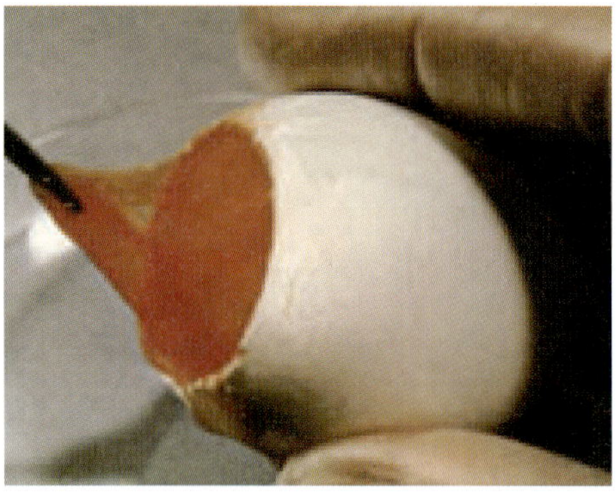

그림 1-13.

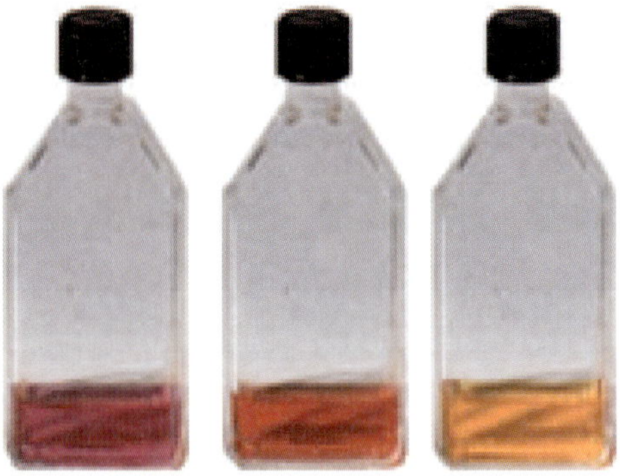

그림 1-14. 세포배양용 배지들

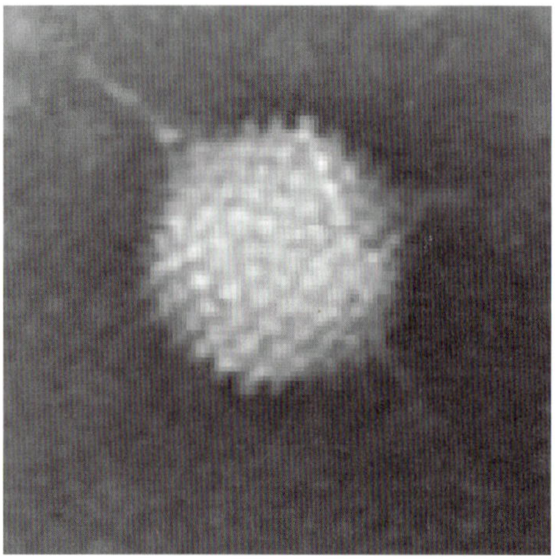

그림 1-15. 전자현미경으로 본 바이러스

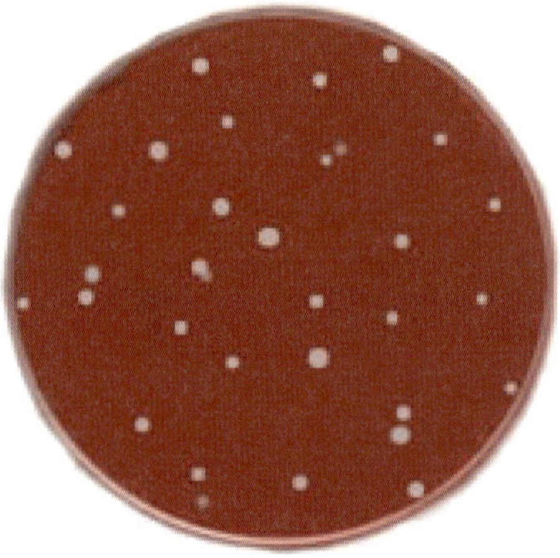

그림 1-16. plaque assay

양법을 개발하였다. 1928년 H. B. Maitland 등에 의해 고안된 조직 배양법이 그 후 개량되고 1951년에는 F. C. Robbins 등에 의해 폴리오바이러스의 배양도 가능하게 되었다.

바이러스의 형태학적 연구도 정제법의 진보와 어울려 가능하게 되었다.

1931년 W. J. Elford가 그라도콜막(gradocol membrane)을 개발하여 바이러스가 막연한 존재가 아닌 입체양 생명체로 구성되었음을 부각하였다. 처음으로 바이러스를 관찰한 사람은 스코틀랜드의 의사 뷔스트이다. 그는 1887년 예방주사로 생긴 수포액에 작은 점이 있음을 발견하고 현미경으로 관찰하였다고 보고한 바 있다. 1938년 전자현미경이 개발되었다. 이것은 10만배의 배율을 가지고 있어 0.0001마이크로미터 거리에 떨어져 있는 물체도 구분할 수 있었다. 1940년 T. Svedberg의 초원심기(Ultracentrifuge)의 이용으로 바이러스를 분리하였으며, 1944년경부터는 천문학자인 Williams와 현미경학자인 위코프가 보다 발전된 전자현미경을 통하여 입체적으로 볼 수 있게 되었다(그림 1-15). 또한 이러한 장비가 바이러스학에의 도입이 시작되어, 바이러스의 형태와 구조의 해명에 공

헌하게 되었다.

근대 바이러스학(virology) 발전에 있어서 가장 중요한 시작은 바이러스를 배양 세포에 자라게 한 이후 부터이다. 1949년 Enders팀이 소아마비(급성회백수염)를 일으키는 폴리오바이러스(poliovirus)를 실험실에서 배양한 세포에서 길러냄으로써 바이러스학(virology)의 새로운 역사를 창조하게 되었고 곧이어 1950년대에 들어서면서부터 바이러스학의 황금기(Golden age)가 시작되었다. 1950년에 Luria에 의해 개발된 bacterophage의 계수방법과 1952년에 Dulbecco에 의해 개발된 동물 바이러스의 계수방법인 plaque assay(그림 1-16)의 개발은 바이러스의 양을 측정하는데 필수적인 방법이 되었고, 오늘도 plaque assay는 모든 바이러스학실험실에서 매일 같이 사용되고 있다. 1955년 F. L. Schaeffer 및 C. E. Schwerdt은 폴리오바이러스의 결정체를 분리하여 내놓기도 하였다.

지난 200여 년간의 지속적인 연구로 전세계적으로 천연두, 디프테리아, 파상풍, 황열, 백일해, 폴리오, 홍역, 유행성이하선염, 풍진 등이 백신접종에 의해 예방되고 있다. 특히 천연두의 경우 세계보건기구(World Health Organization, WHO)에서 1980년 5월 8일에 "지구상에서 천연두가 박멸되었다" 고 박멸선언을 하게 되었다.

그리고 종양(腫瘍) 바이러스의 연구에 의한 종양유전자의 발견이나 발암기구의 해명, 분자생물학적 입장에서의 바이러스의 연구도 활발하게 추진되고 있다.

특히 최근에는 바이러스에 대한 관심이 더욱 높아지게 되었다. Erikson이 발견한 Rous sarcoma virus의 transforming gene product인 src 단백질과 이에 따른 많은 transforming gene들의 연구는 종양(tumor) 바이러스학의 연구에 많은 도움이 되었고 Baltimore가 cloning한 poliovirus DNA를 transfect시켜 poliovirus를 만들어 낼 수 있었던 것은 바이러스를 통한 분자생물학연구에 큰 도움을 주게 되었다. 또한 바이러스처럼 보이지만 그 실체가 아직도 불명확한 프리온(prion) 등의 바이러스가 확산되고 있는 것도 주시해야 할 것이다.

바이러스의 분자생물학적인 연구가 지난 수십 년간 활발히 진행되어 왔고 이를 통한 우리의 지식이 급속도로 늘어가고는 있지만 아직도 바이러스 조절은 예방에 주로 의지하고 치료방법에 대해서는 큰 진전을 보지 못하였다. 그러므로 앞으로 남은 가장 큰 과제는 숙주에 영향을 주지 않고 바이러스만 억제시키는 강력한 항 바이러스 치료제의 개발이라 하겠다. 바이러스와 같이 아주 간단한 genetic system을 이용해서 생물체내에서 일어나는 유전자 조절(gene control)을 계속해서 연구하게 될 것이고 유전자의 활용을 연구하는데 크게 사용될 것이다.

표 1-1. 바이러스 학의 발전사

연 대	보고자	내 용
1892	Iwanowski	Recognized that a "filterable agent" was responsible of mosaic disease in tobacco plants.
1898	Loffler and Frosch	Discovered the foot-and-mouth disease virus, the first animal virus to be described.
1898	Beijerinck	"Rediscovered" tobacco mosaic virus and called it con- tagium vivum fluidum.
1902	Reed	Discovered the cause of yellow fever, the first human virus to be described.
1907	von Prowazek	Described the first insect virus.
1908	Ellerman and Bang	Demonsted that chicken leukemia could be transferred with cell-free extracts.
1911	*Rous(1966)[1]	Described the transmission of Rous sarcoma virus in chickens.
1915	Twort	Discovered bacteriophage.
1917	D' Herelle	"Rediscovered" bacteriophage and developed the plaque assay for quantifying infectious virus;coined the term bacteriopage.
1931	Woodruff and Goodpasture	Introduced embryonated eggs for propagating viruses.
1933	Shope	Described papilloma virus of rabbits.
1934	Lucke	Described a renal carcinoma with a suspected herpestype virus etiology in frogs.
1935	*Stanley(1945)[2]	Obtained tabacco mosaic virus in crystalline form.
1936	Bittner	Described mouse mammary tumor virus and its transmission by milk.
1937	Theiler(1951)	Developed a yellow fever vaccine.
1939	*Delburck(1969)	Began systematic studies of bacteriophage.
1941	Hirst	Demonstrated that influenza virus would agglutinatered red blood cells(hemagglutination test).
1949	*Enders(1954)	Showed that poliovirus multiplies in and destroys nonneural tissue in culture.
1950	*Luria(1969)	Developed an assay on bacteriophage reproduction.
1951	Gross	Induced lymphoid liukemia in mice with a cell-free extract of tumors from leukemic mice.
1951	Von Magnus	Serial undiluted passage of influenza virus produced defective interfering particles.
1952	Dulbecco(1975)	Developed the plaque technique for assaying animal viruses.
1952	Hershey and[3]	Showed that only the DNA of bacteriophage is requered for replication.
1953	Salk	Developed inactivated poliovirus vaccine.
1955	Sabin	Developed an active, attenuated poliovirus vaccine.
1956	*Crick and *Watson(1962)[4]	Structure of DNA and of small viruses.
1957	Isaacs and Lindenmann	Discovered interferon while studying influenza virus.
1957	Colter[1]	Extracted infections nucleic acid from animal viruses.

연 대	보고자	내 용
1957	Stewart, Eddy, Gochenour, borgease, and Grubbs	Isolated polyoma virus in tissue culture.
1959	Friend	Reported cell-free transmission of reticulum cell leukemia in mice.
1959	Brenner and Horne	A negative staining method for high resolution electron microscopy of viruses.
1959	Burkittn	Reported of a lymphoma involving the jaw in African children.
1962	Rauscher	Described a virus-induced lymphoid leukemia in mice.
1962	Trentin, Yabe, and Taylor	Reported that adenoviruses of human origin induced tumors in newborn hamsters.
1963	*Gajunsek(1976)	Began studies of the epidemiolohy of slow viurs diseaes.
1964	*Temin	Postulated that viral RNA can direct the synthesis of DNA provirus.
1964	Epstein and Barr	Described the presence of a herpes-type virus associated with Burkitt lymphoma.
1967	Kates and McAuslan	Discovered poxvirus DNA dependent RNA polymerase.
1967	*Blumberg(1976)	Discovered that hepatitis B virus is one of the causative agents of viral hepatitis.
1969	Hubner and Todaro	Presented the viral oncogene hypothesis that most or all vertebrate species contain genomes of RNA tumor viruses that are verically transmitted from parent to offspring.
1970	*Baltimore(1975)[7] *Temin(1975)	Independently found evidence of RNA-directed DNA polymerase (reverse transcriptase)in virions of RNA tumor viruses.
1970	*Dates[9]	Described the presence of polyriboadenylic acid sequences in vaccinia virus messenger RNA.
1972	*Kang and *Temin(1975)[10]	Discovered the cellular reverse transcriptase which demonstrated that reverse transcriptase is nor the unique property of retroviruses.
1975	*Kohler and *Milstein(1984)	Developed hybridoma technique for production of monoclonal antibokies.
1977	**Sanger(1958, 1980)[11]	Described that a single-frame shift of OX174 bacteriophage gene can produce another protein on the same gene. Determination of base sequences of DNA genome using dideoxynucleotide chain termination method.
1976	Shatkn[12]	Discovered cap structure of eukaryotic mRNAs.
1977	** Sharp[13]	Discovered spliced segments at the 5' terminus of adenovirus mRNA.
1978	Erickson[14]	Isolation of avian sarcoma virus src gene produt and demonstration that src protein is a protein kinase.
1981	Racaniello and *Baltimore[15]	Demonstated that cloned poliovirus complementary DNA is infectious in infectious in mammalian cells.
1983	Barre-Sinoussi et al.	Isolation of T-lymphotropic retrovirus(LAV)from AIDS patients.
1984	Gallo et al.	Isolation of cytopathic retroviruses(HTLV-III) from AIDS patients.
1984	Bishop[16]	Discovered ambisense(+ and-polarity in one RNA molecule)in genomic RNA of phlebovirus.

*Nobel Laureled (year of award for the contribution).

IV. 바이러스의 형태 및 구조

바이러스는 감염된 세포에서 나오며(방출) 다음 숙주세포에 감염할 때까지의 기간은 감염성은 있으나 증식성은 없다. 이런 상태의 바이러스를 육안적으로 관찰하는 것이 가능하다. 바이러스는 입자상으로 관찰되며 이런 바이러스 입자를 비리온(virion)이라고 한다. 바이러스의 형태나 구조는 바이러스의 종류에 따라 다르며 유전하여 자손에게 전해지지만 바이러스간의 공통적인 기본적인 구조가 있다.

1. 바이러스 입자의 기본형태(그림 1-17A, B, C)

1) 비리온(Virion)

바이러스의 기본적인 형태를 비리온(virion)이라고 한다. 성숙한 바이러스입자로 증식이 정지하고 있는 형이다. 비리온은 완전히 성숙(maturation)되어 숙주세포 밖으로 방출(release)된 상태로 증식(replication)할 수는 없지만 감염능(infectivity)이 있는 상태를 말한다. 이에 반해 감염능을 고려하지 않고 바이러스의 구조적인 특성인nucleocapsid에 중점을 두고 그 형태를 논의할 때는 바이러스 입자(virus particle)라는 표현을 사용한다. 비리온의 기본 구조는 중심부(core)에 핵산(DNA 혹은 RNA)이 있고 그 주위를 단백질외각(protein coat)이 싸고 있어 핵산을 보호하고 바이러스마다 고유의 일정한 입체적인 형태를 유지하고 있다.

이 단백질을 캡시드(capsid)라 하고 이 capsid는 capsomere로 구성되어 있다. capsid와 핵산이 결합한 단백질-핵산복합체를 뉴클레오캡시드(nucleocapsid)라 한다. Nucleocapsid 즉, 바이러스 입자를 둘러싸고 있는 지질(lipid)을 포함하고 있는 외피(envelope)가 존재하는 여러 종류의 바이러스들이 있다.

이 외피의 주성분은 숙주세포의 세포막 또는 핵막에서 유래하고 그 막 표면에 바이러스 특유의 당단백질(glycoprotein)이 돌출해 있다. 이렇게 외피를 가지고 있는 바이러스를 외피보유바이러스(enveloped virus)라 하고 외피를 갖지 않는 바이러스를 노출바이러스(naked virus) 혹은 외피비보유바이러스(non-enveloped virus)라 한다.

바이러스 입자(virion)

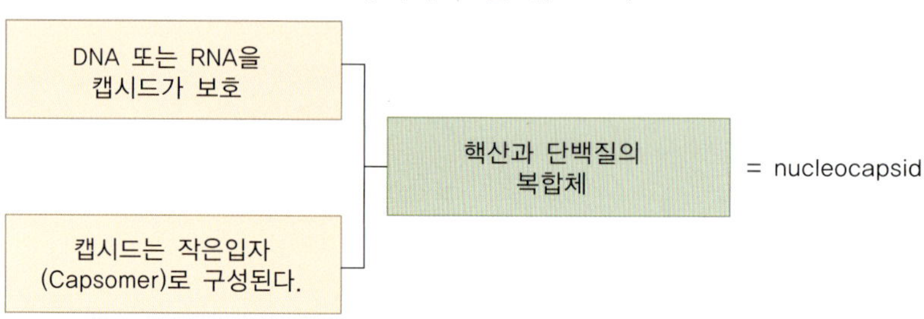

바이러스 입자의 형태는 nucleocapsid를 구성하고 있는 구성요소의 배열에 의해 나타나는 대칭성(symmetry)에 따라 adenovirus와 같은 입방대칭(cubic symmetry), orthomyxovirus와 같은 나선형대칭(helical symmetry), 그리고 poxvirus와 같이 구형대칭도 아니고 나선형대칭도 아닌 복합형구조(complex structure)의 세 가지 유형으로 나눌 수 있다.

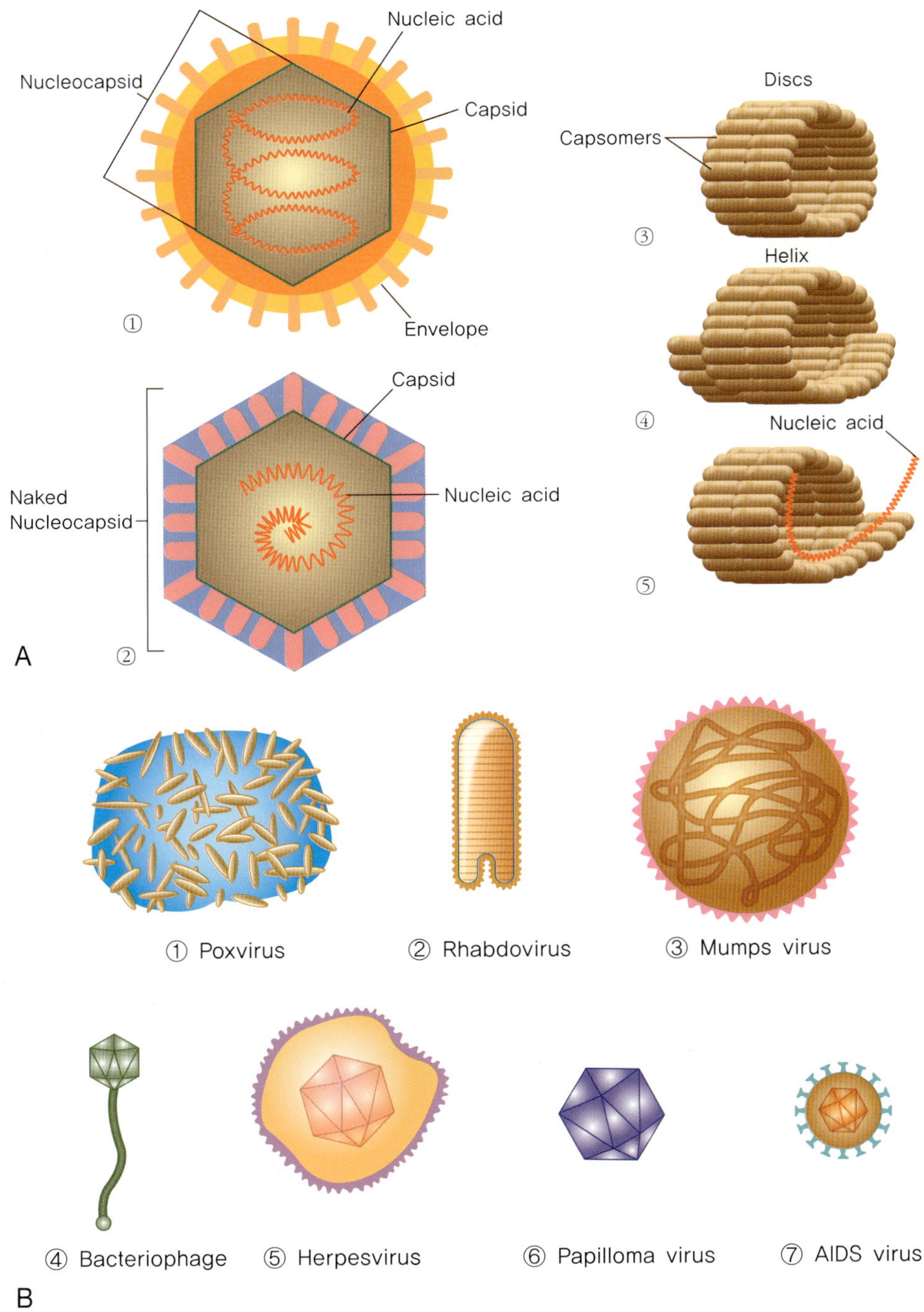

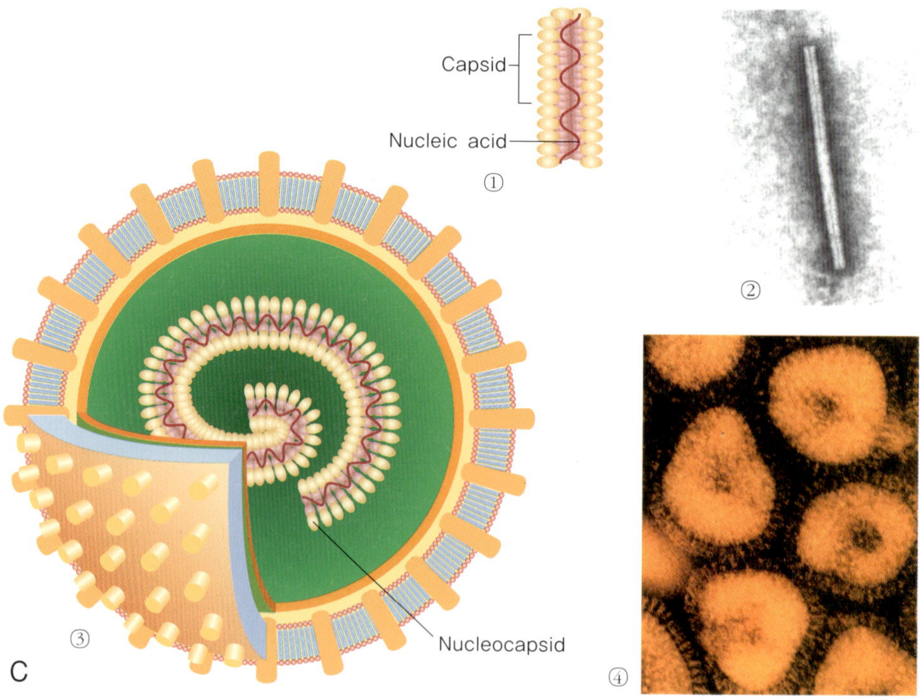

그림 1-17. A. 바이러스의 구조모형. ① 외피 보유 바이러스, ② 외피 미보유 바이러스, ③④⑤ 나선 모양의 뉴클레오캡시드의 형성모양. B. 여러 가지 바이러스 형태 다양상. C. 나선 뉴클레오캡시드. ① 전체모양 ② 외피보유(인플루엔자)바이러스 ③ 확대모양 ④ 전자현미경사진 (350,000×)

2) 구형 바이러스

대칭적인 입자를 만드는 구형대칭을 나타낼 수 있는 형태는 4개의 정삼각형의 면이 있는 정4면체(tetrahedron)와 cube(정4각형의 정6면체), octahedron(정3각형의 정8면체)과 dodecahedron(정5각형의 정12면체), 그리고 icosahedron(정3각형의 정20면체)이 있을 수 있으나 현재까지 동물바이러스에서 관찰되는 모든 바이러스 입자의 구형대칭은 정삼각형 20개가 모여 이루어진 정20면체(icosahedron)로 나타난다(그림1-18a).

이 icosahedron은 12개의 정점이 존재하며 2배, 3배, 그리고 5배의 세 가지 대칭축을 갖는다. 정20면체를 이루는 정3각형은 일정수의 capsomere로 구성되어 있으며 그 capsomere의 수는 N = 10(n-1)2 + 2 또는 N = 10T + 2의 식으로 표현할 수 있다. 여기서 N은 capsomere의 전체 수이고 n은 정3각형 한 변에 있는 capsomere의 수를 의미하며 T는 삼각형의 숫자(triangulation number)이다. 정20면체 구조를 이루고 있는 capsomere는 capsomere의 구조 단위(structural unit)인 일정한 수의 단체(monomer)로 구성되며 12개의 정점에 위치한 capsomere는 5단체결합물(pentamer)로 되어 있고 그 외에 위치한 capsomere는 6단체결합물(hexamer)이다. Adenovirus의 경우 정3각형 한 변에 6개의 capsomere(n = 6)가 존재함으로 capsomere의 총 수는 252개가 된다.

바이러스의 핵산은 정20면체 안에 응축되어 존재하며 경우에 따라 숙주세포의 histone이 있을 수도 있다(papovavirus). 구형대칭을 나타내는 바이러스는 adenoviridae, caliciviridae, herpesviridae, hepadnaviridae, parvoviridae, papovaviridae, picornaviridae, reoviridae, retroviridae, togaviridae 등이 있다

동물에 기생하는 바이러스는 모두 정 20면체상(icosahedron)이며, 이것에 캡소미어(capsomere)라고 칭하는 구조단위의 작은 입자가 배열한다. 외관상으로는 공모양으로 관찰된다.

3) 나선형 바이러스

바이러스 입자의 나선형 대칭은 식물바이러스인 TMV가 순수 정제됨으로써 명백히 밝혀지기 시작하였다(그림 1-18). TMV 입자의 길이는 300 nm이고 넓이는 18 nm이며 하나의 TMV 입자를 구성하는데 2,650여 개의 protein structural subunits(capsomeres)가 소요된다. RNA와 capsomere가 나선형대칭을 나타내는 바이러스 입자는 구형대칭을 갖는 바이러스 입자와는 다르게 protein subunit와 핵산이 일정하게 규칙적으로 나선상으로 배열하여 nucleocapsid를 구성하게 된다. 이 때 핵산은 capsomere의 특정 부위와 결합하여 nucleocapsid의 나선이 계속 연장하게 되고 핵산의 끝 부분에서 조립이 끝나게 된다. 하나의 capsomere에 3개의 nucleotide가 결합한다. 이 과정은 자가조립과정(self-assembly process)이기 때문에 효소의 작용은 필요하지 않다.

나선형으로 구성된 nucleocapsid가 뭉쳐 있거나 외피(envelope)에 싸여 있으면 전자현미경으로 관찰할 때 구형대칭으로 오인 할 수도 있다. 나선형대칭을 나타내는 바이러스는 arenaviridae, bunyaviridae, coronaviridae, orthomyxoviridae, paramyxoviridae, rhabdoviridae 등이 있다.

핵산이 나선형으로 회전하여 이것에 캡소미어(capsomere)가 배열함으로 외관상 나선모양으로 보인다.

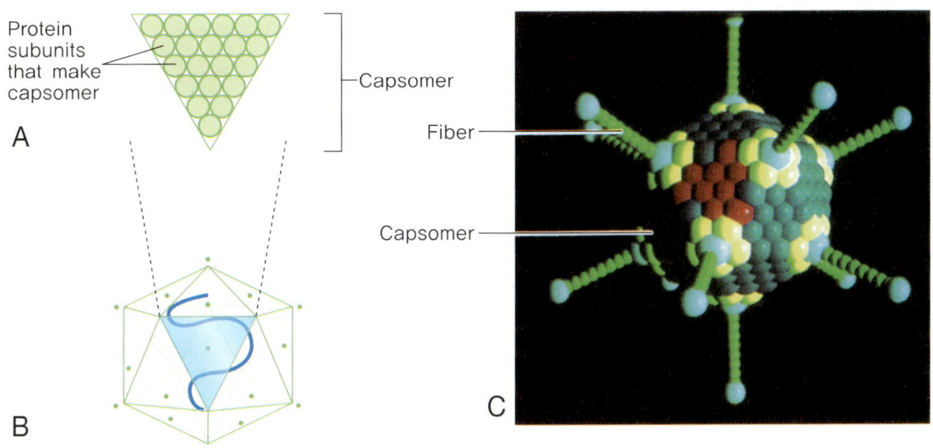

그림 1-18. 정 20면체(icosahedron)바이러스. A. 단백분자가 모여 삼각구조의 Capsomer를 이루고 있다. B. Capsomere가 모여 20면체의 capsid를 이룸. C. Adenovirus의 3차원 구조

4) 바이러스의 크기

큰 것으로는 300 nm(예 : 두창 바이러스)에서, 작은 것으로는 약 20 nm(예 : 폴리오바이러스) 크기까지 존재한다(그림 1-19).

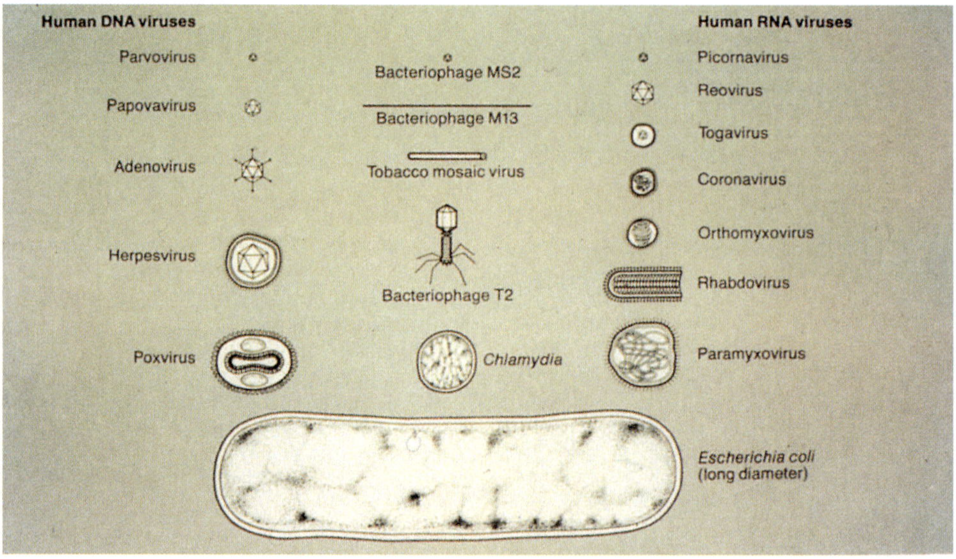

그림 1-19. 바이러스의 크기에 의한 상대적 모습

2. 바이러스의 구조

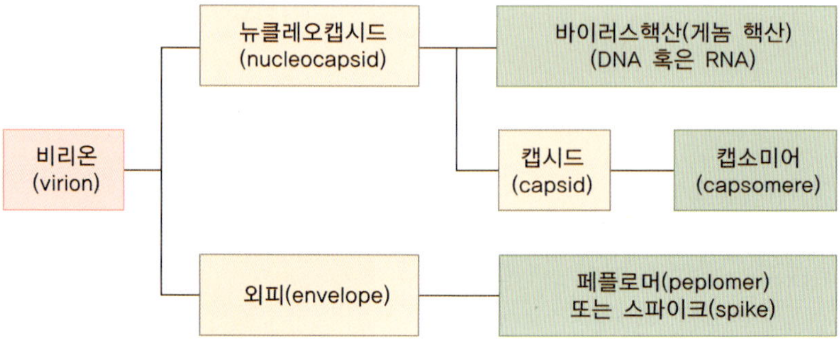

1) 바이러스핵산

형상은 각양각색이며 분자량은 $\times 1 \times 10^6$부터 160×10^6까지 있다.

(1) DNA의 형태

단일나선과 이중나선이 있다. 이중나선은 환상과 선상으로 구별할 수 있다.

(2) RNA의 형태

DNA와 마찬가지로 단일나선과 이중나선이 있고, 유전물질로서의 RNA(게놈)는 1개로 이루어진 RNA와 일정한 수의 조각난 RNA가 짝지어져서 형성된 것도 있다.

단일나선의 RNA는 (+)와 (−)나선 두 가지로 구분할 수 있다.

바이러스의 핵산(노출된 핵산)은 소형이라도 숙주세포 내에서는 자손을 만드는 기능을 가지고 있어, 복제에 필요한 정보를 지니고 있는 핵산이라고 할 수 있다. 이러한 점은 바이러스의 핵산이 다른 핵산과는 다른 특징이라고 할 수 있다. 이와 같은 핵산은 감염성 핵산(infectious nucleic acid)이라고 하며, 이와 같은 숙주세포에서 노출된 핵산에 의한 감염을 세균의 감염과 구별하여 transfection이라고 한다.

일반적으로 mRNA의 기능을 가진 RNA나선을 (+)사슬로 하고 있다. 따라서 감염성 바이러스 RNA는 (+)형 나선(positive strand)이 되는 것이다. 이것과 상보적인 염기배열을 가진 RNA나선을 (−)나선(negative strand)이라고 한다. (−)나선의 RNA을 게놈으로 하는 바이러스도 있다. (−)나선의 RNA는 노출된 형태로는 감염성이 없다. 그리고 DNA에는 완전히 폐쇄된 수퍼코일상(closely supercoiled 20S)과 환상(16S)의 두 가지 종류가 있다. 어느 것이나 감염성을 보인다.

그러나 절단되어 직선상이 되어 버리면 감염성을 보이지 않는다(그림 1-20).

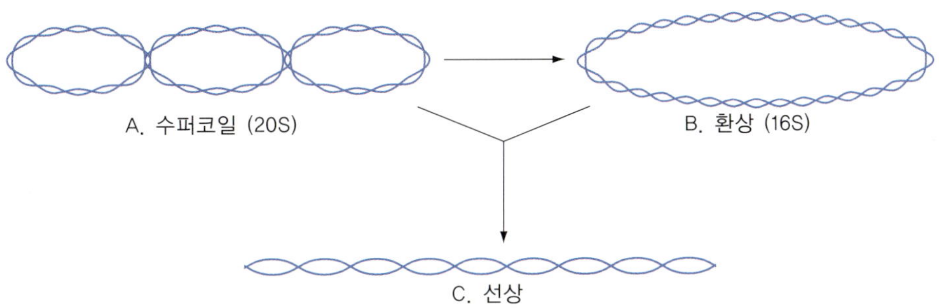

그림 1-20. 바이러스의 DNA

2) 캡시드

이것은 바이러스 핵산을 싸서 보호하고 있는 단백질로 외부와 핵산을 분리하는 기능을 하고 있다. 캡시드는 폴리펩타이드로 되어있는 입자가 규칙적으로 배열하여 형성한다. 이 작은 입자는 몇 개가 모여서 형태적인 단위를 이루고 있다. 이런 단위를 캡소미어(capsomere)라고 하며 유전정보에 따라 형성된다. 캡시드와 바이러스핵산의 결합체를 뉴클레오캡시드(nucleocapsid)라고 한다. 어떤 종류의 바이러스에서는 뉴클레오캡시드(nucleocapsid) 자체가 바이러스입자(비리온)이 되어 있는 경우도 있다. 캡시드 또는 뉴클레오캡시드는 그 형태의 대칭성에 따라 3종류로 나눌 수 있다.

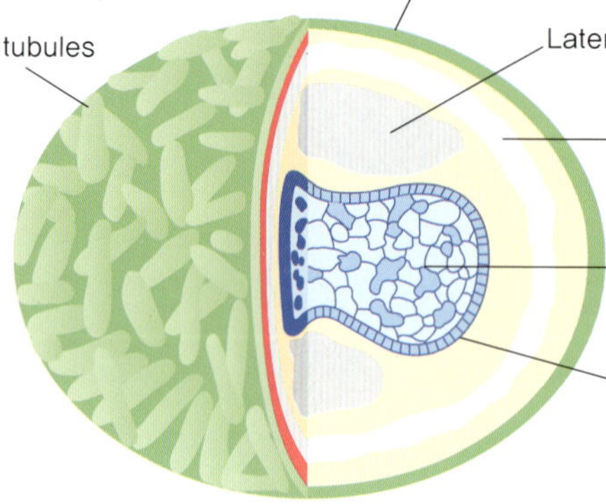

그림 1-21.

(1) 입방 대칭(cubic symmetry)

캡소미어가 정20면체 모양으로 배열하여 12개의 정점을 지니고 정점은 모두 5개의 정삼각형으로 구성되어 있다. 이와 같은 경우 바이러스의 형태가 공모양으로 보이게 된다.

(2) 나선 대칭(helical symmetry)

중심축에 정렬하여 캡소미어가 핵산을 사이에 낀 형태로 나선 모양을 형성한다. 이와 같은 경우 바이러스의 모양은 입체적 막대모양을 보이게 된다.

(3) 복합형 구조(complex structure)

어떤 바이러스 입자는 구형대칭 또는 나선형대칭도 아닌 보다 더 복잡한 구조로 이루어져 있는 것도 있다. 예로 poxvirus의 경우, 앞에서 언급했던 구형대칭이나 나선형대칭으로는 설명할 수 없는 구조를 보여주고 있다(그림 1-21).

그림에서 알 수 있듯이 표면은 벽돌 모양을 하고 있고 바이러스의 내부에 그 기능을 알 수 없는 lateral body가 두 개 존재하고 있는 것으로 나타난다. 복합형 구조를 갖거나 아직 그 구조가 명확히 밝혀지지 않는 바이러스는 Poxviridae, flaviviridae myoviridae 등이 있다.

3) 외피(envelope)(그림 1-22)

이것은 비리온의 외층이며, 지질단백질로 형성되어 있다. 이것에 싸여 있는 바이러스는 외피보유 바이러스(envelope virus)라고 부른다.

(1) 형태

외피는 2중막으로 구성되어 있으며, 이 막에 바이러스가 형성한 당단백질의 구조체 말단이 끼어 들

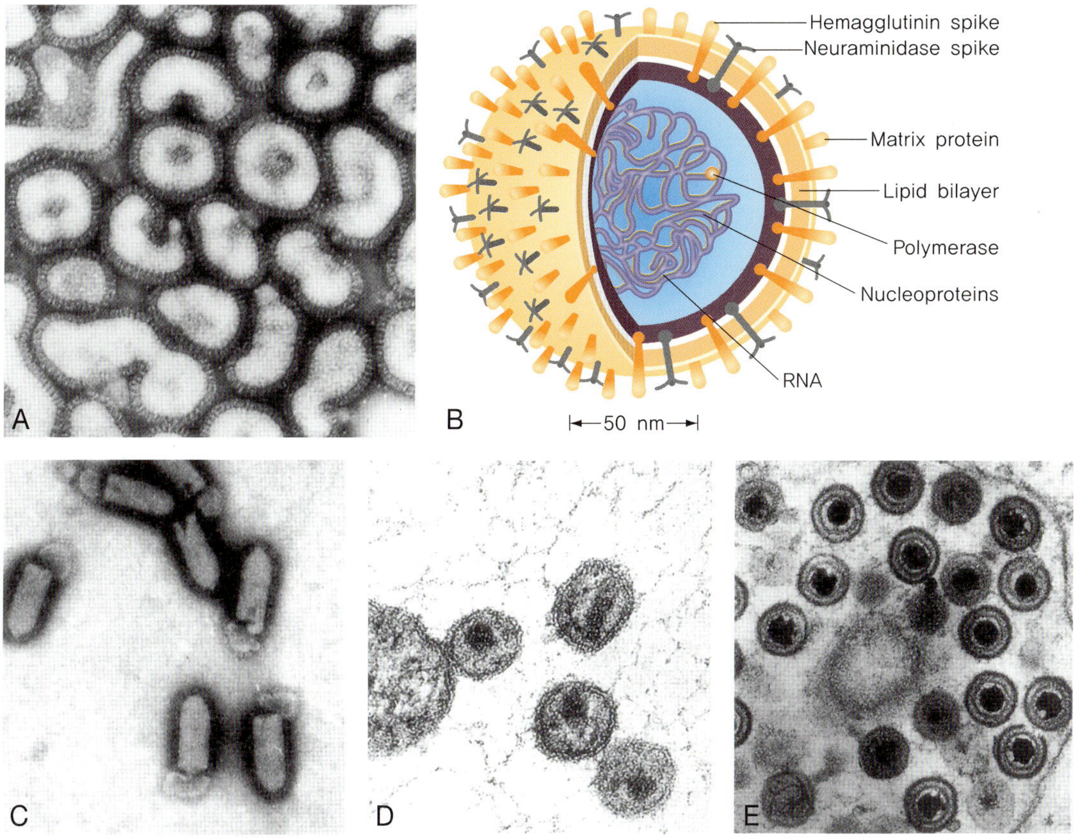

그림 1-22. 외피보유 바이러스의 예. A. 사람 인플루엔자 바이러스(282,000×), B. 인플루엔자 비리온, C. 라브도바이러스 입자(250,000×), D. Human immunodeficieney viruses(33,000×), E. 헤르페스 바이러스(100,000×)

어가고, 다른 부분의 말단은 외부로 돌출되어 있다. 이 돌출부분은 외관상으로 스파이크(spike)라고 하며, 당단백질 구조체는 페플로머(peplomer)라고 한다.

(2) 유래

외피는 바이러스(정확하게는 뉴클레오캡시드)가 감염세포에서 세포외로 나오는 경우에 숙주의 세포표면의 막일부를 덮어쓰고 나오는 것으로 보인다. 그러나 정상세포의 막과는 구조, 기능이 다르며, 이는 바이러스 특이 당단백질이 막에 끼어들어가 있기 때문인 것으로 생각된다.

(3) 의의

① 세포의 수용체(receptor)를 인지하여 결합한다. 즉 바이러스가 어떤 세포에 감염되는 가를 결정하는 역할을 한다.

② 적혈구응집(hemagglutination;HA)을 일으킨다. 즉 적혈구응집소를 스파이크에 지니고 바

이러스의 정량, 항체 역가의 측정에 이용하고 있다.

③ 스파이크(Spike)에 존재하는 뉴라미니다아제(neuraminidase, NAase, NA)라는 효소는 수용체 파괴 효소라고 칭하며, 세포의 수용체를 파괴하여 바이러스가 세포에서 유리할 때, 또 적혈구 수용체를 파괴하여 적혈구의 응집을 풀어 버리는 등의 작용을 가지고 있으며 HA와 함께 바이러스의 항원성에도 관여한다.

④ 중화항체를 생산한다. 즉 외피의 성분에 대한 항체이며 감염방어의 역할을 한다.

3. 바이러스의 화학조성

1) 바이러스 핵산(nucleic acid)

세균이나 진균 등은 유전자의 본체로 DNA를 가지며 이 DNA는 두가닥의 나선(helix)으로 구성되어 있고 여러 형태의 RNA를 포함하고 있다. 그러나 바이러스는 그러한 미생물과는 다르게 DNA와 RNA 중 한 가지 종류의 핵산만을 가지고 있다. DNA이든 RNA이든 바이러스가 가지고 있는 핵산은 그 바이러스가 복제하고 증식할 수 있는 유전자를 지니고 있다. 이러한 사실은 여러 미생물과 바이러스를 구분할 수 있는 핵심적인 요인이 된다. 또한 핵산의 종류, 가닥도(strandedness), 분자량은 바이러스를 분류하는데 중요한 특징의 하나로 인식된다. 바이러스의 핵산의 가닥(strand)은 외가닥(single -stranded)이거나 두가닥(double-stranded)이며, 형태는 환상(circular)이거나 선상(linear)이고 분절형(segmented)이거나 그렇지 않은(non- segmented) 바이러스도 있다. 자신의 핵산이 DNA인 바이러스의 대부분은 두가닥의 DNA를 갖는다. 하지만 핵산이 RNA인 바이러스는 대부분 외가닥의 RNA를 갖는다.

바이러스가 포함하고 있는 핵산의 분자량은 그 바이러스 크기에 따라 다양하다. DNA바이러스의 경우 Poxvirus는 두가닥의 DNA를 가지며 핵산의 분자량이 200×10^6인 반면 parvovirus는 외가닥의 DNA를 갖고 핵산의 분자량이 1.5×10^6이다. 이와 같이 바이러스 자체가 크면 핵산의 분자량도 크고 바이러스의 크기가 작으면 핵산의 분자량도 작다. 이 것은 바이러스를 구성하고 있는 nucleocapsid의 크기에 따라 그 안에 포함하고 있을 수 있는 핵산의 양이 한정되기 때문일 것이다. RNA 바이러스의 경우 reovirus는 두가닥이고 분절형이며 분자량이 15×10^6, picornavirus는 외가닥이고 분자량이 2×10^6으로 나타난다. 핵산 분자량의 크고 작음은 유전자 함량의 많고 적음과 직결된다. Baltimore 분류에 의하면 바이러스 게놈의 복제전략에 따른 7개의 클라스로 분류하는 방법을 쓰고 있다.

2) 바이러스 단백질(protein)

바이러스의 단백질은 몇 가지 중요한 기능을 가지고 있으며 대부분이 구조단백질(structural protein)로 주요 기능은 바이러스의 핵산이 하나의 숙주세포에서 다른 숙주세포로 전달되는 것을 용이하게 해 주는 것이다. 또한 nuclease와 같이 바이러스의 핵산을 불활성화하는 물질로부터 바이러스의 유전자를 보호하고, 감수성이 있는 숙주세포에 바이러스 입자가 부착하는데 관여하며, 바이러스 입자의 구조적 대칭성에 관여한다. 캡시드(Capsid)를 구성하는 단백질이나 외피에 존재하는 당단백질(glycoprotein)은 바이러스 고유의 항원성(antigenic characteristic)을 결정한다. 숙주의 면역계는 바이러스 입자의 표면상에 존재하는 단백질이나 당단백질의 항원결정기(antigenic determinant)와 반응한다.

어떤 바이러스는 비구조단백질(non-structural protein)로써 비리온(virion) 내부에 효소(enzyme)를 포함하는데 매우 적은 양이 있고 바이러스 입자의 구조에는 별로 영향을 주지 않는다. 그러나 그 효소들은 비리온(virion)이 숙주세포내로 감염되었을 때 자기복제를 시작하는데 매우 중요한 역할을 한다. 또한 비구조단백질 중 어떤 것은 앞에서 언급한 것 외에 다른 기능을 갖거나 그 기능이 아직 밝혀지지 않은 것도 있다.

캡시드, 외피의 표면에 당단백질이나 지질단백질로 존재한다. 외피가 있는 바이러스에서는 계면활성제의 작용으로 지질의 2중층의 막이 붕괴되고 페플로머가 유리되면 뉴클레오캡시드가 나타난다.

이것과 막사이에는 M단백질이라고 불리는 단백질이 존재하고 있다(그림 1-23).

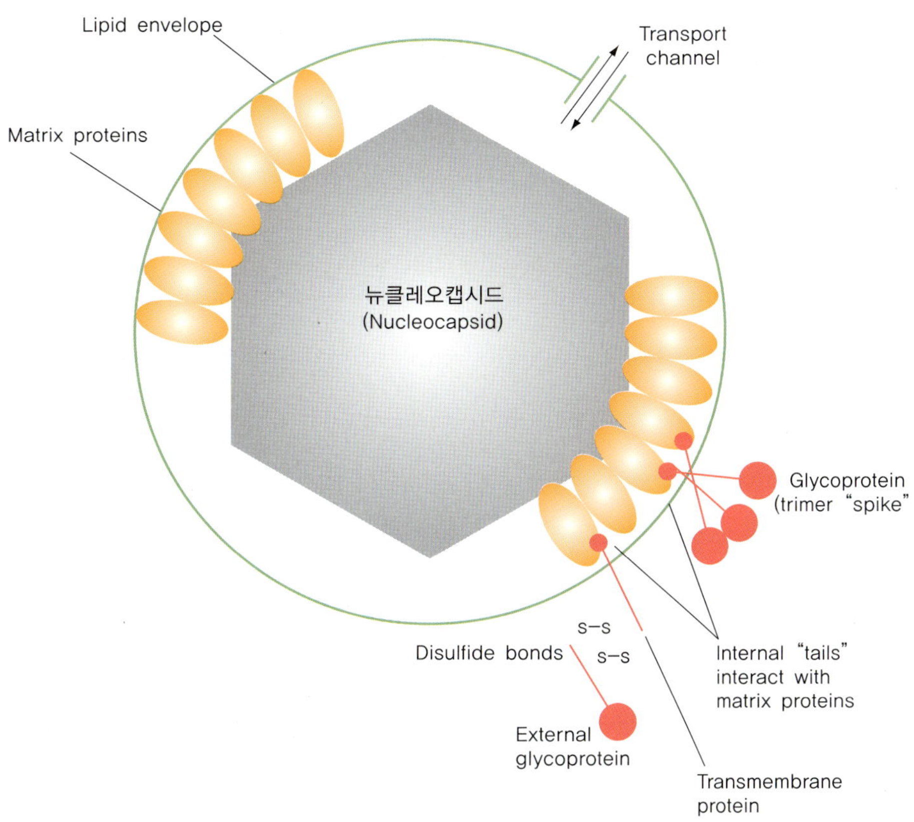

그림 1-23. 바이러스 외피와 관련된 단백질들

■ 요약 [바이러스 단백질의 작용]

· 캡시드, 외피의 구성, 핵산결합성분
· 효소활성
· 게놈핵산의 보호, 형태의 유지
· 항원성의 결정
· 감수성세포에 흡착
· 항체와 결합

3) 바이러스의 지질

많은 수의 바이러스가 구조의 일부분으로 지질성 외피를 가지고 있다. 지질은 바이러스 입자가 방출 단계에서 숙주세포의 세포막을 통해 출아(release)할 때 획득된다. 따라서 바이러스의 외피에 존재하는 지질은 숙주세포에서 유래한 것이다. 바이러스가 외피를 획득하는 방법은 서로 다르다. nucleocapsid가 숙주세포의 핵내에서 조립되어 핵막을 통해 출아하는 것과 세포막을 통해 출아하는 것도 있다. 출아하는 장소가 같더라도 방법상에서 차이가 각각 다르다(그림 1-24).

예로 herpes virus는 숙주세포의 핵막을 통해 출아한다. 그래서 herpes virus의 외피에 존재하는 phospholipid는 숙주세포의 핵막에 존재하는 lipid에서 유래된다. 외피를 갖는 바이러스는 ether나 다른 유기용매(organic solvent)에 대해 저항성이 없다. 그래서 에테르와 같은 유기용매로 처리한 바

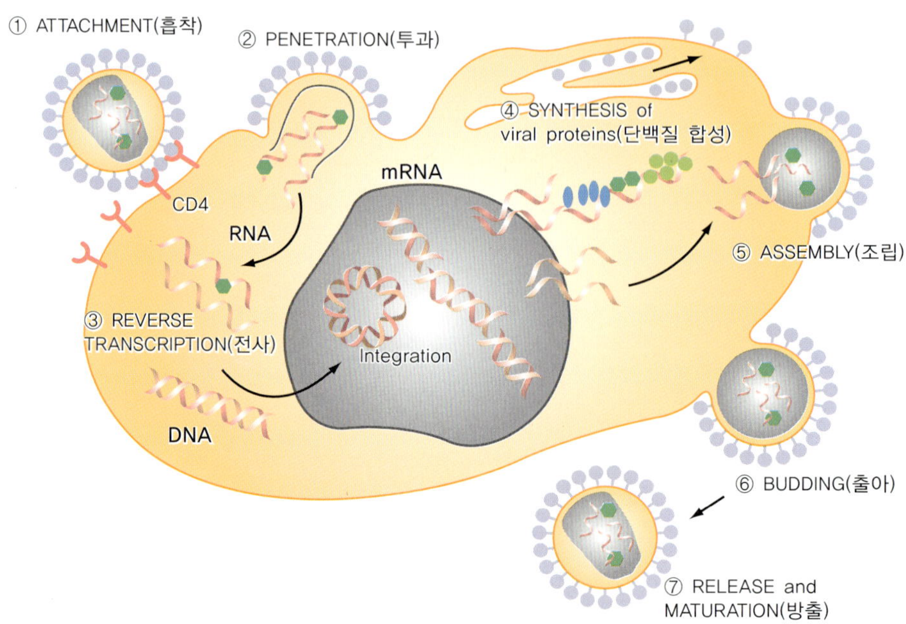

그림 1-24.

이러스는 감염능(infectivity)을 잃는다. 이 것은 외피보유바이러스가 숙주세포에 감염되기 위해서는 외피가 손상되면 안 된다는 것이다. 즉, 외피에 존재하는 지질의 결핍이나 손상은 외피보유바이러스의 감염능 상실을 의미한다. 그러나 외피가 없는 바이러스는 대부분 이러한 유기용매에 대해 저항성을 나타낸다. 따라서 나출바이러스(naked virus) 혹은 외피비보유 바이러스는 대부분 에테르(ether)와 같은 유기용매로 처리하여도 감염능에는 영향을 미치지 못한다.

바이러스의 지질은 외피에만 존재하며 숙주세포에 유래한 것이다. 인지질, 콜레스테롤, 당지질, 중성지방 등으로 되어 있다. 숙주세포에서 유래하지 않은 지질을 예외적으로 보유하는 바이러스도 존재하고 있다.

외피가 지질을 함유하는 것에서 외피를 지닌 바이러스는 에테르 등의 지질용매로 불활성화되며 바이러스가 세포에 기생하는 성질이 두드러지게 감소한다. 이러한 성질을 에테르 감수성으로서 바이러스의 분류에 이용하고 있다.

4) 바이러스의 탄수화물

당(sugar)은 바이러스의 nucleocapsid와 외피에 존재하는 당단백질을 구성한다. 바이러스의 외피는 숙주세포에서 유래하는 반면 외피에 존재하는 당단백질은 바이러스의 유전자에 coding되어 있다. 이렇게 당(sugar)을 포함하는 단백질은 비리온(virion)이 숙주세포에 부착(attachment)할 때 숙주세포의 수용기(receptor)와 작용한다. 또한 당단백질은 virion의 표면에 존재하기 때문에 바이러스의 중요한 항원으로써 작용하고 따라서 중화항체(neutralizing antibody)에 의해 감염능을 상실할 수 있다.

게놈핵산의 구성으로 함유되는 이외는 당단백질로서 외피중에 존재한다.

V. 바이러스의 분류(Taxomomy of viruses)

1. 분류의 기준(Criteria)

바이러스의 분류는 과거에는 역학적 특징, 증상, 숙주세포 및 표적장기나 조직의 특성 등에 따라 나누었으며 1966년 바이러스 명명 국제위원회(international committee on nomenclature of viruses, ICNV)가 발족됨에 따라 바이러스의 생물학적, 물리학적 특성을 기초로 하여 과학적인 분류가 가능하게 되었다. ICNV는 1973년 바이러스 분류국제위원회(international committee on taxonomy of viruses, ICTV)로 개칭되어 바이러스의 명명 및 분류를 관장하고 있다. 분류의 기초가 되는 성상은 다음과 같다.

(1) 핵 산

핵산형 : DNA, RNA, 단일가닥(single-stranded), 이중가닥(double-stranded), 게놈형 : 환상(circular), 선상(linear), 환상 초나선상(circular supercoiled), 그외 게놈의 수, 분자량, GC함유량 비율 등으로 분류

(2) 단백질

비리온의 함유비율무게, 화학적으로 다른 폴리펩티드의 수, 단백질 분자량, 구조 단백질의 차이

(3) 지 질

비리온의 지질존재 유무, 함유비율무게, 화학적으로 다른 지질분자의 수, 지질성분이 존재하는 위치

(4) 당 질

비리온의 당질의 존재 여부 및 위치

(5) 물리화학적 성질

비리온의 분자량, 침강계수, 부유 밀도

(6) 형 태

비리온의 모양, 외피의 지질막 특성 및 돌기의 존재 여부, 뉴클레오 캡시드의 형태 등

(7) 항원적 특성

항원 결정기의 위치 및 수, 비리온 항원형의 존재 여부 등

(8) 비리온의 생물학적 성상

세포의 용해 및 혈구응집과 세포 융합능 여부 등

(9) 감염과 증식

숙주세포의 흡착, 침입, 탈각, 바이러스 핵산의 축적부위, 바이러스단백의 합성 부위와 성숙 후 세포에서의 방출 양식 및 바이러스 감염에 의한 숙주세포의 핵산 및 단백질 합성 억제 여부 등

(10) 바이러스 감염에 의한 숙주세포의 변화

봉입체의 형성 여부 및 형태와 위치

(11) 숙주범위

자연(계)숙주의 종류 및 실험적 감염의 숙주 한계

(12) 전파양식

바이러스 매개체의 종류 및 매개체내에서의 증식 여부에 따라 분류한다.

2. 분류 방법(Classification of virus)

바이러스의 분류는 숙주의 특성, 감염조직, 생물학적 특성 등 분류의 기준을 무엇에 치중하느냐에 따라 여러 가지 방법이 있다. 그러나 이러한 분류의 기준들 중에서 과학적인 근거에 입각한 분류는 생물학적인 관점에서 분류한 ICTV(International Committee on Taxonomy of Virus)의 기준에 의한 것이고 나머지의 기준들은 편의적인 분류 방법이라 할 수 있다.

바이러스가 어떤 숙주에 감염되느냐에 따라 동물바이러스(animal virus), 식물바이러스(plant virus), 곤충바이러스(insect virus), 진균바이러스(fungal virus), 세균바이러스(bacterial virus 또는 bacteriophage) 등으로 구분되며 임상적인 기준에 의하면 신경계, 호흡기계, 위장관계, 성매개 등으로 구분할 수 있다. 그러나 이러한 분류방법들은 바이러스 자체의 생물학적, 화학적 물리적인 특성을 무시한 편의적인 방법이기 때문에 일상적으로 사용할 수 있지만 과학적인 것은 아니다.

3. 바이러스 분류 국제위원회(ICTV(International Committee on Taxonomy of Viruses))(그림 1-25)

바이러스의 과학적인 분류를 위하여 1966년 ICNV(International Committee on Nomenclature of Virus)가 결성되고 1970년 ICTV로 개칭되었다. 따라서 새롭게 발견되는 바이러스는 ICTV의 기준에 의하여 분류되어 등록되며 database에 기록된다. 현재 바이러스는 목(order), 과(family), 속(genus), 종(species)로 분류되며 목은 -virals, 과는 -viridae, 아과는 -virinae, 속은 -virus, 종은 -virus의 접미사가 붙는다. 현재 분류학상 바이러스는 한 개의 목(order ; Mononegavirals)이라는 taxa가 최근에 만들어졌고 여기에 paramyxoviridae, rhabdo- viridae, filoviridae가 포함된다. 이러한 과들을 하나의 목으로 분류하는 것은 바이러스의 계통분류학상의 유연관계(phylogenic relationship)에 따른다(부록 참고).

1) 바이러스학적 분류

DNA, RNA형으로 대별되고, 핵산분자의 구성, 분자량, 비리온의 형태, 외피의 유무 등을 기준으로 분류한다(표 1-2).

표 1-2. 바이러스의 분류(Melnik, J.L : Prog. Med. Virol., 28, 1982)

핵 산	캡시드 대칭형	외 피	캡시드 형성부위	외 피 형성부위	에테르 감수성	캡소메아 수	입자의 직 경	핵산분자량($\times 10^6$)	핵산의 구 조	과 명	주요 바이러스
DNA	정20면체	무	핵 내		내 성	32	18~26	1.5~2.0	단일나선	파르보 바이러스	
						72	45~55	3.0~5.0	2중나선	파포 바이러스	
						252	70~90	20~30	2중나선	아데노 바이러스	아데노 바이러스
		유	핵 내		감수성	162	100	30~150	2중나선	헤르페스 바이러스	단순헤르페스 바이러스 수두·풍진 바이러스 사이토메갈로 바이러스 EB 바이러스
	복잡	복잡	세포질내		내 성		230×300	160	2중나선	폭스 바이러스	두창 바이러스 백시니아 바이러스 전염성 연우종 바이러스
RNA	정20면체	무	세포질내		내 성	32	24~30	2.5	단일나선	피코로나 바이러스	엔테로 바이러스 폴리오 바이러스 콕사키 바이러스 에코 바이러스 엔테로 바이러스 68~72 라이노 바이러스(72. A형 간염 바이러스)
						32	35~39	2.6	단일나선	카리시 바이러스	카리시 바이러스
						32·92	60~80	12~15	2중나선	레오 바이러스	레오 바이러스 로라 바이러스
		유	세포질내		감수성	30 or 42	40~70	3.0~4.0	단일나선	토가 바이러스	일본 뇌염 바이러스 항열 바이러스 뎅귀열 바이러스 풍진 바이러스

표 1-2. 계속

핵 산	캡시드 대칭형	외 피	캡시드 형성부위	외 피 형성부위	에테르 감수성	캡소메아 수	입자의 직 경	핵산분자량($\times 10^6$)	핵산의 구 조	과 명	주요 바이러스
RNA	나선형	유	세포질내	세포질막	감수성		80~120	4.0~5.0	단일나선	오로소믹소 바이러스	인플루엔자 바이러스
							150~300	5.0~8.0	단일나선	파라믹소 바이러스	파라인플루엔자 바이러스 멈프스 바이러스 뉴카슬 바이러스 마진 바이러스 RS 바이러스
							60×80	3.5~4.6	단일나선	라브도 바이러스	광견병 바이러스 마르브르크 바이러스 에보라 바이러스
				세포질 내막	감수성		80~130	5.6~6.0	단일나선	코로나 바이러스	코로나 바이러스
							80~100	6.0~7.0	단일나선	번야 바이러스	신증후성 바이러스
	불 명	유	세포질내	세포질막	감수성		~100	6.0~7.0	단일나선	레트로 바이러스	HIV(AIDS 바이러스)
							50~300	3.0~5.0	단일나선	아레나 바이러스	라사 바이러스

Subviral agents :

Satellites, Viroids,

Agents of Spongiform Encephalopathies

Genome Characteristics	Virus Genus
ssRNA, negative sense, nonsegmented, defective	floating agent : Deltavirus
No known mucleic acid prions, "self-replicating" proteins	taxon : undefined, unnamed agent of spongiform encephalopathies(prions)

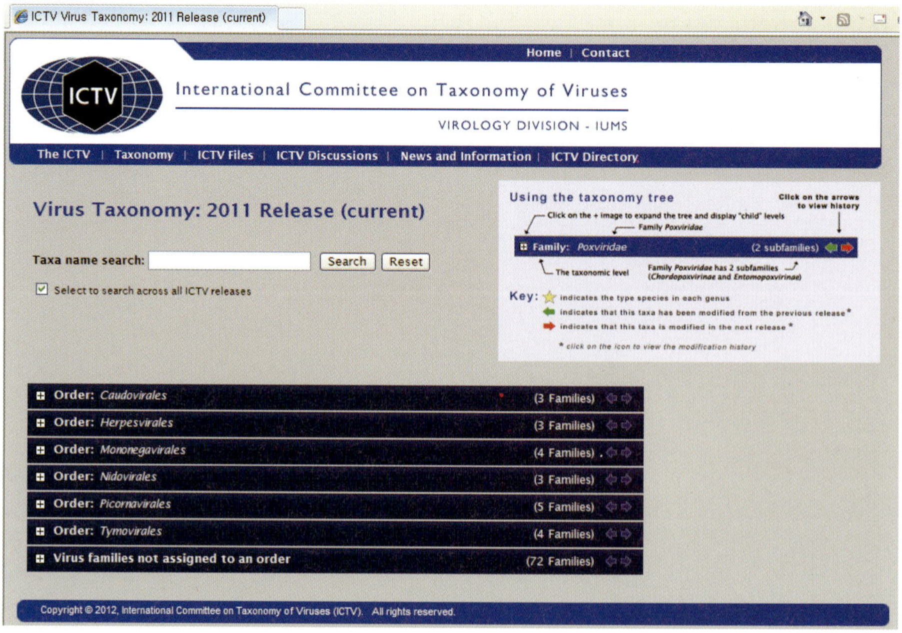

그림 1-25.

2) 임상적 분류

바이러스가 감염되는 조직장기에 따라 분류한다(표 1-3).

표 1-3. 바이러스의 임상적 분류

분 류	바이러스(예)
전신성 바이러스 감염증	두창 바이러스, 백시니아 바이러스, 홍역 바이러스, 풍진 바이러스, 수두・대상포진 바이러스, 황열 바이러스, 뎅귀열 바이러스
중추신경계 감염증	폴리오 바이러스, 광견병 바이러스, 일본뇌염 바이러스, 각종 바이러스에 의한 무균성수막염
호흡기계 감염증	인플루엔자 바이러스, 아데노 바이러스, 파라인플루엔자 바이러스, RS 바이러스, 코로나 바이러스, 라이노 바이러스
순환기계 감염증	콕사키 바이러스
소화기계 감염증	폴리오 바이러스, 에코 바이러스, 콕사키 바이러스, 레오 바이러스, 카리시 바이러스, 로타 바이러스, 아데노 바이러스
피부・점막 감염증	단순 헤르페스 바이러스, 전염성 연우종 바이러스, 엔테로 바이러스 71형
안감염증	아데노 바이러스, 단순 헤르페스 바이러스, 엔테로 바이러스 70형
간감염증	간염 바이러스

표 1-3. 바이러스의 임상적 분류

분 류	바이러스(예)
타액선 감염증	멈프스 바이러스, 사이토메갈로 바이러스
성행위 감염증	단순 헤르페스 바이러스, 인간파필로 바이러스(HPV), A형간염 바이러스, 비A비B형감염 바이러스, AIDS 바이러스(HIV), 전염성단핵종 바이러스, 전염성 연우종 바이러스(폭스 바이러스)
지연형 바이러스 감염증	파포바 바이러스(진행성다과성백질뇌종 PML), 홍역 바이러스(아급성경화성전뇌염 SSPE), 기타 바이러스 성상 불명의 것이 많다.

3) 기타 바이러스

(1)바이로이드(Viroid)

바이로이드(Viroid)는 감자, 토마토, 코코넛 등 아직까지 고등식물에서만 질병을 유발하는 것으로 알려진 극도로 작은 병원체이며, 식물의 전체적인 성장을 멈추게 하고 잎의 모양을 뒤틀리게 할 뿐만 아니라 잎의 색을 탈색시키고 결국에는 감염된 식물을 죽음으로 초래할 수도 있다.

바이로이드는 1971년 Theodor O. Diener에 의해 발견되었다. 바이로이드는 단백질 외각이 없는 핵산인 RNA로만 구성되어 있고 알려져 있는 가장 작은 바이러스의 약 1/1,000 정도의 크기이며 분자량은 105 dalton으로 단백질 합성의 유전정보를 갖고 있다 하더라도 분자량이 단지 10,000 dalton 정도인 한 종류를 부호화(code)하는데 불과하다.

이러한 크기로 RNA 복제효소를 합성하는 것은 무리이며 mRNA의 역할도 하지 못한다. 바이로이드는 식물의 생식세포(pollen, ovule)를 통하여 수직전파를 할 수 있고 농기구를 통하여 감염된 식물에서 건강한 식물로 수평전파도 가능하다. 바이로이드가 숙주세포에서 복제하는 방법은 아직 밝혀지지 않았고 viroid 입자를 형성할 수 있는 어떤 단백질도 숙주세포내에서 발견되지 않았다. 이러한 사항은 viroid가 숙주의 대사활동을 파괴하고 전파될 수 있는 정상적인 세포의 RNA의 조각일 수 있다는 가정을 할 수 있게 한다.

(2) 결손 바이러스(defective virus)

결손 바이러스(defective virus)는 자기복제에 관여하는 기능적인 유전자가 하나 이상 결핍되어 스스로 복제를 할 수 없는 바이러스 입자를 의미한다. 따라서 결손바이러스는 복제와 성숙의 단계에서 다른 바이러스의 도움(helper activity)을 받아야만 한다. 결손바이러스의 한 가지 유형은 genome에서 뉴클레오타이드(nucleotide)가 떨어져 나가 기능적으로 결핍이 되어 형성된 결손돌연변이(deletion mutant)이고, 이것은 자연적으로 또는 실험실에서 인위적으로 만들어질 수 있다. 이러한 결손바이러스는 동종의 완전한 바이러스가 감염되었을 때 그 바이러스의 증식을 억제하는 작용을 할 수 있다. 그러한 역할을 할 수 있는 결손바이러스를 defective interfering particle(DI particle)이라고 한다.

또 다른 유형은 결손바이러스와는 무관한 복제요소를 갖는 바이러스(helper virus)의 역할을 필요로 한다. 예로 adeno-associated virus(AAV, adenoassociated satellite virus)와 hepatitis D virus(HDV, delta agent)를 들 수 있다. 이 결손바이러스들은 각각 adenovirus와 hepatitis B virus(HBV)와 같이 감염되었을 때에만 복제할 수 있으며 이러한 역할을 하는 바이러스를 helper virus라고 한다.

결손바이러스의 세 번째 유형은 가성비리온(pseudovirion)이다. 이것은 바이러스의 핵산을 갖는 것이 아니라 숙주세포의 핵산을 갖는다. 이러한 이유는 바이러스가 세포 내에서 증식할 때 가끔 바이러스의 핵산 대신 숙주세포의 핵산이 종종 바이러스의 캡시드(capsid)에 들어가 조립되기 때문이다. 이렇게 형성된 입자를 전자현미경으로 관찰하면 완전한 바이러스 입자와 같이 보이지만 이 입자는 증식하지 못한다.

(3) 프리온(Prion)

프리온(Prion(proteinaceous infectious particle))은 사람과 동물에 질병을 유발하고 개체 내에서 어느 정도의 감염성과 증식성 있는 작은 단백질 입자로 1980년대에 Stanley Prusiner가 발견하였다. 그러나 이러한 개념은 그 당시 다른 과학자들에게 받아들여지지 않았다. 따라서 신경성 질환과 prion의 관계는 계속 연구되어야 할 것이다.

신경계의 전염성 질병 중 그 질병의 원인이 되는 몇 가지 원인체(agents)는 숙주 내에서 매우 느리게 증식하고 최초 감염 후 수개월 혹은 경우에 따라 수년간 증상이 나타난다. 예로 동물의 경우 양(sheep)에서의 scrapie라는 치명적인 질병과 인간의 경우 뉴기니아(New Guinea) 원주민들에게 나타나는 kuru와 전세계적으로 나타나는 Creutzfeldt-Jakob disease(CJD) 등이 있다. 이러한 질병의 원인이 되는 매체(agent)들은 현재 subviral agent에 속해 있다. 현재 Prion에 의한 질병의 대표적인 경우가 영국에서 발생한 광우병으로 Scrapie로 인하여 사망한 양의 내장을 사료로 사용하여 발생한 것으로 인식되고 있으며 이러한 소를 통하여 사람에게 전염될 수 있는 것으로 나타난다. 그러나 프리온(prion)은 종간 장벽이 매우 커 양에 존재하는 prion이 직접 사람에게 질병을 유발할 가능성은 없는 것으로 예측된다. 따라서 사람에게 나타나는 prion에 의한 질병은 오랜 시간 지속적으로 사람에게 적응한 prion에 의한 것으로 추정된다.

이러한 agent에 감염된 뇌조직을 보면 비정상적인 단백질의 patch 혹은 플라크(plaque)가 나타난다. Scrapie로 사망한 양의 뇌(brain)에서 이 plaque를 분석하면 가장 작은 바이러스 입자의 1/1,000 크기인 단백질 입자를 분리할 수 있다. 이 입자를 현재 프리온이라고 한다.

최근의 연구 결과 프리온은 근육과 신경 사이에서 조절작용을 하는 단백질과 매우 유사한 것으로 밝혀지고 있다. 정상적인 단백질은 α-helix의 구조를 하고 있으나 이 프리온이 감염되면 정상적인 단백질의 특정 아미노산이 다른 아미노산으로 치환되어 prion과 같은 구조인 β-pleated sheet의 형태로 변하면서 질병을 유발한다는 설이 유력하다.

프리온은 세균이나 바이러스 등을 사멸하기 위한 일반적인 방법으로는 불활화되지 않는다. 프리온은 다른 단백질과는 달리 열에 매우 강한 저항성을 나타내며 방사선이나 여러 화학물질에도 강한 박테리오 파아지 저항성을 가지는 것으로 알려져 있다.

(4) 박테리오 파아지

박테리오 파아지는 꼬리를 가지는 미상(尾狀), 라브도 바이러스(Rhabdovirus)는 탄환형 바이러스이다

VI. 바이러스의 증식(그림 1-26)

[증식과정]

① 숙주세포에 흡착
↓
② 세포내로 침입
↓
③ 탈외각
↓
④ mRNA의 전사
↓
⑤ 초기 단백질의 생산
↓
⑥ 바이러스 DNA의 복제
↓
⑦ mRNA의 전사
↓
⑧ 후기단백질의 생산
↓
⑨ 바이러스입자의 저립 및 성숙
↓
⑩ 방 출

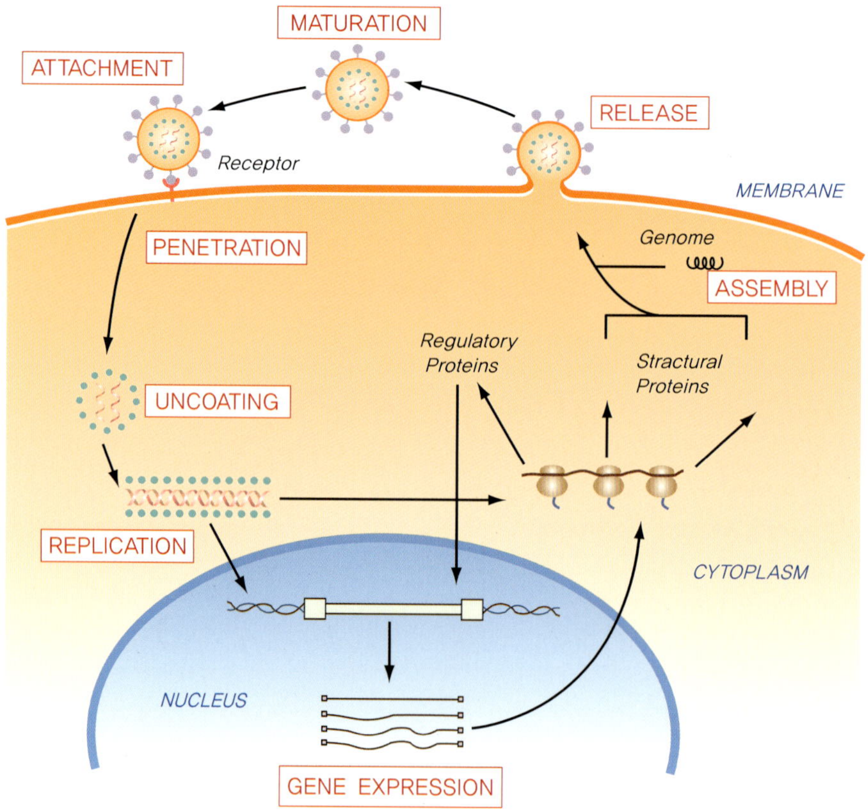

그림 1-26. 바이러스 증식 모델

1. 흡착(adsorption, attachment)

바이러스입자 비리온은 브라운 운동에 의해 세포에 접근하고, 세포표면에 바이러스 수용체의 당단백질 부위가 있으면 그곳에 달라붙게 된다.

바이러스단백질과 수용체는 열쇠와 자물쇠와 같은 관계이며 특이성이 있는 상보적 결합이다. 이러한 것은 그 바이러스에 있어서 세포측에 수용체가 없으면, 숙주세포로 인지하여 침입하지를 못하며 따라서 감염이 일어나지 않는다. 흡착은 바이러스와 수용체간의 정전기적 반응에서 시작되고, Ca^{++}, Mg^{++} 등의 2가 이온이 필요하게 된다. 수용체의 성질에 관해서는 아직 밝혀지지 않은 점이 많으나, 지질단백질이거나, 뮤코단백질로 알려져 있다. 이것들을 효소로 분해하면 바이러스의 흡착이 저지된다. 그런데, 흡착이 진행되면 바이러스와 숙주세포사이에는 불가역적 상태가 되고 항혈청 등을 작용시켜도 해리가 일어나지 않는다.

2. 세포내로의 침투(Penetration)

세포에 흡착한 비리온은 세포내에 침입한다. 이 침입 양식은 다음 3가지 설이 있다.

1) 세포의 탐식 : 피노사이토시스(pinocytosis)에 의거한다는 설 : 비리온이 세포막에 흡착하면 인접부위와의 사이에 전위차를 일으켜 ATPase활성에 의해 세포막에 함입이 일어난다. 이것을 탐식소포(pinocytosis vesicle)라고 하며, 이 속에 흡수되는 상태로 침입한다는 가설이다.
2) 세포막을 깨고 침입한다는 가설이다.
3) 외피를 가진 일부 바이러스에서는 외피와 세포막이 융합하여 바이러스의 뉴클레오캡시드만이 직접 침입한다는 가설이다. 그러나 이상의 어느 하나를 취하는지, 혹은 전부를 취하여 세포내로 침투하는지는 아직 확실하지 않다.

3. 탈외각(Uncoating)

바이러스가 세포내로 침입할 때 혹은 침입 후 외피나 캡시드의 일부가 파괴되어 뉴클레오캡시드 일부가 노출된 상태, 즉 핵산이 노출되게 된다. 이런 과정을 탈외각이라고 한다. 탈외각은 세포가 지니고 있는 단백분해효소에 의해 발생하지만 백시니아 바이러스에서는 자기 자신이 효소를 생성한다고 한다. 또 탈외각 후, 노출된 바이러스를 분리하여도 이미 감염력을 잃어버린 상태이며, 바이러스의 모습은 없고 소실한 것과 같은 모습을 보인다. 새로운 자손이 출현할 때까지의 이 시기를 암흑기(eclips period)라고 부른다. 그러나 이 시기는 바이러스의 핵산이나 단백질의 합성이 한창 이루어지고 있는 시기이기 때문에 현재는 별로 사용되지 않는다.

4. 전사와 번역(Transcrption and Translation)

일반적으로 이중나선 DNA에서 전사에 의해 mRNA가 생기고 전사효소에 의해 단백질이 생긴다. 그러나 바이러스의 경우는 이중나선 DNA 이외에 단일 나선 DNA 바이러스, 이중나선 RNA나 단일나선 RNA 바이러스 등이 있기 때문에 복잡하며, 특히 DNA 바이러스와 RNA 바이러스와는 mRNA 합성에 이르는 과정이 크게 다른 모습을 보여준다.

이러한 복제의 양상에 따라 Baltimore는 7개의 클라스로 분류는 이론을 제시하였다.

1) 이중나선 DNA 바이러스

이중나선 DNA는 제일 먼저 그 일부가 주형이 되어 초기전사로서 mRNA를 생산한다. 이것을 초기 mRNA라고 한다. 이 초기 mRNA(early mRNA)에 의해 바이러스 DNA의 복제에 필요한 핵산합성효소가 생산된다. 이것을 초기단백질이라고 한다. 다음으로 초기단백질의 작용에 의해 바이러스의 DNA가 복제(replication)되고 이것의 후기전사에 의해 후기 mRNA가 생산되고 리보좀에서 후기단백질이 생산된다.

2) 단일나선 DNA 바이러스

단일사슬 DNA 바이러스에서는 이중사슬 DNA를 매개로 하여 mRNA로 전사가 이루어진다. 단일나선 DNA 바이러스의 경우에서는 바이러스 DNA내의 유전자가 표현되기 위하여 단일나선 DNA가 탈바꿈하여 이중나선을 형성한 후 앞에서와 동일한 방법으로 전사와 번역이 이루어진다.

3) RNA 바이러스

RNA 바이러스는 RNA를 주형으로 하여 RNA를 복제하는 RNA 의존 RNA 폴리머라제나 레플리카제를 바이러스 자신이 가지고 있다. mRNA 생성방법에 따라 다음 4가지 모형이 있다.

(1) 단일나선(+) RNA의 경우

피코르나 바이러스, 토가 바이러스가 이에 속하며 숙주세포의 소포체에 결합되어 있는 리보좀에서 번역이 일어난다. (+) RNA 바이러스는 그대로 mRNA로서 기능하고 RNA 합성효소를 생산한다. 일단 거대한 폴리펩타이드로 합성되지만 특정부위가 절단되어 단백질 분자가 된다. 이 번역 후 절단이 특징 지워지게 된다.

(2) 단일나선(-) RNA 바이러스의 경우

오르토 바이러스, 파라믹소 바이러스, 라브도 바이러스, 아데노 바이러스, 코로나 바이러스 등이 여기에 속하며, 이것들은 게놈내에 들어 있는 RNA 폴리머라제에 의해 전사가 이루어지며 상보적으로 (+)나선이 복제된다. 그 일부는 (-) 나선 RNA의 복제로 다른 대부분은 바이러스 단백질 합성에 이용된다.

(3) 이중나선 RNA 바이러스의 경우

레오 바이러스가 여기에 속하며, RNA 폴리머라제가 게놈내에 들어 있어 전사에 의해 mRNA가 복제된다.

(4) 역전사 효소에 의한 경우

레트로바이러스는 (+) 나선 RNA 바이러스이고, 잠재적으로 mRNA 생성능을 가지고 있다. 그러나 역전사효소에 의해 DNA가 생기고 이것이 숙주세포에 DNA에 흡수된 연후 재차 전사되어서 mRNA

를 복제하는 양식을 취한다. 또한 숙주세포의 게놈에 들어가면 세포에 악성변환을 일으키는 경우가 알려져 있다.

바이러스는 그 종류에 따라서 바이러스의 형태, 바이러스 핵산과 그 구조, 감염방법, 증식 기작 등의 여러 가지 면에서 매우 다양한 성질을 나타내고 있다. 바이러스의 복제 과정만을 중심으로 하여 수많은 종류의 바이러스에 대하여 일관성이 있도록 간단하고도 명료하게 구별한다는 것은 그 가능성이 거의 희박하다고 생각하는 것이 오히려 당연하지만, Baltimore는 바이러스 유전자의 복제와 형질발현의 과정에서 mRNA의 출현을 매우 중요하게 생각하고, 이것을 중심으로 바이러스의 종류를 구분하는 방법을 제시하였다. 단백질 합성기작은 모든 바이러스에서나 또는 모든 세포에서 같은 기작으로 일어나고 있기 때문에 바이러스의 구분방법에서 단백질의 합성기작을 가장 기본되는 중심으로 하여 이루어지는데, mRNA의 합성방향에 따라 모든 바이러스를 그림에서와 같이 7가지 종류로 나누고 있다.

Class I : Papovaviridae, adenoviridae, herpesviridae, poxviridae와 같이 핵산으로 두가닥의 DNA(double-stranded DNA)를 갖는 바이러스에서 볼 수 있는 형태로 다른 생물에서와 같은 방법으로 복제되고 단백질이 합성된다. 즉, DNA의 복제는 반보존적(semiconservative)이고 단백질 합성은 전사와 해독의 과정을 거쳐 일어난다. DNA의 복제 장소에 따라 두 가지로 분류할 수 있다. 복제가 전적으로 숙주세포의 핵내에서 일어나는 papovaviridae, adenoviridae, herpesviridae의 경우, 복제는 숙주세포의 여러 세포성 인자에 의존하나 복제가 세포질에서 일어나는 poxviridae는 전사와 복제에 필요한 모든 요소를 포함하고 있어 숙주세포에 거의 의존하지 않는다.

Class II : Parvoviridae에 속하는 바이러스는 외가닥의 (+)sense DNA {single-stranded (+) sense DNA}를 갖는다. 복제는 숙주세포의 핵내에서 일어나고 (−)sense의 DNA 가닥이 형성되어 두가닥의 DNA로 구성된 다음 이 (−)sense의 DNA 가닥이 (+)sense DNA의 주형과 같은 역할을 하여 (+)sense DNA를 복제한다.

Class III : 두가닥의 RNA(double-stranded RNA)를 갖는 reoviridae는 분절된 genome을 가지고 있고 각각의 genome 분절들은 각각의 monocistronic한 mRNA로 전사된다. 복제는 RNA dependent-RNA polymerase에 의해 RNA에서 RNA를 합성한다.

Class IV : Picornaviridae, caliciviridae, flaviviridae, togaviridae, 그리고 coronaviridae가 이 group에 속하며 외가닥의 (+) sense인 RNA를 핵산으로 보유하고 있다. 복제는 모두 RNA dependent-RNA polymerase에 의해 (+) RNA에서 (−) RNA를 합성하여 (−) RNA를 주

형으로 (+) RNA로 복제된다. 단백질합성은 두 종류로 분류된다. 첫 번째, picornaviridae, caliciviridae, flaviviridae는 바이러스 핵산 자체가 polycistronic한 mRNA의 역할을 하여 감염 후 해독되어 polyprotein을 합성하게 되고 이 산물은 차후에 성숙한 단백질(mature protein)을 형성하기 위해 쪼개진다. 두 번째, togaviridae, coronaviridae는 자신의 핵산을 주형으로 비구조단백질이 합성되고 복제과정이 끝나 (−) RNA를 주형으로 새로이 합성된 mRNA가 해독되어 구조단백질이 합성된다.

Class V : Orthomyxoviridae, paramyxoviridae, rhabdoviridae, filoviridae, bunyaviridae가 여기에 속하며 외가닥의 (−) sense인 RNA를 갖고 핵산의 분절여부에 따라 두 가지로 나눈다. 첫 번째, 핵산이 분절형인 orthomyxoviridae는 viral RNA dependent -RNA polymerase에 의해 (+) RNA가 만들어지고 이것이 mRNA로써 역할을 하여 단백질이 합성되고 또한 (−) RNA를 합성하는 복제를 하기 위한 주형으로써의 역할도 한다. 두 번째, 비분절형인 핵산을 갖는 paramyxoviridae, rhabdoviridae, filoviridae, bunyaviridae는 viral RNA dependent- RNA polymerase에 의해 바이러스의 전체 핵산의 (+) RNA가 만들어지며 이것이 주형이 되어(−) RNA를 합성하여 복제가 되고 또한 그 (+) RNA가 쪼개져서 각각의 monocistronic한 mRNA의 역할을 하는 것으로 추정된다.

Class VI : Retroviridae가 속하며 외가닥의 (+) sense인 RNA를 갖지만 다른 바이러스와는 독특한 두 가지 면이 있다. 첫 번째는 핵산이 diploid이고 두 번째는 바이러스의 핵산이 (+) sense이면서도 mRNA로써의 역할을 하지 않는다는 것이다. 따라서 복제와 단백질 합성을 위하여 RNA를 주형으로 viral reverse transcriptase(역전사효소)에 의해 DNA로 역전사되며 합성된 DNA에서 바이러스의 핵산인 RNA로 다시 전사된다. 이것이 또한 mRNA로써의 역할을 한다.

Class VII : Hepadnaviridae, caulimovirus가 여기에 속하며 핵산으로 두가닥의 DNA를 가지고 있다. 이 DNA에서 mRNA가 전사되고 단백질이 합성되며 복제는 역전사효소에 의해 RNA에서 DNA로 일어난다.

바이러스의 핵산과 mRNA의 관계를 중심으로 한 분류표, 전사기작을 중심으로 여러 가지 종류의 동물 바이러스를 Baltimore의 분류 기준에 따라 나누어본 예이다(그림 1-27).

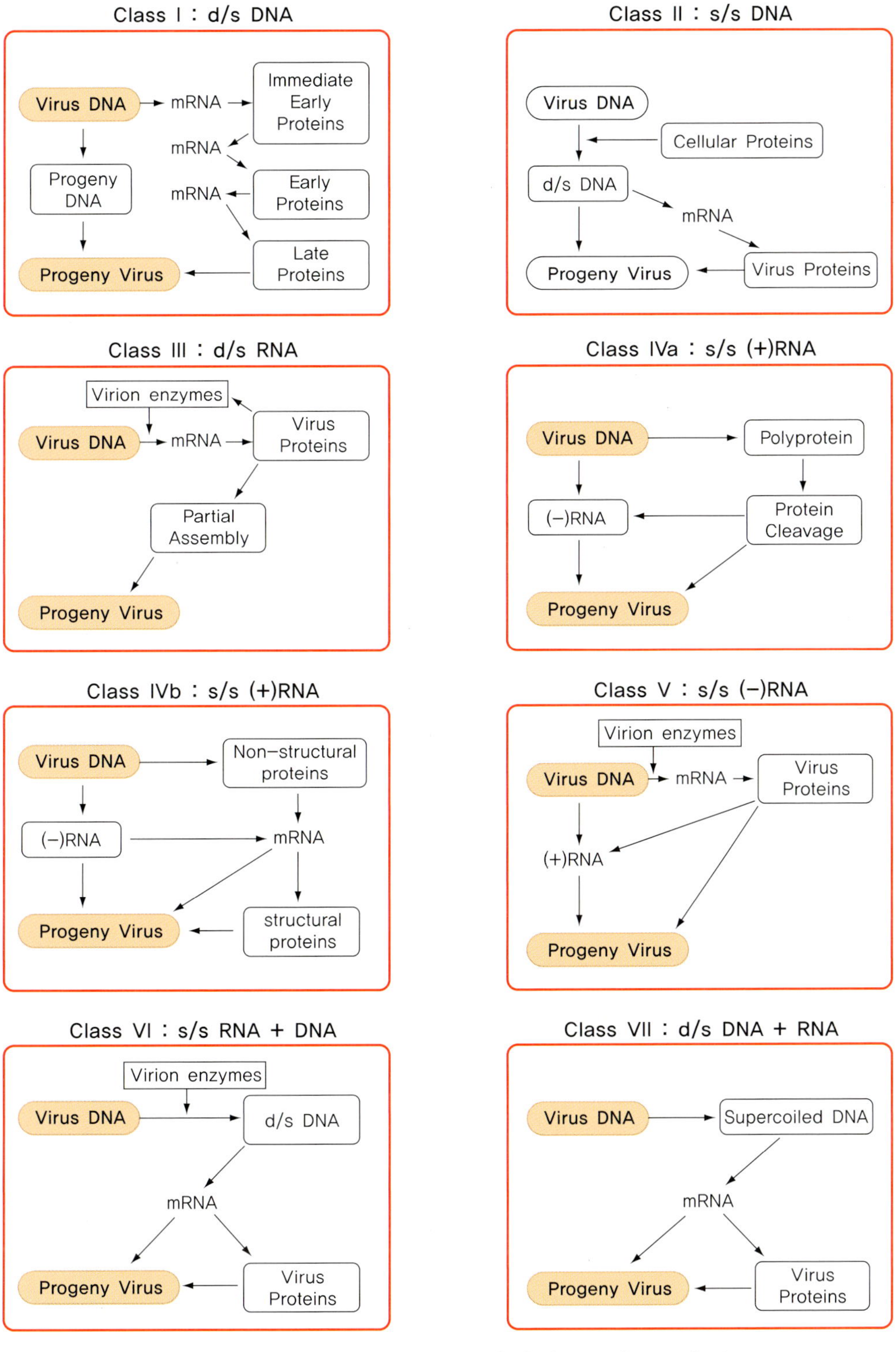

그림 1-27. 바이러스 핵산과 mRNA의 관계를 중심으로 한 분류

5. 바이러스 입자의 성숙과 방출(그림1-28)

핵 혹은 세포질내의 특정부위에 모인 바이러스 구성 성분들은 비로서 조합이 이루어지고 이 최종 단계를 성숙기라고 한다. 이 시기에 초기 입자를 발육형, 후기 입자를 성숙형이라고 부른다. 일반적으로 발육형의 내부구조는 성숙형에 비해서 단순하다.

성숙한 바이러스는 세포외로 방출된다. 다음 두 가지 증식 방법으로 분류할 수 있다.

① 성숙바이러스가 세포내의 특정부위에 축적되고 세포의 붕괴에 의해 방출되는 증식양식. 여기에는 폴리오 바이러스, 아데노 바이러스가 있다.

② 세포의 표면에서 방출되는 경우에는 성숙바이러스가 되고 세포의 붕괴에 의해 방출되는 증식양식, 오르소믹소 바이러스가 여기에 속한다.

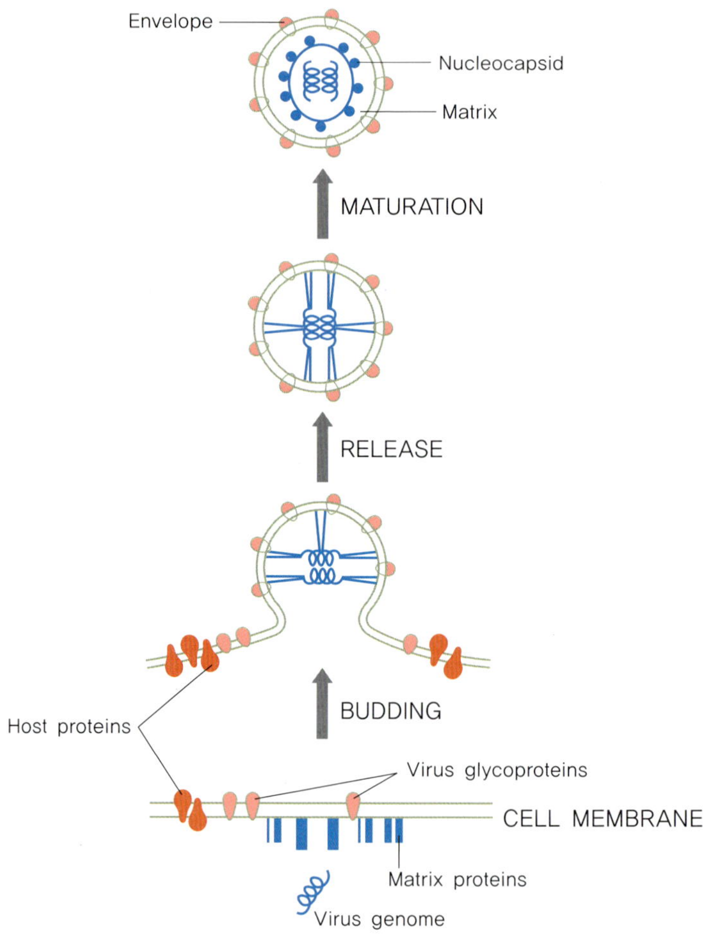

그림 1-28. 외피보유바이러스의 방출 및 성숙. 지속형방출을 하는 바이러스로 주로 외피보유바이러스이다. 세포막근처에서 조립을 하며 세포막에서 유래한 이중 지질막성분으로 입자를 형성하며, 외피보유입자들이 바이러스를 에워싸며 효모가 출아하듯이 바이러스를 방출한다.

일반적으로 외피보유 바이러스는 다음과 같은 과정을 거치고 세포표면에서 출아하는 듯한 형태로 방출된다.

① 페플로머, 또는 스파이크를 구성하는 당단백질이 합성되고 숙주세포막에 흡수된다.
② 뉴클레오캡시드나 기타 바이러스 단백질이 숙주세포막의 내벽에 바이러스 페플로머가 밀집하여 생기고 숙주의 세포막 단백질과 대부분이 교체된다.
③ 뉴클레오캡시드는 숙주세포막에 싸여 출아하는 것 같은 형태를 보이며 그 돌출한 부분의 막이 절단되고 막에 싸여진 바이러스 입자가 방출된다. 세포의 빈주머니 내에 출아도 나타난다.

6. 숙주세포의 고분자합성능의 영향

바이러스가 감염되면 숙주세포의 DNA, RNA 단백질 등의 합성이 억제된다. 백시니아 바이러스나 헤르페스 바이러스는 급속히 억제가 나타나며 아데노 바이러스는 천천히 나타난다. 파포바 바이러스나 사이토메갈로 바이러스에서는 숙주세포의 DNA, RNA 합성을 유도하는 현상이 알려져 있다.

홍역바이러스에서는 숙주세포의 DNA 합성을 억제하는 물질을 생산한다. 파라인플루엔자 바이러스는 숙주세포의 DNA 합성에 영향을 끼치지 않고 바이러스의 증식과 숙주세포의 증식을 양립시킨다. 이와 같은 세포를 바이러스 생산세포, 또는 지속감염이라고 하는 수가 있다. 이상과 같은 숙주세포가 바이러스의 감염에 의해서 고분자 합성의 저해나 세포장해를 입어서, 세포의 형태가 변화하는 수가 많다. 이와같은 변화를 바이러스의 세포 변성효과(cytopathic effect, CPE)라고 한다.

7. 바이러스의 이상증식

1) 유산감염(abortion infection)

바이러스가 감염하면 숙주세포는 바이러스의 성숙입자를 세포외로 방출한다. 이와 같은 세포를 허용세포(permissive cell)라고 한다. 이것에 대하여 성숙입자를 생산하지 않는 세포를 비허용세포(nonpermissive cell)라고 하며, 이와 같은 감염을 유산감염이라고 한다.

2) 손실바이러스와 헬퍼바이러스

유전적 결함이 있는 라우스 육종바이러스는 백혈병 바이러스의 도움을 받아서 감염성 바이러스 입자를 방출한다. 이와 같은 바이러스를 손실바이러스라고 한다. 다른 보기로는 아데노 위성 바이러스는 단독으로는 증식할 수 없으나 아데노 바이러스가 동시에 감염되면 증식이 가능하다. 또한 사람 아데노바이러스가 원숭이의 세포에 감염되면 증식할 수 없지만 SV 40이 동시에 감염되면 원숭이 세포에서도 증식이 가능하게 된다. 이상의 백혈병 바이러스, 아데노 바이러스, SV 40과 같은 작용을 하는 바이러스를 헬퍼바이러스(helper virus)라고 한다.

VII. 바이러스의 간섭(Virus interference)

1. 바이러스 간섭현상

Hoskins는 원숭이에게 황열바이러스의 신경친화성주와 내장친화성세포주를 동시에 감염시키면 발병하지 않는다는 것을 발견하였다. Magrassi는 단순 헤르페스 바이러스의 뇌염을 일으키는 주와 일으키지 않는 주를 토끼에게 동시에 접종하여 중감염하게 하였지만 토끼는 발병하지 않는 현상을 발견하였다. 이와 같은 성질이 다른 동일바이러스 또는 서로 다른 종류의 바이러스를 동시 또는 순차적으로 감염시키거나 혹은 동일 동물 또는 동일 배양세포에게 감염시켰을 경우 한 종류의 바이러스가 다른 바이러스를 또는 상호간에 증식을 억제하는 현상을 바이러스의 간섭이라고 한다.

2. 간섭현상의 성립

다음 네 가지 경우를 생각할 수 있다.

① 수용체를 경쟁적으로 결합하여 부착간섭을 일으킨다.

② 감염세포의 대사계를 경쟁적으로 이용한다.

③ 감염세포내에 어떤 종류의 바이러스 증식억제인자를 생산한다.

④ 성립메카니즘이 명확하지 않다.

인후(throat) 점막에 존재하는 소위 정상 세균총이 병원성이 강한 용연균(β-용혈성 연쇄구균)의 침입이나 그 감염성립에 대하여 상당한 억제효과를 나타내고 있음은 잘 알려진 사실이며 이를 세균간섭현상이라고 호칭하며 그 기전은 몇 가지로 해석되고 있다.

한편 두 가지 종의 바이러스가 한 세포를 공격하게 될 때 그중 한 가지 바이러스의 증식이 다른 바이러스에 의한 감염으로 말미암아 완전히 또는 현저하게 억제되는 현상들이 오래 전부터 여러 가지 바이러스에서 또한 여러 실험모델에서 관찰되어 왔으며 이를 바이러스(증식의) 간섭현상이라고 부른다. 이와 같은 바이러스 간섭현상은 (1) 세포단위에서, (2) 조직이나 장기단위에서, 그리고 (3) 숙주단위에서 나타날 수 있는 것이다.

바이러스 간섭현상에 관여하는 물질로써 후술하는 바의 인터페론이 1957년에 Isaacs 및 Lindenmann에 의하여 발견되기까지 여러 가지 많은 바이러스에 의한 갖가지 모델이 바이러스 간섭현상으로 제시되었으며, 그런 간섭현상에 있어서 간섭효과를 내게 하는 바이러스를 간섭바이러스, 또한 간섭효과를 받게 되는 바이러스를 챌런지바이러스(challenge virus)로 규정되어 왔다.

이와 같은 바이러스 간섭현상에서 나타나게 되는바 공격바이러스의 증식이 안 되는 것이나 그 바이러스 감염으로 인한 세포의 상해가 일어나지 않게 되는 것은 근원적으로 간섭바이러스와 감염된 세포 사이의 협동으로 나타난다고 하겠다. 따라서 바이러스 간섭효과는 간섭바이러스가 감수성이 있는 세포에 감염을 일으키면서 일으키는 직접적이고도 특유한 바이러스 증식억제효과라고 지적할 수 있다.

기술적으로 볼 때 바이러스 간섭현상은 세포에서 야기되는 두 가지 바이러스에 의한 혼합감염의 표현으로 풀이할 수 있는데 그런 간섭현상의 효과는 세포단위에서는 공격바이러스의 증식이 억제되는 것이고, 병소의 발현이 억제되거나 배양세포에서의 세포병변효과의 발현이 억제되는 것이 조직이나 장기단위에서의 간섭효과이고 동물전체를 봤을 때 어떤 특정 질병의 발생이 억제되거나 경감되고 그 결과로써 그와 같은 감염병으로 연유되는 동물의 사망을 면하게 되는 것이 숙주단위에서 보는 간섭현상인 것이다.

바이러스 간섭현상은 인터페론 발견 이전에는 간섭바이러스와 챌런지바이러스간의 항원성의 동일 또는 유사성 여하에 따라서 자가간섭(autointerference), 동종간섭(homologous interference), 그리고 이종간섭(heterologous interference)으로 구분되었으며, 인터페론이 바이러스 간섭현상에 관여하는 핵심적인 세포단백질임이 밝혀진 뒤에는 간섭현상을 크게 내인성 간섭(intrinsic interference)과 인터페론매개 간섭(interferon-mediated interference)으로 나누어 다루게 되었다.

1) 자가간섭(auto interference)

이는 간섭바이러스와 챌런지바이러스가 동일한 바이러스인 경우에 나타나는 것으로써 가장 잘 알려진 것은 von Magnus 효과이다. 부화란에서 희석되지 않은 고농도의 인플루엔자바이러스를 계대하여 증식시킬 때 나타나는 것으로 그 결과로써 계대가 끝난 뒤의 바이러스를 조사해보면 혈구응집가는 높아졌는데도 감염가(infectivity titer)는 현저히 낮은 것으로 나타난다. 이는 최종산물인 바이러스속에는 완전한 바이러스, 즉 감염능도 있고 혈구응집능도 있는 바이러스외에 수많은 불완전 바이러스 입자를 함유하고 있는데 연유하는 것으로 이 불완전 바이러스는 그 자체는 증식능력이 없으나 감염능을 지닌 인플루엔자바이러스의 증식은 강력하게 억제하는, 즉 바이러스증식의 간섭능력을 갖춘 바이러스임이 밝혀졌다. 따라서 위에서 예시한 von Magnus효과는 그런 특수한 바이러스증식과정에서 그 속에 함유되었던 자체증식능은 없으나 간섭능력은 지닌 불완전바이러스에 의한 자가간섭효과에 의한 것임이 밝혀지게 되었다.

감염능이 있는 바이러스와 이런 "불완전" 인플루엔자바이러스에서 그 RNA 분절을 서로 비교해보면 불완전 바이러스에는 완전바이러스에 존재하는 커다란 RNA 분절들의 대부분이 없어지고 그대신 새로운 보다 작은 RNA분절들이 존재하는 것임이 분명하게 밝혀졌다.

인플루엔자바이러스에서 예시되었던 불완전바이러스를 위시하여 다른 바이러스에서도 그와 같이 자체로서는 증식능력이 없어서 증식이 불가능하지만 제대로 증식능력을 갖춘 동일한 바이러스의 세포내 증식에 대해서는 강력하게 증식억제효과를 나타내는 바이러스 입자들이 존재함이 알려져 있으며 이들을 결손간섭입자(defective interfering particles : DI particles)로 총칭하는데 인플루엔자바이러스에서의 "불완전" 바이러스외에도 잘 알려졌고 깊이 추구된 것은 공수병바이러스와 더불어 랍도바이러스와 일원인 소(牛)의 수포성 구내염바이러스(vesicular stomatitis virus)의 결손간섭 입자인데 이 결손간섭 입자에는 정상 증식형인 바이러스에 있는 RNA길이의 1/3 정도만이 존재하며 따라서 포탄형인 바이러스입자의 길이도 정상 바이러스입자길이의 1/3 정도밖에 안되어 전자현미경하에서 마치 둥근 구형처럼 바이러스 입자의길이가 줄어들었음을 알 수 있다.

자가간섭현상은 바이러스에 함유된 이와같은 결손간섭입자에 의해서 야기되는 것이 주된 것이나 실험적으로는 어떤 바이러스를 비활성화시키고 이들 바이러스를 간섭바이러스로 사용할 경우 감염능이 있는 바이러스의 세포내 증식을 강하게 간섭하게 되는 경우도 알려져 있다.

2) 동종간섭(homologous interferences)

표 1-4에 제시된 바와같이 같은 한가지 바이러스의 변이종사이에서 야기되는 간섭현상을 말하는 것으로 간섭바이러스와 챌린지바이러스는 항원적으로 구분할 수가 없으며 자연히 유전학적으로도 서로 크게 유사한 것이 특징인 것이다. 일반적으로 원형인 야생형(wild type)보다는 온도민감변이종(temperature sensitive mutants : ts), 숙주역변이종(host-range mutants), 소형플라크변이종(small-plaque mutants) 등 돌연변이가 일어난 바이러스들이 보다 우성(dominance)으로 처신하며 따라서 이런 야생형바이러스가 돌연변이주와 더불어 혼합감염이 야기되는 경우에 흔히 강한 증식억제를 당하게 되어 결국 동종간섭현상으로 나타나게 되는 것이다.

표 1-4. 자가간섭현상[a]

간섭 바이러스	비활성화 방법	간섭으로 억제된 바이러스	실험방식	문 헌
Ectromelia	자외선 조사	Ectromelia	마우스	Andrewes and Elford, 1947
Infectious	열	Infectious bronchitis	계태아 요막	Groupe', 1949
Bronchitis				
Vaccinia	자외선 조사	Vaccinia	토끼 각막	Nagano and Furuno, 1951
Vaccinia	자외선 조사	Vaccinia	토끼 피부	Nagano et al., 1954
Vaccinia	자외선 조사	Vaccinia	계태아 융모요막	Matumoto and Shinkawa, 1956
RVF	자외선 조사	RVF	마우스	Naude and Polson 1957

[a]부호란이나 세포배양에서 믹소바이러스이외의 것에 대한 것임

RVF : Rift Valley fever

이런 동종간섭현상에서는 간섭바이러스와 챌린지바이러스가 유전학적으로 극히 유사하고 따라서 항원학적으로는 그 구분이 불가능할 정도로 서로 비슷하기 때문에 실제로는 동종간섭현상에 의한 바이러스증식의 억제인데도 이를 숙주체내에서 야기된 면역현상이나 간섭바이러스와 챌린지바이러스간의 유전학적 상호관계에 의한 여러 가지 현상과 정확하게 구별하는데 상당한 어려움이 있기 마련이다.

3) 이종간섭(heterologous interferences)

서로 다른 수많은 바이러스에, 그리고 여러 가지 실험모델에서 바이러스 간섭현상이 되는 것임이 알려져 있어 이를 이종간섭현상– 즉 간섭 바이러스와 챌린지바이러스간에 아무런 유전학적 및 항원인 관련성이 없는 경우 – 이라고 호칭하며 전자의 자가간섭이나 동종간섭현상과 구별하여 다루어 왔었다.

4) 내인성 간섭(intrinsic interference)

이는 파아지(phage)들 사이에서, 그리고 여러 동물바이러스간에 대립되는 간섭현상 중에서 후술하는 바와 같이 인터페론 매개하여 야기되는 간섭이 아닌 것을 총망라한 것으로 간섭을 일으키는 바이러스에 의하여 세포막 표면구조나 사경로가 변화되어 공격해 들어오는 다른 바이러스(challenge or superinfecting virus)의 흡착이나 세포내 증식이 불가능해짐으로써 간섭효과를 나타내는 경우들이다.

5) 인터페론 매개 간섭(interferon-mediated interference)

1957년 영국의 Isaacs와 Lindenmann에 의하여 인플루엔자 바이러스 감염으로 성취되는 바이러스 간섭현상이 인터페론이라는 새로운 세포단백질을 매개하여 일어나는 것임이 밝혀짐으로써 여러 가지 바이러스 간섭현상이 인터페론을 매개한 것임이 속속 드러나게 되었다. 즉 간섭을 일으키는 바이러스로 처리된 세포내에 인터페론이라는 새로운 단백질이 생산되고 이 단백질이 그 세포에서 나와서 주위에 있는 다른 정상세포에 들어가서 그 세포로 하여금 다른 바이러스의 세포내증식을 억제 또는 차단하도록 만든다는 것이었다. 이 중요한 발견이 있은 뒤 오늘날에 이르기까지 약 30년이 지났으며 이 사이에 인터페론에 대해서 세계적으로 질과 양적인 면에서 푸짐한 연구가 진행되었다.

3. 인터페론(interferon, IFN)

1) 인터페론의 물리화학적 성상

1957년 Issacs과 Lindenman은 발육계란에 불활성화된 인플루엔자 바이러스를 배양하여 이 속에 바이러스 증식을 억제하는 물질을 찾아냈으며 이것이 인터페론이라는 새로운 새포단백질에 의하여 매개됨이 밝혀졌다. 이것을 인터페론이라고 한다. 또 이보다 먼저 1954년 일본의 長野, 小島씨 등은 백시니아 바이러스와 토끼를 사용하여 바이러스의 증식이 일어나지 않는 현상을 발견했으며 이 물질을 바이러스 억제인자라고 이름 붙였다. 일반적으로는 위의 두 가지 어느 것에도 공통되는 약자로서 IFN이 많이 쓰여진다.

인터페론은 그 분자량이 20,000~40,000인 당단백질로서 아미노산의 총수는 150개 내외이다.

단백분해효소인 트립신 처리로써 활성을 잃게 되고, 단백질이기 때문에 투석이 안된다. 동물접종결과를 보면 면역원성은 상당히 미약한 것으로 나타나 있었으나 근년에 이르러 장기간에 걸쳐서 인터페론주사를 받는 암환자에서 보면 약 30% 정도에서 인터페론에 대한 중화항체가 생성된다는 것이 규명되면서 이 면역원성 여부에 관해서 많은 관심들이 쏠리고 있다.

2) 인터페론(IFN)의 중요한 성질

① 분자량이 15.000에서 26.000인 당단백질이다.

② 등전점은 6.0~7.5이다.

③ 1시간의 가열, 동결융해, 산성(pH 2.0) 처리에 안정하다.

④ 트립신, 펩신으로 처리하면 활성을 읽는다.

⑤ DNase, RNase, lipase, neuraminidase 등에 저항성이 있다.

⑥ 정상적인 동물, 배양세포는 생산하지 않는다.

⑦ 바이러스 혹은 유발물질에 의해 세포의 유전정보에 따라 생산한다.

⑧ 바이러스의 세포내 침투를 억제하지 않는다.

⑨ 바이러스의 세포내 증식을 억제한다.

⑩ 생산세포와 동일 종류의 동물 또는 배양세포에만 작용한다(종특이성). 다시 말하면 생쥐에서 유발된 IFN는 생쥐 또는 생쥐세포에만 항바이러스 작용을 보이며 바이러스에 관해서는 특이성이 없다.

3) 인터페론 유발물질(IFN inducer)

세포에 IFN을 생산할 수 있도록 작용하는 물질을 IFN 유발물질이라고 한다. 이것에는 여러 가지가 있다.

① 바이러스 : 활성, 불활성화 바이러스

② 미생물 : 세균, 클라미디아, 리켓챠, 원충

③ 미생물의 균체성분 또는 대사산물 : 내독소, 튜버큘린, 항생물질

④ 합성화합물 : 합성 이중나선 DNA, 덱스트란, 인산

⑤ 식물성분

4) 인터페론의 작용기구

배양세포에 IF를 투여하여 37℃로 배양하면 4~6시간후 항 바이러스상태로 된다. 그러나 4℃ 배양으로는 항바이러스 상태가 얻어지지 않음으로 세포내 대사가 필요하게 된다. IFN의 바이러스 증식은 다음과 같은 기구를 들 수 있다.

(1) 바이러스 mRNA의 파괴

(2) 폴리좀의 형성저해

(3) tRNA의 불활성화, 폴리펩타이드의 신장저해

(4) 세포독성, 바이러스 증식단절

5) 인터페론의 분류

여러 동물이나 사람에서 생성되는 인터페론은 근년에 이르러 그 명칭을 국제적으로 알파인터페론(IFN-α), 베타인터페론(IFN-β) 및 감마인터페론(IFN-γ) 세 가지로 통일할 것이 제창되어 널리 보급되었다.

또 여기서 알파와 베타인터페론은 과거의 I형에, 그리고감마인터페론은 IIGUDDP 속하는 것으로 I형에 pH2.0에서 안정성을 유지하는데 반하여 II형은 그렇지가 못하며, 아미노산의 총수에 있어서도 I형은 165개인데 II형은 146개인 것이 서로 다르다. 한편 IGUDDP 속하는 알파인터페론과 베타인터페론 사이에는 아미노산이 동일한 부분이 전체의 약 23%에까지 이른다. 한편 I형과 II형사이에도 아미노산 서열상에 서로 유사점이 발견되는 등 최근의 연구결과들은 인터페론 I형과 II형이 다같이 공통되는 조상(유전자)으로부터 유래된 것이라는 징조가 농후해졌지만 알파 및 베타인터페론에 대한 감마인터페론의 동질성은 보다 미약한 것으로 지적되고 있다.

[주요한 생산 세포]

IFN-α : 백혈구

IFN-β : 선유아세포

IFN-γ : T림프구

6) 인터페론의 생물학적 특성

인터페론에 의한 바이러스 간섭현상은 인터페론이 바이러스 자체에 어떤 영향을 끼침으로써 바이러스증식 억제효과를 나타내게 되는 것이 아니고 인터페론이 정상세포수용체에 결합한 뒤 세포내로 들어가서 새로운 단백질을 형성하여 감염 바이러스의 전사 및 번역을 방해하는 것이다.

인터페론은 종특이성이 대단히 강하여서 사람의 인터페론은 사람이나 사람조직세포에서, 마우스 인터페론은 마우스나 마우스 유래 세포에서 그 간섭효과가 가장 강하게 나타나는데 이는 그와 같은 동종의 세포막 표면에 인터페론 수용체가 존재하기 때문이다.

7) 인터페론에 의한 바이러스 간섭기전

이미 앞에서 지적한 바와 같이 인터페론이 나타내는 간섭효과는 인터페론이 바이러스자체에 대하여 어떤 직접적인 손상이나 작용을 가하기 때문에 야기되는 것이 아니라 인터페론이 정상세포로 하여금 간섭효과를 내도록 일련의 새로운 세포내 물질합성을 유도함에 기인하는 것이다.

즉 인터페론으로 처리된 세포에서 보면 새로운 항바이러스 단백질이 생산되고 이 단백질이 바이러스 전령 RNA의 해독을 특이적으로 방해함으로서 바이러스 증식이 차단되는 것이다. 여기서 그와 같은 항 바이러스 단백질의 본체가 무엇이냐 하는데 대해서는 아직 정설은 없으나 (1) 단백질키나제(protein kinase)로서 세포내 단백질 합성 개시에 필수불가결한 개시인자(initiation factor : eIF2-α)를 비활성화하는 기전, (2) 효소로서 2', 5'-oligoadenylate 합성을 촉진하고 이 물질이 세포질내에 존재하였던 비활성인 핵산내부가수분해효소를 활성화함으로써 바이러스의 전령 RNA를 절단하는 기전, (3) 또는 이외의 다른 기전 등에 의한 것으로 추측되고 있는데 여러 가지 중요한 실험적 증거들이 위의 가능성들을 강력하게 뒷받침하고 있다.

세포내에서 진행되는 바이러스 단백질 생합성 과정은 인터페론으로 처리된 세포의 추출물내에 존재하는 이중나선 RNA대해서 극히 민감한 반응을 나타내는데 이 이중나선 RNA 2', 5'-oligoadenylate 합성효소를 활성화하고 이어 이로 비활성 상태에 있었던 핵산내부가수분해효소가 활성화되면서 바이러스의 전령 RNA 와 리보솜 RNA를 절단함으로써 단백질합성을 억제하게 된다는 것이다.

한편으로는 위에서 지적한 바와같은 인터페론 처치로서 개발되는 이중나선 RNA에 대한 의존성이 높은 단백질키나제가 활성화되면서 단백질합성 개시인자의 하나인 eIF-2의 아단위(α -subunit)가 인산화되면서 그 개시인자가 무력화되고 결과적으로 단백질 생합성이 차단되다는 것이다.

실험적으로 인터페론으로 처리된 encephalomyocarditis virus (EMCV)로 감염된 HeLa세포 세포질내에서는 단백질키나제에 의한 개시인자의 인산화가 보다 활발히 진행되고 있었으며 뿐만아니라 2', 5'-oligoadenylate를 매개한 리보솜좀 RNA의 절단도 관찰할 수 있었다고 하였다.

한편 레오바이러스에 감염된 L 세포에서는 바이러스 전령 RNA의 합성이 75~80%정도까지 감소하였을 뿐만 아니라 세포고유의 전령 RNA는 리보솜과 결합하면서 폴리솜(polysomes)을 곧잘 형성하는데도 레오바이러스의 전령 RNA는 폴리솜형성을 이룩하지 못했는데 이는 레오바이러스의 전령 RNA가 기능을 제대로 하고 있는 단백질 합성 개시인자 복합체(initiation complex)에 결합하는 것이 방해되고 있음에 기인하는 것으로 풀이되고 있다.

한편 유전자조작법을 사용하여 배양 세포(chinese hamster ovary cells)로 하여금 2', 5'-oligoadenylete 합성효소를 구성효소로 나타내도록 조정해 놓고 바이러스를 공격 하였더니 그런 세포는 mengovirus 등 피코르나바이러스에 대해서는 커다란 저항성을 나타냈지만 VSV(소의 수포성구내염 바이러스)의 공격에 대해서는 전혀 그런 저항상태를 나타내지 못했는데 이로서 이 배양세포에서는 피코르나바이러스의 공격에 대해서는 인터페론 없이 다른 방법으로 2', 5'- oligoadenylete 합성기능만 울려도 내성을 취득할 수가 있는 것이지만 VSV에 대해서는 2', 5'-oligoadenylete 합성효소위 기능증가만으로는 세포를 바이러스의 공격으로부터 방어 할 수 없음을 나타내는 것으로 바이러스 간섭현상의 기전의 다양성과 복잡성을 제시하는 흥미로운 실험성적들이다.

8) 인터페론의 기타작용

인터페론에는 이상과 같은 항바이러스 작용 외에도 세포증식이나 분화의 억제, 유전자조절, 거식세포와 자연살세포의 활성화 등 여러 가지 중요한 생물학적 기능을 지니는 것임이 밝혀져 있는데 특히 감마인터페론에 의한 거식세포나 자연살세포의 활성화는 세포면역발현에 크게 관여하는 중요한 작용인 것이다.

4. 여러 감염병에서의 인터페론의 생산

여러 가지 바이러스성, 세균성, 그리고 마이코플라스마성 감염병에서는 환자혈청내에 상승된 역가의 인터페론이 출현함이 인지되며, 이런 혈청을 사용한 검사로서 그속에 2', 5'-oligoadenylete합성효소가 출현하였음이 증명되기도 한다. 뿐만 아니라 여러 가지 바이러스성 뇌막염과 뇌염환자에서는 그 뇌척수액내에도 상당량의 인터페론(알파 및 베타)이 나타나는 것이 증명되었다.

시험관내에서 배양된 세포에서는 물론 숙주체내에서는 골수와 비장에 있는 세포들, T림프구, 그리고 거식세포 등이 주된 인터페론 생산세포로 인정되고 있다. 특히 감마인터페론은 항원특이 T림프구가 만들어내는 것이 주이고 이외에 인터루킨-2의 작용으로 새로이 조성된 자연살세포로부터도 생성이 가능한 것으로 알려져 있다.

정상세포는 원칙적으로 인터페론을 생산하지 않으며, 특정자극에 의하여 인터페론을 생산하게 되는데 이런 세포들이 인터페론 유전자가 활성화되어 유전자표현이 개시되고 결과적으로 인터페론이 생산된다. 이렇게 생산되기 시작한 인터페론은 바로 세포밖으로 배출되어 인근 정상세포속으로 들어가서 바이러스 간섭효과를 나타내게 되는 것이다.

유발물질로는 바이러스성 유발물질(viral inducers)과 비바이러스성 유발물질(non-viral inducers)이 포함되는데 전자는 이미 자가간섭, 동종간섭, 그리고 이종간섭에서 리켓챠나 클라미디아 등 세포내기생성 세균 등에 의한 경우를 말한다.

인터페론 유전자는 정상세포염색체상에 존재하기 때문에 인터페론 생산에 있어서 동물이나 세포의 종이 같으면 어떤 유발물질을 써서 인터페론 생산에 있어서 동물이나 세포의 종이 같으면 어떤 유발물질을 써서 인터페론 생산을 유발시키든지간에 생산되는 인터페론은 동일한 종의 것이다. 그러나 유발물질이 동일하더라도 이에 의하여 자극되는 세포나 동물의 종이 다를 때에는 각각 종특이 인터페론이 만들어지게 되는 것이다.

사람에서 보면 알파 및 베타인터페론 유전자는 인간염색체 9번상에, 그리고 감마인터페론 유전자는 12번째 염색체상에 위치하고 있음이 규명되었을 뿐만 아니라 유전인자의 수와 유전자 구성에 대해 여러 가지 많은 중요한 사실들이 알려지게 되었다. 즉 알파인터페론 유전자는 약 10개 정도가 존재하는데 반하여 베타인터페론 유전자는 단 하나뿐이다. 한편 감마인터페론 유전자의 수도 14개정도가 된다는 것이다.

인간 염색체 9번 상에 위치한 알파 및 베타인터페론 유전자는 인트론(intron)을 함유하지 않은, 순수한 유전자만의 구조로 되어있으나 염색체 12번에 위치한 감마인터페론 유전자에는 인트론이 세 개 있다는 것까지도 밝혀지게 되었다.

5. 인터페론의 임상적 응용

인터페론은 지금까지 (1) 바이러스병의 예방을 위해서 (2) 이미 성립된 바이러스병으로부터의 회복을 위해서, (3) 종양치유제로서의 효능이 중점적으로 검색되어 왔다.

인터페론 제재를 사용하여 많이 시도된 것은 인터페론 투여로서 호흡기도 감염을 비특이적으로 예방하려는 것이었는데 인터페론제재를 비강내로 적하하면서 예방효과를 측정하였던바 리노바이러스감염에 대해서는 상당한 방어효과를 나타냈으나 인플루엔자바이러스의 공격에 대해서는 별로 효과가 없었다. 한편 인터페론의 비강내적하에 따르는 부작용으로는 비점막의 부종, 비출혈 등이 관찰되었으며 이는 장기간에 걸치는 강력한 인터페론 투여에 대하여 상당한 제한조건으로 대두될 가능성을 나타내는 것이다.

또 사람에게 인터페론 제재를 비경구적으로 투여하면 흔히 발열, 빈맥, 오심 등의 부작용 비슷하게 나타나게 되는데 이런 증상들은 다분히 여러 가지 바이러스성 감염병에서도 나타나는 증상으로 생각도어진다.

인터페론은 시험관내에 배양된 종양세포에 대하여 강력하게 세포증식 억제효과를 나타내며 또 인터페론이 자연살세포를 활성화하는 성질에 기초를 두어 종양이나 암의 치료를 위한 인터페론의 효능에 대하여 상당한 규모로 연구가 실시되어 왔으며 미국 암학회는 이런 연구를 위하여 1978년에 200만달러, 1980년에 340만달러에 달하는 막대한 연구비를 배정하면서 임상실험을 촉진시켜 왔으나 그 결과는 예상했던 것처럼 명확하고 결정적인 것이 못되고 있다.

즉 전반적으로 봐서 모발상세포 백혈병(hairy cell leukemia)에 대해서는 효과가 상당히 좋았고 또 기타 조혈계통의 암에 대해서도 쓸만한 효과를 나타내었지만 기타의 고형성종양(solid tumors)에 대해서는 효과가 별로 없었다.

이와 같은 연구에서 쓰인 막대한 양의 인간 인터페론은 수혈용으로 뽑은 전혈로부터 백혈구를 분리하고 이들 세포를 유발물질로 처리하여 만들어낸 백혈구 인터페론(IFN-α)으로서 양적으로 수요를 충족시키기가 대단히 어려운 입장이고 또한 제품의 생산가도 상당히 비싼 편이다.

근년에 이르러 유전자공학 수기를 이용함으로써 이런 난점들을 극복하려는 노력이 경주되어 왔으며 크게 성공만 된다면 상술한 바의 인간 백혈구 인터페론은 암환자 1일투여에 미화로 약 150달러가 소요되지만 유전자공학으로 만들어지는 대장균생산 인터페론(E. coli-made IFN)은 단돈 1달러정도면 해결될 것으로 예측되기도 했었다.

바이러스의 감염증 치료에 유효한 화학요법 치료제는 세균감염증에 비해서 매우 적다. 예방에 중점을 두어 백신의 접종이 행해지고 있다. 바이러스의 간섭현상을 이용하는 시험이 이루어지고 그 주체가 인터페론의 응용이다. 백신, 화학요법과 비교하여 IFN의 이용에는 일장일단이 있다. 주로 다음 3가지 점에서 연구가 이루어지고 있다.

(1) 인터페론의 투여방법

(2) 인터페론 유도물질의 투여에 따른 IFN의 생체내 생산

(3) 인터페론 자체의 응용법

현재, Hulf-α는 신장암, 다발성골수종에 또는 Hulf-β는 악성흑색종, 교아종, 만성활동성 B형간염 등의 질환을 대상으로 사용이 인가되어 있다.

VIII. 바이러스의 감염

바이러스의 감염은 바이러스의 증식이 세포내에서 이루어짐으로, 숙주세포와 개체로 분류하여 생각하지 않으면 안된다. 일반적으로 바이러스의 병원성은 바이러스의 독력, 친화성, 양, 감염경로, 또한 숙주측에서는 종, 가계, 개인 연령, 영양, 호르몬의 밸런스, 면역, 환경 등의 상호관계로 결정된다고 생각되고 있다.

1. 세포 수준에서의 바이러스 감염

다음 3가지 감염으로 대별된다.

1) 증식감염(reproductive infection) 또는 세포용해성 반응(cytolytic response)

바이러스는 감염세포내에서 증식하고 결과적으로 세포는 파괴되어 사멸한다.

2) 유산감염(abortive infection)

이것은 감염세포가 바이러스의 생산을 중단하고, 세포는 원래의 상태를 보전하는 경우를 말한다.

3) 지속감염(persistent infection) 또는 세포의 악성변환

이것은 바이러스가 감염하고 더욱이 숙주세포도 증식하는 경우이며, 종양바이러스에 의한 세포의 악성변환이 나타난다.

(1) 내재성 지속감염(endosymbiotic infection) : 감염세포가 바이러스를 방출을 계속하면서 증식하고, 세포가 장해되지 않는 경우를 말한다. 레트로 바이러스가 이런 예이다.

(2) 유지형 지속감염(carrier-state infection) : 일부의 세포에서는 바이러스를 방출하고, 비감염세포와의 사이에서 집단적으로 감염과 파괴가 균형이 잡혀 있어서, 전체적으로 무변화의 상태를 유지하는 경우를 말한다. 이 예로서는 헤르페스 바이러스가 있다.

2. 바이러스의 감염에 대한 세포의 변화

1) 세포 병변 효과(Cytopathic effect, CPE)

배양중인 세포에 특정한 바이러스를 접종하여 증식시키면 대부분의 경우 자신의 고유한 형태가 변화하여 고유의 형태를 잃는 현상을 세포 병변 효과(CPE)라 한다. 바이러스가 세포 내에서 증식하여 CPE가 발생한 세포는 다시 원래의 형태로 되돌아 올 수 없고 세포가 사멸한다. 세포가 파괴되면서 세포 외로 방출된 바이러스는 인접한 세포에 다시 감염되어 CPE를 발생시킨다. 단층배양에서 바이러스가 지속적으로 증식하면 배양용기 바닥에 세포들이 파괴되어 빈 공간(clear zone)이 형성되는데 이곳을 plaque라 하며 이 plaque를 이용하여 바이러스의 역가를 정확하게 측정할 수 있다.

CPE는 바이러스의 감염뿐만이 아니고 어떤 독성물질에 의해 나타날 수도 있다. 이것은 계대배양을 함으로써 구분할 수 있다. 바이러스의 감염에 의해 나타나는 CPE는 크게 두 가지로 구분될 수 있다. 하나는 가장 일반적인 것으로 세포질에 굵은 입자들이 많이 출현하고 점차 커지다(enlarged or ballooned) 둥글어지고 수축되어 나타나다 사멸하게 된다. 다른 하나는 인접한 세포와 세포막융합이 발생하여 다핵거대세포(multinucleated giant cell)를 형성하다 결국 사멸하게되는 것이다. 바이러스가 세포에 감염되어 CPE가 나타나는 현상을 이용하여 바이러스의 역가를 측정할 수 있다. 바이러스의 역가를 측정하는 방법 중 세포배양에서 주로 사용되는 것이 TCID50 (50% tissue culture infectious dose)와 PFU(plaque forming unit)를 측정하는 plaque assay이다. 바이러스가 접종된 세포의 50%가 CPE, 적혈구흡착(hemadsorption), 또는 간섭(interference)를 나타내는 최고의 바이러스 희석배수를 구하여 역가를 산정하는 것을 TCID50라 하고 Plaque assay는 바이러스에 감염된 세포의 사멸에 의해 형성되는 plaque가 하나의 바이러스 입자에 의해 기원되는 원리를 이용하여 역가를 산정한다. Plaque assay는 TCID50보다 매우 정확하게 바이러스의 역가를 측정할 수 있다. 바이러스가 감염증식함으로써, 숙주세포가 변성하는 것을 CPE라고 한다.

(1) 세포 변성 효과의 특징

CPE는 바이러스의 종류, 세포의 종류에 따라 특징적인 변화가 나타난다.

① 세포가 원형화, 수축, 붕괴하는 타입(예 : 피코르나 바이러스)
② 세포가 원형화, 집합하는 타입(예 : 아데노 바이러스)
③ 세포가 원형화, 팽화, 융합하는 타입(예 : 헤르페스 바이러스)
④ 세포가 융합, 합포체형성의 타입(예 : 홍역 바이러스, RS바이러스)

(2) 세포 변성 효과의 메카니즘

① 감염세포의 DNA, RNA, 단백질 등의 합성억제에 의한 세포의 변성
② 감염세포의 lysosomal enzyme에 따른 세포의 변성
③ 바이러스의 단백성분이 독소로서 작용하며, 세포장해를 일으킨다.

2) 혈구흡착현상(hemadsorption)

혈구응집소를 지닌 바이러스가 출아방법으로 방출되는 것에 대해서는 적혈구 부유액을 가하면, 세포표면에 혈구가 흡착한다. 예를 들면 파라인플루엔자 바이러스 감염에 모르모트 혈구가 흡착한다. 또, 단순 헤르페스 바이러스 감염세포는 항혈구항체에서 처리한 혈구(감작혈구)가 흡착한다.

3) 봉입체(inclusion body)의 형성

바이러스가 감염하면 그 세포내에 정상세포로 보이지 않는 염색성이 상이한 소포가 형성되는 수가 있다. 이 소포를 봉입체 또는 기본소포라고 한다.

(1) 봉입체의 분류

① 핵내봉입체(intranuclear inclusion)

a. A형 봉입체 : 무정형, 과립상 또는 구상흔, 호산성, 핵막과의 사이에 불염성의 halo가 있고 핵조직의 손상이 크다.
[예] 단순 헤르페스바이러스 감염세포－Lipschiitz 소체
수두-대상포진바이러스 감염세포－Lipschiitz-Mc Carthy 소체
아데노바이러스 감염세포－봉과양 봉입체

b. B형 봉입체 : 국한성, 대소부동, 호산성 또는 호염기성, 핵조직의 손상이 작다.
[예] 사이토메갈로바이러스 감염세포－대형 봉입체

② 세포질내 봉입체(intracytoplasmic inclusion)

폭스바이러스 감염세포-Guarnier 소체

라브도바이러스 감염세포-Negri 소체

③ 기본소체의 예

폭스바이러스 감염세포-Paschen 소체

4) 세포표면의 변화

바이러스가 감염된 세포는 비리온의 항원과는 다른 새로운 항원이 발생한다. 이 항원은 바이러스 입자가 형성되기 이전에 생기고 표면항원(S항원) Surface antigen이라고 부른다.

세포의 악성변환에서는 종양특이 이식항원(tumor specific transplantation antigen, TSTA)과 관계가 있다고 생각되고 있지만 확실하지는 않다. 표면항원은 감염세포가 숙주의 면역기구의 표적이 되고, 감염세포가 배제되거나 장해작용을 받거나 할 때에, 중요한 의미를 지니고 있는 것이라고 한다. 표면세포의 변화에 의해 예를 들면, concanavalin A(식물 렉틴의 일종)을 첨가하면 세포가 응집성을 지니게 된다. 또 혈구흡착이나 Fc 수용체의 형성 등도 보이게 된다.

5) 세포융합(cell fusion)

바이러스 감염세포가 감염후기가 되면 비감염세포가 융합하는 것이 있다. 또 고농도의 불활성화 바이러스를 융합하면, 즉시 융합이 발생하는 것도 있다. 융합반응의 결과 합포체거세포(syncytium)을 형성한다.

6) 기타 변화

(1) 세포의 바이러스에 대한 감수성의 변화

(2) 세포의 염색체 이상

(3) 세포의 악성변환

(4) IFN의 생산

3. 개체수준에서의 바이러스 감염

1) 바이러스의 감염양식

(1) 현성 감염(apparent infection)

감염에 의해서 명백한 증상을 나타나는 경우를 말한다.

(2) 불현성 감염(inapparent infection)

감염에 의해서 항체생산이 인식되지만 명백한 증식이 보이지 않은 경우를 말한다. 바이러스성 질환의 대부분이 이런 형태의 경로를 밟는다.

(3) 국소감염

감염부위에서 바이러스가 증식하고 인접한 세포에 감염하여 병변이 일정부위에 한정되어 나타나는 경우를 말한다.

[예] 단순헤르페스 바이러스－구강점막
아데노 바이러스－소화관

(4) 전신감염

바이러스 감염이 전신에 확산되는 경우이며 다음과 같이 전파된다.

① 바이러스가 감염부위 혹은 소속림프절에서 증식한다.

② 혈류나 림프를 매개로 하여 제1차 바이러스 혈증에 의해 간, 비장, 심장, 타액선 등의 장기에 도달한다.

③ 다음에 이들의 장기에서 바이러스가 증식한다. 여기서는 증상이 확실하지 않은 경우도 있다.

④ 또는 바이러스는 이들 장기에서 제2차 바이러스 혈증에 의해 다른 장기에 전파되고 그곳에서 증식한다. 그리고 발병하게 되는 것이다.

바이러스 혈증에는 다음 4가지 형이 알려져 있다.

① 혈류중에 유리상태로 되어 있는 것
[예] 폴리오 바이러스, 황열 바이러스

② 림프구나 단구에 감염되어 있는 것
[예] 홍역 바이러스, 헤르페스 바이러스

③ 적혈구에 흡착되어 있는 것
[예] 토가 바이러스

④ 혈소판에 존재해 있는 것
[예] 생쥐 백혈병 바이러스(MuLV)

(5) 지속감염(persistent infection)

바이러스가 감염세포에서 증식하는데, 숙주세포의 장애를 받지 않고 분열을 계속하여 장기간 숙주세포와 공존하고 있는 상태를 말한다. 이런 경우, 숙주는 바이러스보유자가 된다. 지속감염은 그 발현방법에서 다음 3가지로 분류된다.

① 잠재감염(latent infection)

숙주가 무증상으로 존재하고 원인바이러스는 오랜 기간동안 체내에 존재한다. 그후, 발열 외상 등의 자극에 의해 병이 발생하는 경우가 있다.

[예] 헤르페스 바이러스, 수두 바이러스

② 만성감염(chronic infection)

감염이 만성적으로 이루어져 항상 바이러스의 존재가 명확하게 증명되는 경우를 말한다. 이런 형태는 급성감염에서 회복한 후에도 장기간 바이러스가 검출되는 경우를 말하며 넓은 의미로는 바이러스 보유의 상태가 지속되고 증상이 그 이상으로 진행하지 않은 것이 보통이다.

[예] EB 바이러스, B형 감염 바이러스

③ 지연형감염(slow infection)

잠복기가 길고 바이러스는 서서히 증식하고 발병은 완만하지만 진행형으로 존재한다. 수개월에서 수년까지 지나고 나서 증상이 나타나는 경우도 있다.

[예] 다발성경화증, 구루병, 아급성경화성전뇌염 등등

(6) 선천성 감염(congenital infection)

바이러스를 보유하고 있는 모친에게서 태아에게 감염이 옮겨지는 경우를 말한다. 태아의 장기나 발육에 바이러스가 관여하여 선천성 기형이 나타나는 수도 있다.

[예] 풍진 바이러스, 사이토메갈로 바이러스, B형 간염 바이러스

2) 바이러스의 감염경로

(1) 수평감염

바이러스가 동세대의 개체간에서 감염하는 것을 말한다.

① 경구감염

입을 통하여 침투하는 감염

[예] 아데노 바이러스, 레오 바이러스, A형 간염 바이러스

② 비말감염

호흡기를 통해서 감염

[예] 인플루엔자 바이러스

③ 접촉감염

바이러스가 직접적으로 피부나 점막에 접촉함으로써 발생하는 감염

[예] 두창, 아데노 바이러스의 안결막침입, 성행위 감염증

(2) 수직감염

부모에서 자손에게 직접 감염되는 것을 말한다.

[예] B형 감염

① 경란감염

생식세포에 감염하는 경우이며, 사람에게는 아직 이런 현상이 보고된 바 없다.

② 태반감염

임산부가 바이러스성 감염증에 노출되어 바이러스가 태반을 통과하여 태아에게 옮겨지는 경우를 말한다.

[예] 풍진 바이러스

③ 산도감염

임산부의 산도가 바이러스에 의해 오염되고, 태아가 통과할 때에 발생하는 감염이다.

[예] 헤르페스 바이러스, 사이토메갈로 바이러스

④ 모난감염

모난중에 바이러스가 배출되고, 식용에 의해서 발생하는 감염

[예] 레트로 바이러스(성인 T세포백혈병; ATL)

IX. 바이러스의 감염에 대한 면역

1. 내재면역(innate immunity)(그림 1-29)

감염경험이나 예방접종 등에 의하지 않고, 동물이 원래 지니고 있는 바이러스의 감염에 대한 저항성을 말한다. 이것은 다음과 같은 기구를 들 수 있다.

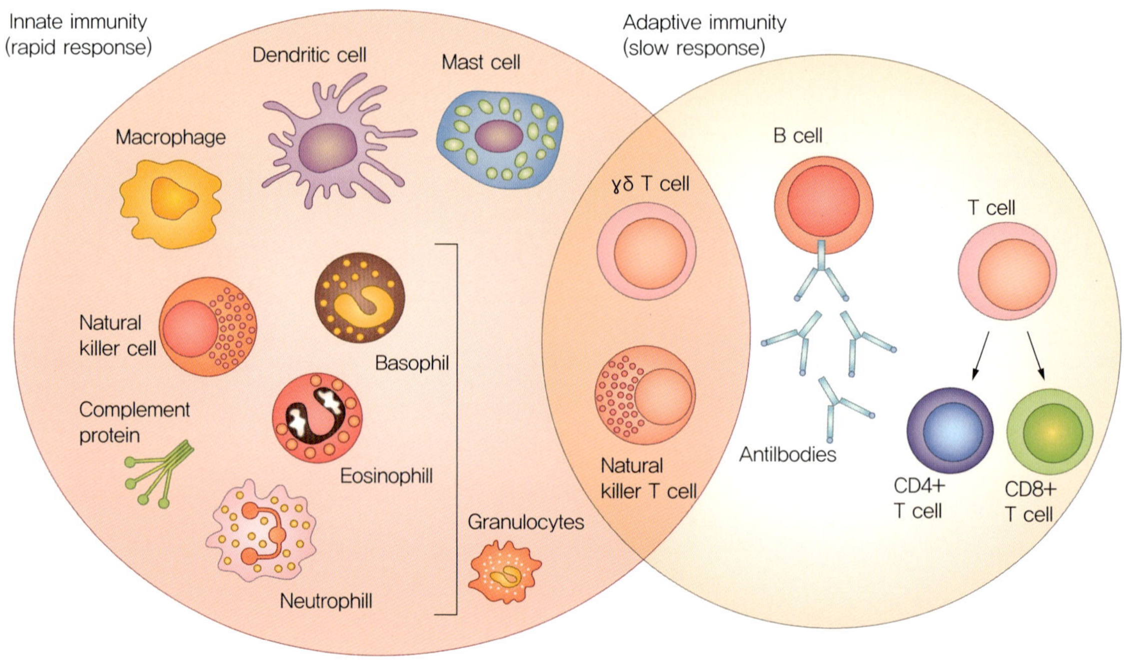

그림 1-29.

(1) 식작용

대식세포(macrophage)가 바이러스를 둘러싸고, 바이러스의 확산을 방지하거나, IFN을 생산하여 바이러스의 증식을 억제하는 것 등을 생각할 수 있다.

(2)체온

바이러스의 증식에는 적당한 온도가 필요하여 일반적으로 체온이 상승하면 증식이 저해된다.

(3) 호르몬

부신피질호르몬은 바이러스에 대한 감수성을 높인다.

(4) 영양상태

정상적으로 치명적이 아닌 바이러스의 감염증이 영양 불량상태에서는 치명적으로 작용하는 경우가 있다.

(5) 연령

예를 들면 풍진바이러스의 경우는 어린아이에게 치명적이고, 어른의 경우는 가벼운 증상을 나타내며, 태아의 경우는 중증을 나타낸다.

(6) 인터페론

(7) 비특이적 억제제

점막에서 분비하는 점액중에 특히 믹소바이러스의 감염을 억제하는 인자가 있다. 혈액 또는 체액중에도 억제인자가 존재한다. 예를 들면, 인플루엔자 바이러스에 대한 α, β, γ 억제제가 있고, β는 열에 안정하지 못한 인자이며, α와 γ는 내열성 인자이다.

(8) 수용체

세포 바이러스에 대한 수용체가 없다.

(9) 대사기구

세포의 고분자 합성기구가 바이러스에 적합하지 않기 때문에 바이러스가 증식을 하지 못한다

(10) 유전적 감수성

계통에 의해 바이러스에 대한 감수성이 다르다.

(11) NK 세포(natural killer cell)

정상동물이 지니고 있는 세포이며, 비특이적으로 바이러스 감염세포나 종양세포를 살상한다.

(12) 자연세포상해(natural cytotoxicity)

감작없이 바이러스 감염세포나 무감염세포를 살상한다.

2. 적응면역(Adaptive immunity)

(1) 능동면역(Active immunization)

① 자연능동

② 인공능동

(2) 수동면역(Passive immunization)

① 자연수동

② 인공수동

(3) 양자면역(adoptive immunity)

면역림프계 세포자체를 이식하여 획득하는 면역을 말한다.

(4) 획득면역의 본태

① 세포성 면역(cellular immunity)

면역림프구에 의한 것이며, 골수 유래 간세포의 일부가 흉선에 들어가고, 면역능력을 지닌 림프구가 되는 것이며, 흉선 유래세포, 흉선 의존세포 또는 T세포라고 부르며 세포성 면역의 주역을 말한다.

② 체액성 면역(humoral immunity)

항체에 의한 것이며, 골수 유래 세포의 일부가 흉선의 영향을 받지 않고, 직접 말초림프구에 방출하는 세포를 골수 유래 세포, 흉선 비의존세포, 혹은 B세포라고 부르며 이것은 항체생산의 주역을 담당한다.

항체에는 혈청항체(IgM, IgG, IgA, IgD, IgE)와 분비항체(점막면에 분비되는 IgA)가 있다.

3. 항체와 혈청반응(Antibody and serological reaction)

바이러스의 감염에 의해 혈청중에 항체가 나타난다.

(1) 1차 감염에 의한 항체의 출현(1차 응답)

우선 IgM의 항체가 나타나고, 비교적 빠른 시간내에 없어진다. 차례로 IgG 항체가 증가하고, 비교적 오랜 시간동안 유지된다. IgM에서 IgG로의 이동은 T세포가 관여하고 있다.

(2) 2차 감염에 의한 항체의 출현

2차 감염시 IgG가 신속히 증가하고, 점막계의 감염에서는 IgA 항체가 국소에서 생산되고 감염방어의 기능을 한다.

(3) 혈청반응

IgM, IgG 항체는 응집반응, 침강반응, CF반응, 중화반응, HI반응에 관여한다.

분비형 IgA는 중화반응에 관여한다. IgM의 중화, HI활성은 α-mercaptoethanol 처리에 의해 활성을 잃지만, IgG는 이 처리에 저항성을 보여주어 양 항체의 구별에 이용하고 있으며, 혈청학적 진단에 쓰이고 있다.

4. 면역방어(Immune defence)

(1) 항체에 의한 바이러스의 방어

비리온의 표면에 항체가 결합하고, 감염할 수 없게 해 버리는 것을 중화라고 한다. 어떤 세포에는 감염할 수 없지만, 다른 별개의 세포에는 감염되는 경우도 있다. 중화에 의한 감염저해는 다음 5가지 경우가 있다.

① 흡착을 저해한다.
② 침입을 저해한다.
③ 탈외피를 저해한다.
④ 비리온과의 응집에 의한 감염역가를 저하시킨다.
⑤ 바이러스 입자를 용해한다.

(2) 항체에 의한 바이러스 감염세포의 파괴

① 보체매개성 세포상해 : 감염세포표면에 새로운 항원이 형성되고, 이것에 대한 항체가 생산되어 항원과 항체에 보체가 결합하여 세포를 파괴한다.
② 항체의존형 세포매개성 세포상해(antibody dependent cell -mediated cytotoxicity, ADCC) : IgG 항체가 결합한 감염세포를 Fc 수용체를 가지고 있는 킬러세포(B cell, macrophage, neutrophil, null cell 등)이 결합하여 세포를 파괴한다.

(3) 세포성면역반응에 의한 바이러스 감염세포의 파괴

바이러스 감염세포에 대하여 특이적으로 반응하는 감작 T림프구가 마크로파아지 활성화 T세포를 생산하거나, lymphokine을 생산하거나, 세포상해성 T세포의 출현을 초래하여 세포를 파괴한다.

5. 단일클론항체(Monoclonal Antibody)(그림 1-30)

일반적으로 하나의 세포에서 분열에 의해 생긴 균일한 세포집단을 클론(clone)이라고 한다. 항원에 대응하는 B림프구를 선발적으로 자극, 증식시킨 결과, 1개의 림프구는 1 종류의 항체 분자를 생산한다. 단일클론에서 생산되는 면역 글로불린을 단일클론항체라고 한다. 항체를 생산하며 증식을 계속하는 세포는 세포융합 기술에 의해 얻어지며, 이와같은 세포를 하이브리도마세포(hybridoma cell)라고 한다. 예를 들면, 1975년에 Kohler와 Milstein은 항체생산 정상 B세포(배양증식을 계속할 수 없는 세포)와 생쥐의 형질세포종(영속배양가능)을 폴리에틸렌글리콜을 이용하여 세포융합을 하여 항체를 생산해가며 증식을 계속하는 새로운 세포를 만들 수 있음을 밝혔다. 그후, 여러 가지 하이브리도마가 형성되고 항원분석, 항원변이의 해석, 단백질화학이나 조직화학의 응용, 임상응용, 미생물의 동정, 진단, 형별 등의 응용이 연구되고 있다.

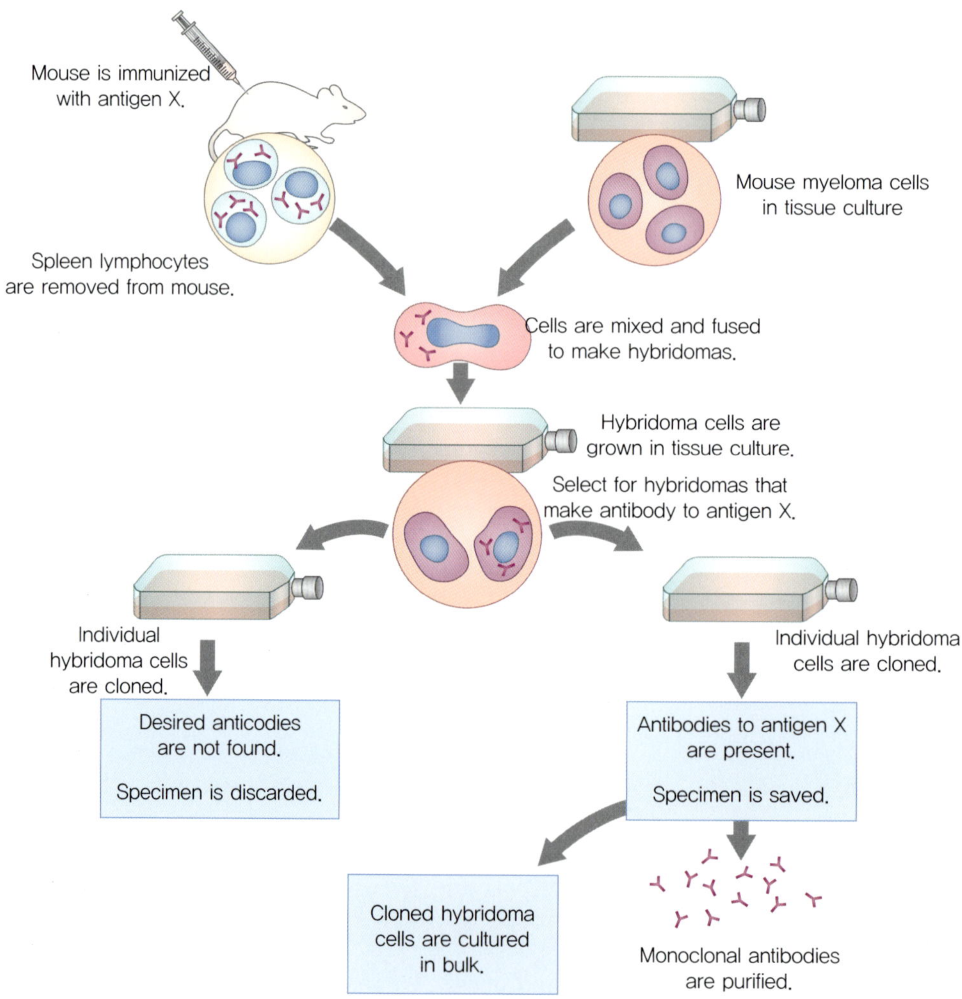

그림 1-30.

X. 바이러스의 불활성화

바이러스의 불활성화는 세균에 대한 멸균소독법에 준하는 것으로 바이러스의 감염성이 소실해버리는 것을 바이러스의 불활성화라고 한다.

1. 물리적 불활성화

1) 온도

일반적으로는 온도에 민감하고 100℃의 증기 처리로 사멸된다. 저온에는 상당히 안정하다. 대부분의 바이러스는 온도에 민감하며 세포 밖에서는 상온에서도 쉽게 감염능을 상실할 수 있다. 외피비보유바이러스는 37℃에서 외피보유바이러스보다 안정하다. 37℃에서 외피비보유바이러스는 수 시간 동안 감염능을 보유할 수 있지만 외피보유바이러스는 급격히 감염능을 상실한다. 바이러스를 불활화 시키기 위하여 가열(heat)을 할 경우 50~60℃에서 30분간 정치하면 대부분의 바이러스는 감염능을 상실한다. 그러나 B형 간염바이러스(hepatitis B virus, HBV), papovavirus 등은 열(heat)에 비교적 안정하여 온도를 더 높이거나 정치 시간을 더 늘려야 불활화 시킬 수 있다.

저온에서 대부분의 바이러스는 감염능을 보존할 수 있으며 온도가 낮을수록 감염능을 더 오래 보존할 수 있다. 따라서 바이러스 분리용 검체를 채취하여 실험실로 운반할 때 4℃ 이하를 유지하는 것이 중요하다. 가능하다면 dry ice를 이용하여 −70℃을 유지하면 더욱 안정하다. 그러나 influenza virus는 CO_2에 의해 불활화 되기 때문에 dry ice를 이용하여 검체를 수송할 때 밀봉해야 안전하다. 바이러스를 deep freezer(−70℃ 이하)나 액체질소(−160℃ 이하)에 보관하면 수개월 이상 바이러스의 감염능을 보존할 수 있다. 그러나 얼림(freezing)과 녹임(thawing)이 반복되면 감염능은 쉽게 상실된다. 특히 외피보유바이러스가 민감하다.

대부분의 바이러스를 동결건조(lyophilization)하면 온도에 따른 감염능의 상실을 방지할 수 있다. 동결건조한 바이러스는 4℃에서 오랜 시간동안 심지어 상온(room temperature)에서도 감염능을 보존한다.

2) 수소이온농도(pH)

pH 5~9에서 안정하고, 이 이외의 pH에서는 불활성화되기 쉽다. 대부분의 바이러스는 pH 7.0을 중심으로 pH 5.0에서 pH 9.0까지 비교적 넓은 범위에서 안정하지만 모든 바이러스는 알칼리에서 감염능을 상실한다. 어떤 바이러스는 산성에 대해 저항성이 있지만 모두 그렇지는 않다. cytomegalovirus(CMV)는 산성의 pH에 매우 민감하여 불활화 되기 때문에 CMV를 분리하고자 할 때 특히 pH에 주의해야 한다.

3) 방사선

γ선 이외에 X선, 자외선 등이 핵산을 상해, 불활성화시킨다. 자외선(ultra violet, UV)이나 X선(X-ray)과 같은 고에너지의 파장으로 바이러스를 불활화 시킬 수 있다. 이러한 파장은 바이러스의 핵산에 직접적인 영향을 주기 때문에 바이러스의 감염능을 상실시킨다.

4) 삼투압

외피가 파괴되어 불활성화된다.

2. 화학적 불활성화

세균의 소독에 사용되는 페놀, 크레졸, 역성비누, 계면활성제 등이며, 바이러스는 불활성화되지 않는다.

1) 유기용매

에테르, 클로로포름 등은 바이러스를 쉽게 불활성화시킨다. 에테르(ether) 처리는 외피보유바이러스를 불활성화시키기는데 그것은 외피비보유바이러스와는 달리 외피보유바이러스는 외피에 지질을 함유하고 있어 지질이 에테르에 쉽게 파괴되기 때문이다. 외피보유바이러스가 외피에 손상이 있으면 숙주세포에 성공적으로 부착할 수 없게 되고 따라서 감염능을 상실하게 된다. 대부분의 외피보유바이러스에 에테르를 처리하면 외피의 구성성분인 지질에 손상을 받게 되고 결국 외피의 구조가 파괴된다.

따라서 외피가 파괴된 외피보유바이러스는 숙주세포에 성공적으로 부착할 수 없음으로 감염능을 상실하게 된다. 이와 같이 에테르 처리로 감염능이 상실되는 바이러스는 에테르 감수성(ether susceptibility)이 있다고 한다. 이와는 반대로 외피비보유바이러스는 외피가 없고 따라서 지질을 함유하지 않기 때문에 대부분 에테르에 저항성이 있다. 에테르에 대한 감수성의 여부로 외피비보유바이러스와 외피보유바이러스를 구분할 수도 있다.

Formaldehyde 처리도 바이러스의 핵산과 반응하여 바이러스의 감염능을 상실시킨다. 특히 두가닥의 핵산을 갖는 바이러스보다 한 가닥의 핵산을 갖는 바이러스에 더 민감하게 작용한다. 그러나 감염능은 불활화 하여도 바이러스의 항원성에는 영향을 주지 않기 때문에 불활화 백신을 제조할 때 종종 사용되어 왔다.

2) 알코올류

특히 에탄올은 85~90% 이상의 것이 일반적으로 사용된다.

3) 차아염소산나트륨

0.1~1%, 60분 이상 침적한다.

4) 글루타르알데히드

2% 용액

5) 에틸렌옥사이드

기자재의 소독에 일반적으로 사용되지만, 바이러스가 오염된 것에는 사용하지 않는다.

XI. 바이러스감염증의 예방과 치료

1. 예방법

감염증의 예방은 다음 3가지 중 어느 한 가지 방법으로 전파를 절단하면 되는 것이다.

(1) 감염원 대책

이것은 병원바이러스 보유자와 병원바이러스에 대한 대책이다. 전자는 조기발견과 격리가 필요하다.

(2) 감염경로 대책

이것은 중요한 대책이며, 감염경로를 숙지하는 것에서 시작하지 않으면 안된다. 물, 식품의 소독, 바이러스 보유자와의 접촉, 기생해충에 대한 지식과 대책이 필요하다.

(3) 감수성 숙주 대책

개인별로 건강의 유지와 증진에 힘쓰는 외에, 백신접종, 전염병 유행예방사업, 감염증보험사업 등의 실시가 필요하다.

2. 예방접종

방어능이 오래 지속되지 않는 백신은 추가접종을 해야 하기 때문에 접종시기를 실기하기 쉽고 보관 조건이 냉장, 냉동, 실온으로 구분될 수 있어 보관을 정확히 하지 못하면 백신이 변질될 수 있다. 백신의 면역원성 유지기간이 짧은 기간으로 한정되어 있는 경우 면역원성을 상실한 백신을 접종하게 되는 가능성이 있고 유효기간이 지난 백신의 폐기량이 많아 경제적인 손실이 따른다.

또한 생백신의 경우 백신 그 자체에 의해 가끔 질병이 발생하여 백신접종의 기피현상이 우려될 수 있으며 가격이 비싸도 백신접종의 기피현상이 따른다. 따라서 백신은 다음과 조건을 충족할 수 있는 경우가 이상적이다.

- 특정한 병원체에 대해 알맞는 면역반응을 유도할 수 있어야 한다. 결핵은 세포성 면역반응의 유도가 필요하고 대부분의 세균과 바이러스 감염은 체액성 면역반응의 유도가 필요하다.
- 병원체에 대한 방어가 오래 지속되어야 한다. 가장 이상적인 것은 일회의 접종으로 일생 동안 방어능이 형성되는 것이다.
- 안전해야 한다. 백신 그 자체의 원인으로 질병이 발생되면 안된다.
- 안정성이 유지되어야 한다. 백신을 보관하는 과정에서 발생할 수 있는 여러 가지 불완전한 보관 조건에도 면역원성을 유지해야 한다.
- 경제적이어야 한다.

위와 같은 특징을 갖는 백신은 가장 이상적인 것이지만 현재 사용되고 있는 모든 백신이 위의 조건을 모두 충족하는 것도 있고 그렇지 않은 것도 많다. 따라서 지속적으로 이상적인 백신의 개발을 위한 연구가 요구되고 있다.

바이러스 감염증에 대한 치료약이 충분하지 못한 지금, 백신에 의해 면역능을 획득하는 것은 매우 효과적인 방법중의 하나이다. 바이러스백신은 바이러스입자의 면역원성을 파괴하지 않고 독력만을 저하시킨 바이러스에 의해 만들어진다. 백신 제조법은 다음 3가지가 있다.

1) 불활화백신(inactivated vaccine)

약독화백신주가 개발되지 않았거나 약독화백신주가 있어도 쉽게 독성주로 복귀될 가능성이 있는 경우 독성주 자체를 불활화하여 숙주에 접종한다. 백신을 제조하기 위해 독성주를 대량 배양하여 propiolactone이나 formaldehyde로 불활화한다. 불활화백신은 감염력이 없어 비교적 안전하지만 일반적으로 면역원성이 낮고 숙주내에서 면역능을 유도하기 위하여 여러번 접종해야 하며 백신 준비에 많은 비용이 소비된다.

[예] 일본뇌염백신, 광견병백신

2) 생백신(live vaccine)

(1) 약독화백신

배양온도 등과 같은 배양조건의 변화로 독성을 인위적으로 감소시킨 병원체로써 숙주내에서 아주 약하게 증식하는 돌연변이체를 선택한다. 백신주가 숙주내에서 증식할 때 야생형이 숙주내에서 증식할 때와 같은 여러 특징이 나타나지만 질병으로써의 현상은 나타나지 않는다. 대부분의 바이러스 백신을 이 방법으로 제조한다.

약독화백신을 접종하면 백신주가 숙주세포내에서 증식하기 때문에 면역반응은 효과적으로 발생한다. 항체의 생성은 물론 세포성 면역반응도 생성되고 면역능은 오래 지속된다. 경우에 따라 일회의 접종으로 일생동안 면역능을 부여할 수도 있다. 하지만 접종한 후 숙주내에서 독성주로 다시 복귀될 수 있는 위험이 있고 면역이 억제된 개채에서는 접종된 백신주에 의해 여러 질병이 발생할 가능성이 있다.

(2) 이종백신

질병의 원인이 되는 바이러스와 밀접하게 연관되어 있어 다양한 항원을 공유하고 있지만 독성이 없거나 적은 바이러스를 백신으로 사용한다. 접종 후 백신주는 숙주내에서 증식하여 독성이 강한 바이러스의 항원과 교차반응을 할 수 있는 면역반응이 유도된다.

이종백신으로 잘 알려진 것은 vaccinia virus이다. Cowpox virus와 vaccinia virus는 천연두의 원인체인 variola virus와 밀접하게 연관되어 있어 다양한 항원을 공유하고 있다. 18C에 Edward Jenner는 cowpox virus에 감염된 사람은 천연두에 면역능이 있다는 것을 관찰하였고, 20C에 vaccinia virus를 백신주로 사용하여 천연두를 박멸하였다.

(3) 재조합백신(Vector 백신)

유전공학을 이용하여 제조한 백신으로 독성이 있는 바이러스의 특정 유전자를 독성이 없는 다른 바이러스의 유전물질에 삽입하여 발현시킴으로써 얻을 수 있다. 숙주내에서 독성 바이러스의 특정 유전자를 삽입한 바이러스가 복제되고 단백질을 합성할 때 그 유전자도 발현되어 독성 바이러스의 특정 단백질을 합성하게 되며 숙주는 그 단백질에 대한 특이 면역반응이 유도된다.

(4) 생백신의 특징

생백신은 세포성면역과 항체생산을 효과적으로 유도할 수 있고 일회의 접종으로 면역능이 오래 지속될 수 있지만 독성주로 다시 복귀될 수 있고 면역이 억제된 사람에게 중증의 질병을 초래할 수 있다.

재조합백신을 제외한 생백신은 숙주에 감염되어 증식할 수 있어야 하기 때문에 백신주가 생존력

을 잃지 않게 보관에 유의해야 한다. 백신준비는 저렴한 비용으로 할 수 있지만 보관에 많은 비용이 소비된다

발병성이 극히 낮은 변이주를 사용하는 것

[예] 홍역생백신

3) 성분백신(component vaccine)

불활성백신의 부작용은 백신에 포함된 불순물에 의해서 발생한다. 필요한 성분만을 취하여 만들어진 백신을 성분백신 또는 스플리트(split)백신이라고 한다.

[예] 인플루엔자 HA백신 : B형 간염 백신

이외에도 다양한 역가를 지닌 다역가 백신이라는 것이 있다. 이것은 병원체가 여러 가지 형으로 분류되어 있는 경우 각 형을 결집하여 만들어진 백신을 말한다.

[예] 인플루엔자 HA백신 : A형과 B형의 2가 백신

경구생폴리오 백신 : I형, II형, III형의 3가 백신

(1) 면역증강제

불활화백신이나 정제한 단백백신과 같은 면역원성이 약한 백신을 접종하여 면역반응을 증강시키기 위하여 면역증강제를 사용한다. 면역증강제는 조직내에서 항원이 대식세포와 T, B세포에 오래 지속적으로 노출되게 하며 대식세포를 활성화하여 cytokines를 분비하게 하고 그 결과 T세포와 B세포가 접종부위로 모이게 한다

(2) 백신의 종류

① B형 간염 백신

㉠ 혈장 유래 백신과 유전자 재조합 백신

B형 간염 백신은 크게 바이러스 보유자의 혈장을 원료로 하여 제조한 백신(혈장유래 백신)과 유전자 재조합 방식으로 합성한 백신(유전자 재조합 백신)으로 구분된다. 현재까지의 연구 결과를 종합하여 보면 혈장유래 백신이나 유전자 재조합 백신 모두 접종 후 90% 이상에서 예방 가능한 항체를 획득할 수 있다. 유전자 재조합 백신은 혈장유래 백신과 항체가의 기하평균치, 항체양성전환율 및 예방효과는 비슷하다. 예방 가능한 항체가는 적어도 10 mIU/ml(10RU) 이상이 되어야 하므로 10 mIU/ml을 항체 양성의 기준으로 삼는다.

㉡ B형 간염 백신의 예방 효과

외국에서 조사된 B형 간염 백신의 효과는 HBsAg 양성 모체로부터 신생아 수직 감염 예방을 위하여 생후 7일 이내에 접종할 경우 65~90%에서 만성 보유자가 되는 것을 막아주며, HBIG를 출생 직

후 근육 주사할 경우에는 5~20%를 더 예방할 수 있는 것으로 예상된다. 예방접종으로 유도된 항체가(anti-HBs)는 시간이 경과할수록 감소하는 것으로 알려져 있다. 그러나, 항체가가 측정 가능치 이하로 감소하여도 예방효과는 10년 또는 그 이상 지속되는 것으로 밝혀졌다.

접종 후 일단 예방 가능한 항체가(10 mIU/ml) 이상을 유지하면 그 이후 시간이 경과하여 항체가 10 mIU/ml 이하로 낮아지거나 또는 음성으로 전환된다고 하여도 백신에 의해서 면역 기억이 완성되었기 때문에 HBV에 감염되어도 기억반응(anamnestic anti-HBs response)을 자극하여 항체 상승을 유도하는 것으로 관찰되고 있다.

㉢ 접종 대상 및 방법

B형 간염 예방접종은 모든 영유아를 대상으로 접종하며, HBsAg와 anti-HBs 검사 결과가 모두 음성인 성인 중에서는 B형 간염 바이러스에 노출될 위험이 높은 환경에 있는 사람이 대상이다. 특히, 다음에 해당하는 성인은 우선 접종 권장 대상이 된다.

ⓐ B형 간염 바이러스 보유자의 가족
ⓑ 혈액제제를 자주 수혈받아야 되는 환자
ⓒ 혈액 투석을 받는 환자
ⓓ 주사용 약물 중독자
ⓔ 의료기관 종사자
ⓕ 수용 시설의 수용자 및 근무자

㉣ 표준 접종 시기(신생아, 영·유아)

ⓐ 모체가 HBsAg 양성인 경우 : HBIG 0.5 ml 및 B형 간염 백신을 출생 후 12시간 이내에 각각 다른 부위에 근육 주사한다.
ⓑ 모체가 HBsAg 음성인 경우 : 생후 1~2개월에 B형 간염백신 접종 시작을 권장한다.
ⓒ 모체의 HBsAg 검사 결과를 알지 못하는 경우 : 출산 직후 새로 검사를 하여 양성으로 밝혀지면 가장 빠른 시기(늦어도 7일 이내)에 HBIG 0.5 ml 및 B형 간염 백신을 각각 다른 부위에 근육 주사한다.

㉤ 접종 일정

접종 일정은 각 백신의 약품설명서에 기재된 접종 방법(허가 조건)대로 접종한다. 0, 1, 6개월 방법으로 허가받은 백신은 2차 접종은 1차 접종 후 1개월 뒤(1~2개월까지 가능)에, 3차 접종은 2차 접종 후 5개월 뒤(4~14개월까지 가능)에 실시하고, 0, 1, 2개월 방법으로 허가받은 백신은 2차 접종을 1차 접종 후 1개월 뒤에, 3차 접종을 2차 접종 후 1개월 뒤(1차 접종후 2개월 뒤에 해당)에 실시한다.

ⓐ 접종 용량은 각 백신의 제품 설명서를 참고한다.

ⓑ 접종 부위는 어느 연령에서나 삼각근에 접종이 가능하고, 신생아나 영아에서는 대퇴부 전외측에 근육 주사한다.

ⓒ 둔부에 접종하는 경우에는 항체 반응이 낮으므로 추천하지 않는다.

ⓓ 피하 주사는 근육주사보다 항체반응이 낮다.

ⓔ 피내 주사는 권장하지 않는다.

ⓗ 접종전후 항체검사와 재접종

ⓐ 접종전에 일률적인 항체검사는 추천하지 않는다.

ⓑ 현재 사용되고 있는 B형 간염 백신은 바이러스 보유자에게 특별한 해를 끼치지는 않지만 아무런 효과도 없다.

ⓒ 이미 B형 간염에 대한 항체를 보유하고 있는 사람에 대한 예방접종은 필요가 없지만 해를 끼치지는 않는다.

ⓓ 건강한 소아나 성인에 대해서 B형간염 예방접종 후 면역 획득 여부를 알아보기 위한 일률적인 항체 검사는 권장하지 않는다.

ⓔ 다만, 다음의 경우에는 3회 접종 후 3개월이 지난 뒤에 반드시 항체 검사를 하고 그 결과에 따라서 적절한 조치를 할 것을 추천한다.

㉮ HBsAg 양성 모체에서 출생한 신생아

㉯ 혈액 투석을 받는 환자

㉰ HIV 감염자

㉱ 의료기관 종사자

㉲ B형 간염 바이러스 보유자의 가족

㉳ 혈액제제를 자주 수혈받아야 되는 환자

ⓢ 재접종을 하는 경우

ⓐ 고위험군을 대상으로 3회 접종 후에도 음성인 경우 아래의 방법으로 재접종을 시행한다.

㉮ 한 차례 접종을 하고 1개월 뒤에 항체 검사를 실시하여 anti-HBs 수치가 10 mIU/ml 이상이면 종료한다.

㉯ 10 mIU/ml 미만이면 접종일정에 따라서 2회 더 접종한다.

ⓑ 위와 같이 재접종을 한 후에도 예방 가능한 항체가가 형성되지 않는 경우는 무반응군으로 판단하고 추가접종은 실시하지 않는다.

ⓞ 추가 접종

ⓐ 건강한 소아나 성인에 대해서 일률적인 추가 접종을 권고할 만한 의학적 증거는 현재까지 제시되고 있지 못하다. B형 간염의 예방에 추가 접종이 도움이 될 수 있다는 것은 이

론적인 측면에 기초하여 제시된 것으로 과연 그것이 B형 간염의 발생을 줄일 수 있는지에 관해서는 향후 대규모의 대조군 연구가 필요한 실정이다. 또한, 현재의 일반적인 세계 학계의 입장도 정상인들을 대상으로 하여서는 추가 접종을 추천하고 있지 않다. 따라서 모든 신생아의 예방접종과 고위험군에 대한 예방접종에 힘을 기울이면서 추가접종은 좀 더 분명한 과학적 근거가 제시될 때를 기다리는 것이 타당하다.

ⓑ 그러나 특수한 경우 예를 들어 혈액 투석 환자에서는 매년 항체 검사를 시행한 후 항체가 10 mIU/ml 이하이면 추가접종을 하여야 한다.

ⓩ 특수 상황에서의 접종

ⓐ 2 kg 이하의 미숙아 : 2 kg 이하의 미숙아는 출생시 접종하는 경우 항체 양성전환율이 낮다는 보고가 있어, 모체가 HBsAg 양성이 아닐 경우 2 kg 이상 될 때 접종하는 것을 권장하고 있다.

ⓑ 임 신 : 임신이나 수유는 B형 간염 예방접종의 금기 사항이 되지 않는다. B형 간염 백신은 불활성화 백신으로 전염성이 없기 때문에 태아에 영향을 미치지 않는다.

ⓒ 주사 바늘 찔림 등의 사고로 B형 간염 바이러스에 노출된 경우(HBsAg 양성인 혈액이 담긴 주사 바늘에 찔린 경우 등)이다.

ⓩ 이상작용

경한 이상반응으로 접종 부위의 통증, 발열 등이 보고되고 있으나, 위약(placebo)을 주사한 경우보다 통계적으로 이상반응 발생이 많지 않았다는 보고도 있다.

혈장 유래 백신의 심한 이상반응으로 Guillain-Barreé증후군이 보고된 바 있다.

㉠ 금기 사항 및 참고 사항

금기는 이전에 B형 간염 백신 접종 후 아나필락시가 있었을 때이며 임신이나 수유는 B형 간염 예방접종의 금기 사항이 아니다.

② 유행성 회백수염(poliomyelitis)

폴리오 백신에는 경구용 백신(OPV)과 주사용 백신(IPV 또는 eIPV)의 두 가지 종류가 있다. OPV는 미국을 비롯한 대부분의 나라에서 사용하고 있으며, IPV 특히 새로 개발된 eIPV(enhanced inactivated polio vaccine)는 프랑스, 스웨덴, 네델란드, 핀란드 등 33개국에서 접종하고 있다. 우리나라는 OPV만 사용하고 있다.

㉠ 경구용 폴리오 백신(OPV)

폴리오 바이러스 I 형, II 형, III 형을 모두 포함한 3가 경구용 폴리오 백신(TOPV)은 1962년 캐나다, 1963년 미국에서 각각 개발되었다. 대부분의 경우에 OPV는 1회 접종으로 면역력을 가지게 되나 폴리오 바이러스 I 형, II 형, III 형 모두에 대한 장기 면역(long-term immunity)을 획득하기 위해서 여러 차례 접종하고 있다.

OPV는 장내 면역(intestinal immunity)을 유도하여 폴리오 바이러스에 재감염되는 것을 막아준다. 그러나, 드물게 백신에 의한 마비가 보고되고 있다. 미국의 연구 결과에 의하면 OPV에 의한 마비는 1년에 8~9명이 발생하고 있다.

또한, OPV는 냉동 상태로 운반 및 보관하여야 하며, 녹인 후에는 10℃ 이하에서 보관하며 30일 이내에 사용하여야 하는 어려운 점이 있다.

㉡ 주사용 폴리오 백신(IPV, eIPV)

피하 주사로 접종하는 IPV는 1955년 미국에서 개발되어서 널리 쓰이다가 1963년 OPV가 개발된 이후에는 많이 사용되지 않았다. 그러나, 유럽에서 효능이 강화된 eIPV가 개발되고, OPV를 접종할 수 없는 면역결핍환자가 늘어나면서 다시 사용이 늘고 있는 추세이다.

IPV는 OPV와는 달리 피접종자나 접촉자에서 마비를 초래하지 않아 면역결핍 환아에게도 안심하고 사용할 수 있는 장점이 있으나, OPV에 비해서 가격이 비싸고 주사를 하여야 하는 문제점이 있다. IPV에 의한 면역력의 지속 기간은 현재 연구 중에 있다.

ⓐ 접종 대상 및 시기 : 폴리오 백신은 태어나는 모든 영·유아를 대상으로 생후 2개월부터 3회의 기초 접종을 시작한다. 추가 접종은 4~6세에 1회로 한다. 18개월의 접종은 1997년부터 권장하지 않는다.

ⓑ 접종량 및 방법

㉮ 대부분의 경우에 OPV는 1회 접종으로 면역력을 가지게 되나 폴리오 바이러스 I, II, III 형 모두에 대한 장기 면역(long term immunity)을 획득하기 위해서는 3회의 기초 접종을 하여야 한다.

㉯ 1회 접종과 2회 접종은 8주의 간격(최소한 6주)을 두고 실시하여야 하며, 2회 접종과 3회 접종은 최소 6주(8~12개월의 간격도 무방함)의 간격을 두고 실시하여야 한다.

㉰ 초등학교 입학전(4~6세)에 한 차례 실시하는 추가 접종은 간혹 3가지 폴리오 바이러스에 대하여 완전한 면역력을 갖고 있지 못한 소아를 위하여 실시하는 것이다.
4회째 접종을 마치지 않고 초등학교에 입학한 경우에는 접종 기록을 조사하여 초등학교 1학년 중에 접종해준다.

㉱ OPV 접종을 통한 폴리오 바이러스에 대한 면역은 4회로 충분하므로 OPV의 18개월 4번째 접종은 더 이상 추천하지 않는다.

ⓒ 성인 접종

영·유아기에 폴리오 예방접종을 한 번도 받지 않은 성인에 대한 접종을 하여야 하는 경우 미국은 IPV 접종을 권장한다. 그 이유는 백신 관련 마비의 발생 위험이 성인에서 약간 더 높은 것으로 추정되기 때문이다.

영·유아기에 기초 접종을 마친 성인이 폴리오 위험지역으로 여행하여 추가로 접종이 필요한 경우에는 OPV로, 기초 접종을 한 경우에는 OPV 1회, IPV로 기초 접종을 하였으면 IPV 또는 OPV 1회 접종이 추천된다.

㉢ 이상반응

ⓐ OPV에 의한 마비성 소아마비가 일어날 수 있다. 백신 바이러스가 장내 번식과정에서 신경독성을 다시 갖게 되어 생기며, 피접종자는 type 3이, 접촉자는 type 2가 주로 관여한다.

ⓑ 미국의 경우 1년에 평균 8~9명(250만 dose에 1명꼴)의 OPV에 의한 마비가 발생하고 있으나, 아직 국내에서는 OPV에 의한 마비가 보고되지 않고 있다.

ⓒ IPV는 아직까지 심각한 이상반응이 보고된 바 없다.

㉣ 금기 사항 및 주의사항

ⓐ 임 신

㉮ OPV 또는 IPV가 임신 중의 여성이나 태아에게 영향을 미친다는 확실한 증거는 없으나 임신 중인 여성에게는 가급적 접종을 피하는 것이 좋다.

㉯ 폴리오 예방접종을 한 번도 받지 않은 임신부가 폴리오 유행 지역으로 여행해야 하는 등 즉각적인 면역력 획득이 필요한 경우에는 OPV를 접종하는 것을 추천한다.

ⓑ 면역 결핍 : 면역결핍 환자나 그 가족에 대해서는 OPV를 접종하여서는 안되고 IPV를 접종하여야 한다.

③ 홍역, 유행성 이하선염, 풍진 백신(measles,mumps,rubella,MMR)

홍역, 유행성 이하선염, 풍진은 여러 가지 종류의 바이러스주가 백신 생산에 사용되고 있다. 홍역은 Edmonston B, Schwartz, Moraten, AIK-C, Edmonston-Zagreb, Tanabe 등이 사용되고 있다. 유행성 이하선염은 Jeryl Lynn-B, Urabe, Hoshino, Rubini 등이 사용되고 있으나 이상반응 연구조사 결과 다수의 중증 이상반응이 확인된 Urabe, Hoshino 균주에 대해서는 2000년 2월부터 국내 접종을 중단키로 하였다. 풍진은 RA27/3, Takahashi, Matsuura 등이 사용되고 있다.

㉠ 접종 대상 및 접종시기

MMR 백신은 모든 영·유아를 대상으로 접종하며, 풍진 단독 백신은 2006년까지 한시적으로 여자 고등학교 1학년생을 대상으로 접종을 한다.MMR 백신은 첫 돌이 지난 후에 접종하는 것을 추천한다.

홍역이 유행하고 있을 때에는 생후 6개월 이후부터 홍역 단독 백신을 접종할 수 있다. 그러나 만 1세 이전에 접종한 홍역 백신은 항체 양성전환율이 낮으므로 홍역이 유행하지 않는 시기에 만 1세 미만의 아동에 대한 홍역 단독 백신 접종은 추천하지 않는다. 만 1세 이전에 홍역 단독 백신을 접종한 경우에는 12~15개월에 MMR 백신을 다시 접종해야 한다.

㉡ 접종량 및 접종 방법

1차 접종은 생후 12~15개월 사이에 1회 용량(0.5 ml)을 피하주사로 접종하며,

2차 접종은 4~6세 사이에 1회 용량(0.5 ml)을 피하주사로 접종한다.

2차 접종은 초등학교 입학전에 마치는 것을 원칙으로 하고 초등학교에서는 미접종자에 대해서만 접종할 것을 추천한다.

※홍역단독백신 또는 MMR백신접종 전의 투베르클린 반응검사는 추천하지 않는다.

※ 9개월 홍역 단독 접종을 추천하지 않는 이유

모든 신생아는 출생시에 모체로부터 받은 홍역 항체(경태반 수동항체)를 가지고 있다. 모체로부터 받은 수동 항체는 성장하면서 소실되기 때문에 예방접종을 통한 능동 면역이 필요하다. 그러나, 홍역은 체내에 수동 항체가 있을 경우에 항체 양성전환율이 떨어지므로 예방접종을 시작하는 시기는 모체로부터 받은 경태반 홍역 수동항체가 소실된 이후가 된다. 모체로부터 받은 경태반 홍역 수동항체의 소실 시기는 나라마다 다른데, MMR 접종은 충분한 항체가 생길 수 있는 최소 연령에 접종하는 것이 바람직하다.

㉢ MMR 접종을 생후 15개월에서 12~15개월로 변경한 이유

MMR 접종의 시기별 항체 양성전환율은 모체로부터 받은 경태반 수동항체의 지속 기간과 관련이 있다. 미국의 경우 1989~1990년에 홍역이 유행하였을 때 환자의 25%가 생후 15개월 미만, 9%가 12~15개월이었다. 또한, MMR을 12개월에 접종할 경우 항체 양성전환율이 93%, 15개월에 접종할 경우 항체 양성전환율이 98%로 조사되어서, 미국은 1994년부터 MMR 접종 시기를 생후 15개월에서 12~15개월로 앞당긴 바 있다. 우리 나라도 89~90년, 93~94년의 홍역 유행 때 15개월 미만의 홍역 환자가 많이 보고된 바, 홍역 유행시에는 생후 6개월부터 조기 접종을 실시하고 비 유행시기에는 12개월부터 접종한다.

따라서 생후 9개월에 홍역 단독접종을 지양하는 대신에 MMR 접종을 12~15개월로 앞당길 것을 1997년부터 권장하고 있다.

㉣ 4~6세 재접종을 추가한 이유

홍역, 유행성 이하선염, 풍진은 전염성이 높아서 MMR에 대한 예방접종률이 높은 경우에도 소규모 유행은 생길 수 있다. 또한 MMR 백신을 12~15개월에 접종한 경우 5~15%에서 항체가 생기지 않는 무반응자가 발생하는 것으로 추정되어 이들에 대하여 재접종을 시행하는 경우 항체 양성을 유도하여 유행을 차단할 것으로 예측된다. 1989년부터 MMR 2차 접종을 초등학교 입학전(4~6세, ACIP) 또는 중학교 입학전(11~12세, 소아과학회)에 추천하였으며, 스칸디나비아 국가들은 MMR을 4~6세에 재접종하여 홍역, 유행성 이하선염, 풍진의 유행을 근절시켰음을 보고한 바 있다.

우리나라도 학동기 아동들에게 유행하는 홍역, 유행성 이하선염, 풍진의 유행 예방을 위해서 1997년부터 초등학교 입학전(4~6세)에 MMR 재접종을 추천하고 있다.

㉤ 이상반응

ⓐ 예방접종 후의 가벼운 이상반응으로 발열, 일과성 발적(rash), 가려움증, 자반증(purpura) 등이 있다.

ⓑ 풍진 단독 백신을 성인들에게 접종할 경우 소아의 경우 보다 관절통, 일과성 관절염이 자주 나타나는 것으로 알려져 있는데, 남자보다 사춘기 이후의 여자들에서 더 흔하다.

ⓒ 과거에 홍역, 유행성 이하선염, 풍진을 앓았거나, 예방접종을 받은 경우에 이상반응 발생이 증가한다는 보고는 없다.

㉥ 금기 사항 및 참고사항

ⓐ 임신 : 임신 초기(3개월 이내)에는 MMR, 홍역, 풍진 백신을 접종하여서는 안된다. 그러나, 임신 초기에 예방접종을 하였다고 반드시 임신 중절을 할 필요는 없고 전문가의 관찰에 따른 개별적인 판단이 필요하다.

ⓑ 열성 질환(febrile illness) : 가벼운 상기도 감염이나 미열이 있는 경우에는 예방접종의 금기 사항이 아니다. 중등도나 심한 열성질환의 경우에는 회복이 될 때까지 예방접종을 연기하는 것이 바람직하다.

ⓒ 알러지 : MMR 백신에는 미량의 neomycin, streptomycin, erythromycin, kanamycin이 포함되어 있으므로, 이들 항생제에 아나필락시스를 경험한 경우에는 접종의 금기 사항이 된다. 그러나, 접촉성 피부염의 형태로 나타나는 알러지는 금기사항에 해당하지 않는다. MMR 백신에는 penicillin이 포함되어 있지 않으므로 penicillin 알러지는 금기 사항에 해당하지 않는다. 계란에 아나필락시 반응을 보이는 경우에도 MMR 접종의 금기 사항이 된다.

ⓓ 최근에 면역글로불린을 투여한 경우 : 최근에 면역글로불린을 투여한 경우에는 홍역 단독백신 또는 MMR 백신의 접종을 연기하여야 한다.

ⓔ 결핵과 투베르쿨린 반응검사 : 홍역은 결핵 감염의 증상을 악화시킨다. 그렇지만 홍역 백신이 결핵을 악화시키는 효과는 관찰되지 않는다. 따라서, 홍역이나 MMR 접종이전에 투베르쿨린 반응 검사를 실시하는 것은 필요하지 않다. 다른 이유에서 투베르쿨린 반응 검사를 한다면 예방접종과 같은 날 실시하도록 하고, 그렇지 않은 경우에는 홍역 백신이 투베르쿨린 반응력을 약화시키므로 MMR 접종후 4~6주가 지난 뒤에 투베르쿨린 반응 검사를 하여야 한다.

ⓕ 면역 결핍 : 면역결핍 환자나 면역억제제를 사용하는 경우에는 MMR 백신의 금기 사항이 된다. 그러나, 최근 3개월 동안 항암제 치료를 받지 않은 백혈병 환자는 예방접종을 하여도 된다. 소량 또는 중등도의 용량으로 단기(2주 이내) 스테로이드 요법을 받는 경우, 국소 스테로이드 요법을 사용하는 경우 등은 금기 사항이 아니다. 무증상 또는 유증상 HIV 감염자는 금기 사항이 아니므로 MMR 접종을 위해서 HIV 항체 검사를 할 필요는 없다. HIV 감염자에게 MMR 접종을 하여도 심각한 이상반응이 발생한다는 보고가 없으며, HIV 감염자가 홍역, 유행성 이하선염, 풍진에 감염되면 증상이 심하므로 MMR 접종을 하는 것이 좋다. 그러나 HIV 감염자의 항체 양성 여부나 항체가는 예측하기 힘들다.

④ 일본 뇌염 백신(Japanese encephalitis)

세계적으로 일본 뇌염 백신은 2 종류의 불활성화 백신(쥐 뇌조직 유래 백신, 햄스터 신장세포 유래 백신)과 약독화 생백신이 있다. 백신에 사용되는 바이러스주는 Nakayama주, Beijing주, P3주와 SA14-14-2주가 있다.

우리나라에서는 Nakayama 주를 이용한 불활성화 쥐뇌조직 유래의 백신을 사용하고 있다.

㉠ 불활성화 쥐 뇌조직(mouse brain) 유래 백신

불활성화 쥐 뇌조직 유래 백신은 백신 주를 쥐 뇌조직에서 배양하여 뇌 조직액을 균질화한 다음 원심분리, 황산푸로타민 침전, 포르말린 불활성화, 초여과(ultrafilter) 과정, 황산암모늄 침전, 고속원심처리 등의 과정을 거쳐서 정제하여 제조한다.

㉡ MBP(myelin basic protein)

쥐의 뇌조직에 함유되어 있는 중추신경계의 단백질인 MBP는 동물 실험에서 실험적 알러지성 뇌척수막염(experimental allergic encephalitis)을 일으키는 항원 물질로 밝혀져 있다. MBP는 중추신경계 전체 단백질 중 약 30%를 차지하고 있는데 백신 제조과정에서 정제과정을 거치지만 미량의 MBP가 포함될 가능성 때문에 일본 뇌염 백신의 경우 MBP와 같은 뇌조직 유래 이종단백질 항원의 유입에 대한 기준을 두어 최대 허용 총단백량 80 μg/ml 이하, MBP는 2 ng/ml 이하로 하고 있다.

ⓒ 접종 대상 및 시기

일본 뇌염 백신의 접종 대상은 만 1~12세의 아동으로 생후 12~24개월에 기초 접종을 시작하며, 연중 접종을 권장한다.

ⓓ 접종량 및 접종 방법

매회 접종시 1.0 ml를 피하 또는 근육 주사한다. 3세 미만의 영아에게 접종하여야 하는 경우에는 0.5 ml를 접종한다. 기초 접종은 생후 12~24개월 기간중 1주일 간격으로 2회의 기본접종을 시작하고, 기본 접종 후 12개월 뒤에 1회 추가 접종하여 기초 접종을 완료한다. 기초 접종을 마친 자는 만 6세와 만 12세에 각 1회 추가접종을 실시한다.

ⓔ 이상반응

일본 뇌염 백신과 관련된 중추신경계 이상반응은 1965~1973년 동안 일본에서 조사한 결과에 의하면 뇌염, 뇌질환, 경련, 말초신경병변 등이 2~3백만 접종에 1예 정도로 발생하였으며 사망하는 경우는 1천만 명 접종에 1명으로 나타나 있다. 1992년 일본에서 백신을 접종한 6세 된 여아와 5세된 남아에서 접종 후 14일, 17일에 각각 급성 파종성 뇌척수막염이 발병한 예가 있다.

국내에서 일본 뇌염 백신의 전반적인 이상반응을 조사한 인용할 만한 자료는 없다. 1994년 5월에 일본 뇌염 백신 접종 후 과민반응에 의하여 2명이 사망한 사건이 발생하였고 이후로 전국적인 일본 뇌염 백신 접종과 관련된 이상반응 사례들이 보고되었다. 이 중 3예는 접종 후 3~7일이 경과한 다음 뇌병증의 임상경과를 보이다가 2명이 사망하였으며, 1예는 자기공명촬영상 급성파종성 뇌척수막염 소견이 나타났다.

⑤ 인플루엔자 백신

세계적으로 1940년대 말부터 인플루엔자 백신을 사용하기 시작했다. 초기의 백신은 계란의 요막강내에 바이러스를 증식시킨 후 원침 또는 염투석법으로 바이러스를 정제한 뒤 포르말린으로 처리한 불활성화한 전 세포 백신이었으며, 한 가지 아형의 바이러스만 포함하였다. 초기 백신은 피 접종자의 발열, 경련 등 이상반응이 많았으나, 1972년부터는 바이러스 구성 성분 중에 열성 발열물질이 있음을 알고 이를 에테르로 처리하여 발열성 물질을 제거한 소위 HA백신이라고 하는 아단위급 백신이 개발되어 보급되었다. 이로써 백신의 부반응은 대폭 감소되었다. 그러나 매년 접종해야 하는 불편함이 있어서 약독화 생백신 개발이 연구 중이다.

ⓐ 접종 대상 및 시기

ⓐ 나라마다 인플루엔자 예방접종 권장 대상은 약간씩 다르지만 인플루엔자에 의한 합병증이 많이 생기는 위험군이 우선 접종 대상이 된다. 이런 환자들에게 인플루엔자 바이러스

를 전파시킬 위험도가 높은 의료인과 환자 가족들도 접종 권장 대상에 포함되기도 한다. 그러나 생후 6개월 이하 영아는 백신으로 인플루엔자를 예방할 수 없으므로 적용되지 않는다.

ⓑ 인플루엔자 예방접종은 나이가 6개월 이상인 사람 중에서 다음의 순서대로 권장한다.

㉮ 폐 질환자, 심장 질환자

㉯ 만성질환으로 사회복지시설 등 집단 시설에서 치료, 요양, 수용 중인 사람

㉰ 병원치료가 필요한 만성질환을 앓고 있는 사람 : 대사질환(당뇨병)자, 신장질환자, 만성간질환자, 악성 종양자 면역 저하 환자, 아스피린 복용 중인 6개월~18세 소아, 혈색소병증(hemoglobinopathy)환자.

㉱ 65세 이상의 노인

㉲ 의료인, 환자 가족

ⓒ 이외에도 본인이 원할 때, 인플루엔자 유행 지역으로 여행할 때도 접종대상이 될 수 있으나 단체 예방접종사업의 대상은 아니다.

ⓓ 접종은 늦어도 인플루엔자 유행 2주전에 받아야 하는데 9~10월에 사이에 접종을 시작하는 것이 현실적이다.

㉡ 접종량 및 방법

인플루엔자 예방접종의 연령구분과 용량 및 접종방법은 제품설명서를 따른다.

㉢ 이상반응

대개 경증이다. 전세포 백신은 접종 부위 동통, 발열 등의 이상반응이 많았으나 아단위 HA 백신이 개발되면서 많이 감소하였다. 과거의 백신은 10만 명당 1명의 빈도로 Guillain-Barre 증후군이 발생하고, 200만 명당 1명의 빈도로 사망하였으나, 1976년 이후로는 이러한 보고가 없어서 현재 사용하는 백신은 치명적인 합병증은 일으키지 않을 것으로 생각된다. Warfarin이나 theophylline을 복용하는 환자에서 약물 농도가 높아져 이상반응이 높아진다는 보고가 있었으나, 증명되지 않아 문제되지 않을 것으로 생각된다. 1% 정도 환자에서 HIV, HTLV-1, HCV에 대해 위양성 반응을 나타내나 일시적이며 시간이 지나면서 없어진다.

㉣ 금기 사항

ⓐ 이전에 인플루엔자 백신을 받고 심한 과민반응을 보인 사람은 인플루엔자 백신을 접종하지 말아야 한다. 계란에 심한 과민반응을 보인 사람도 접종하지 않는 것이 안전하며 병력상 계란을 먹고 심한 과민반응이 없었다면 안심하고 투여할 수 있다.

ⓑ 이전 인플루엔자 백신을 받고 6주 이내에 Guillain-Barre 증후군이나 다른 신경 이상이 생

긴 사람에게는 투여하지 않는 것이 좋다.

ⓒ 발열이 있는 사람은 열이 없어지기 전까지는 접종하지 않는 것이 좋다. 열이 없는 상기도 감염은 금기가 아니다.

ⓓ 임신부도 인플루엔자 합병증의 위험인자가 있으면 접종이 필요하다. 그러나, 위험인자가 없는 임신 초기의 임신부는 태아 이상이 생길 가능성을 배제할 수 없으므로 접종을 피하는 것이 바람직하다.

⑥ 유행성 출혈열 백신

우리 나라의 유행성 출혈열 백신은 1988년에 유행성 출혈열 환자의 감염 초기 혈액에서 분리된 Hantaan virus를 Vero E-6 세포에 접종후 젖먹이 생쥐 또는 쥐의 뇌에서 계대 배양한 다음 포르말린으로 불활성화 시켜서 개발하였는데, 아직 야외 시험을 통한 백신의 예방 효과가 완전히 입증되어 있지 않다.

이외에 일본, 중국, 북한, 미국 등에서 백신 개발이 진행중이다.

㉠ 접종 대상 및 시기

ⓐ 유행성 출혈열 백신의 접종 권장 대상은 성인 중에서 다음에 해당하는 사람으로 한다.

㉮ 군인 및 농부 등 직업적으로 유행성 출혈열 바이러스에 폭로될 위험이 높은 집단

㉯ 신증후 출혈열(유행성 출혈열) 바이러스를 다루거나 쥐실험을 하는 실험실 요원

ⓑ 고위험군 이외에 야외활동이 빈번한 사람 등 개별적 폭로 위험이 크다고 판단하는 경우 접종은 가능하지만 단체 예방접종사업의 대상은 아니다.

㉡ 접종량 및 방법

ⓐ 1회 0.5 ml을 1개월 간격으로 2회 근육 또는 피하주사로 투여하며, 2차 접종 후 12개월 뒤에 근육 또는 피하에 1회 접종한다.

ⓑ 3회 접종 후의 추가 접종 : 아직 정해진 지침이 없다.

㉢ 이상반응

국소 이상반응은 가려움증, 색소침착, 발적, 통증, 근육통, 부종 등이 관찰되었으며, 전신 이상반응은 발열, 권태감, 근육통, 구역질 등이 관찰되었다. 일본뇌염 백신과 마찬가지로 MBP가 함유되어 있으므로 이론적으로 예방접종 후 뇌염 발생이 가능하지만 아직 확인된 사례는 없다(표 1-5).

표 1-5. 예방 백신의 부작용

예방 접종 종류	국소 이상반응	전신 이상반응
BCG	국소 궤양, 국한성 화농성 림프절염	매우 드물게 파종성 결핵, 골염
개량 디프테리아 파상풍·백일해(DTaP)	통증, 발적, 압통, 경결	어지러움, 식욕부진, 구토, 발열, 일시적 저긴장, 경련, 드물게 과민성 쇽, 뇌증
폴리오	–	드물게 마비
B형 간염	통증, 종창, 경결	발열, 권태, 구토, 관절통, 피부 발진,
홍역	–	발열, 발진, 중추 신경계 이상반응(뇌염, 뇌증)
홍역·유행성 이하선염 풍진(MMR)	–	발열, 발진, 중추신경계 이상반응(경련, 뇌염, 뇌증), 혈소판 감소증, 소양감, 무균성 뇌막염, 드물게 이하선염, 림프절종창, 관절통, 드물게 뇌증, 과민성 쇽
일본 뇌염	통증, 종창, 발적	발열, 두통, 권태감, 드물게 중추신경계 이상반응(뇌염, 뇌증)
인플루엔자	통증, 발적	발열, 근육통, 관절통, 불쾌감, 드물게 과민성 쇽
장티푸스		
약독화 생백신	–	–
비경구용 아단위	통증, 발적, 경결	발열

ⓐ 생후 4주 이내 접종한다.

ⓑ 모체가 HBsAg 양성인 경우에는 출생 후 12시간 이내에 백신과 B형 간염인 면역글로불린(HBIG)을 동시에 주사하고, 음성인 경우에도 생후 2개월 이내에 첫 접종을 시작한다. 이후의 접종 일정은 약품설명서에 기재된 접종방법(0, 1, 6 방식 또는 0, 1, 2 방식)대로 실시한다.

ⓒ 폴리오 3차 접종은 6개월에 시행하나 18개월 이내에만 접종하면 된다.

ⓓ 홍역 유행시 생후 6개월에 홍역 단독 백신으로 조기접종하며 이 경우 생후 12개월에 다시 MMR로 접종한다.

ⓔ 일본뇌염백신은 전염병예방법에 의한 임시예방접종으로 생후 12~24개월에 1~2주 간격으로 2회 접종한 다음 12개월 후 3차 접종하는 기초접종을 시작하며 만 6세, 12세 되는 해 각각 1회씩의 추가접종을 실시한다.

3. 치료법

(1) 면역요법

항체를 주사하는 수동적인 면역법에 의한 치료법이다.

[예] 회복기 환자혈청 또는 면역글로불린 제제 : A형 간염, B형 간염, 마진, 수두 등의 치료 및 발병예방 면역부전(γ 글로불린이 없거나 낮은 혈증, 백혈병) 환자 : IgM, IgG 항체. 다만 주사된 IgM의 반감기는 5일, IgG는 23일 정도라고 하며, 장기투여는 하지 않는다.

(2) 화학요법

바이러스 감염증의 화학요법은 바이러스의 증식이 숙주세포의 대사기구를 빌려서 행하게 됨으로 바이러스에 대한 선택적 독성을 가진 약제의 개발을 매우 어렵게 하고 있다.

[예] 염산아만타진 l-amantadine (바이러스탈외피저해제) : 인플루엔자바이러스 A형

리팜핀(rifampin) (전사저해제) : 폭스, 대상허피스, RNA 종양바이러스 및 감염세포의 악성 변환

2-(α -하이드록시벤질)-벤지미다졸(HBB)2-(α -hydroxy- benzyl)benzimidazol 핵산복제저해제 : 피코르나 바이러스

5-요오드-2데옥시우리딘(IUdR)5-iode-deoxyuridine 핵산복제저해제 : 허피스 바이러스(각막염, 구진허피스)

아데닌아라비노시드(Ara-A), 시토신아라비노시드(Ara-C) 핵산복제저해제 : 헤르페스 바이러스(각막염)

아시크로빌(Acyclorin) : 허피스 바이러스, 수두 · 대상포진 바이러스

아지드티미딘(AZT: azidthymidine) : HIV

(3) 인터페론

인터페론은 α -, β -, γ -의 세 종류가 있으며 α -와 β -는 바이러스가 감염된 세포가 분비하며 인접한 세포에 작용하여 바이러스 감염에 대한 방어 기작을 활성화시킨다. 또한 직접적인 항바이러스 작용과 함께 감염된 세포에서 MHC class Ⅰ 의 표현을 증가시킴으로써 Tc 세포가 바이러스의 항원을 인식할 수 있는 기회를 더욱 증가시키며 NK 세포를 활성화하여 세포살해능이 증대되게 한다. γ -는 Th 세포가 분비하며 직접적인 항바이러스 작용은 없지만 T세포가 매개하는 면역기능을 향상시킨다. 세포에서 MHC 분자의 표현을 증가시키고 탐식세포와 NK 세포를 활성화하여 항원의 표현을 증대시키고 항원을 표현하고 있는 세포를 살해하는 능력을 향상시킨다.

XII. 바이러스감염증의 역학

역학이란, 인간 집단을 대상으로 하여 인간의 증상 및 이상의 원인을 숙주, 병인, 환경의 각 측면에서 포괄적으로 연구하고, 그 증진과 예방을 이끌어내는 학문이라고 정의 한다.

1. 전파경로와 배출로

바이러스가 인간의 신체에 침입하는 것은 다음 5가지 기관을 통해서이다.

(1) 호흡기

비말(핵)감염(droplet(nuclei) infection)이 보통이다. 감염원으로서 비말의 크기가 중요하며, Knight씨 등에 의하면 무풍, 3 m 높이의 실내에서 먼지가루가 낙하하는 시간은 다음과 같다고 한다.

먼지의 직경 : 100 μm~10초
40 μm~1분
20 μm~4분
10 μm 이하~17분

따라서, 20 μm 입자가 문제가 되며, 통상 1 m 이하의 사람사이에서 비말감염이 발생한다. 기침, 재채기 등에 의해서 가장 많은 입자가 배출되고, 1 μm 이하의 입자가 가장 많이 차지하고 있다. 또, 재채기에서는 기침의 약 20배의 입자가 배출된다.

(2) 소화기

일반적으로 대변에서 유래한다. 침을 삼키는 것에 의해 인두에서 감염하는 수도 있다. 위산, 십이지장의 담즙산에 의해서 불활성화되지 않는 바이러스가 있으며, 이것들은 소장 점막의 상피세포와 소속림프절에 감염하고, 십이지장, 소장융모 상피세포에서 증식하여 흡수장애를 일으키고, 설사를 일으킨다. 소화관에서 배출된 바이러스는 손, 음식, 물, 파리 등에 의해서 매개되고, 감염된다. 위생환경의 개선으로 비교적 용이하게 전파를 방지할 수 있다.

(3) 피부

피부에서의 감염은 외상, 절족동물에 의한 전파, 동물에게 물린 상처, 인공적 접종 등에 의해 발생한다. 인공적 접종에는 수혈, 혈액제제, 마약 등에 의한 경우가 있고, B형 간염바이러스, 에이즈바이러스가 그 예이다.

(4) 눈, 비뇨기, 생식기

눈의 점막이나, 손가락, 타올, 기구, 수영장 물에 의해서 전파된다. 비뇨기, 생식기의 감염은 성행위감염증으로 주목되고 있다.

2. 바이러스의 생태

바이러스가 살아 있으려면 숙주가 살아 있어야만 한다. 바이러스에는 1종의 생물만을 숙주로 하는 것이나 다종류의 생물을 숙주로 하는 것이 있다.

(1) 단바이러스-1숙주계

1종의 바이러스가 1숙주 밖에는 감수성이 없는 경우를 말한다. 대유행과 소유행, 산발을 반복하여 바이러스는 종자를 유지하고 있다. 그러나 집중화, 과밀환경(단지), 사람의 이동 등에 의해 항상 작은 유행을 반복하고, 매년 유행이 되고 있다.

(2) 단바이러스-다숙주계

사람과 가축의 공통전염병이 여기에 해당되며 동물이 바이러스를 보유하고 사람은 최종감염자가 된다. 바이러스는 사람과 동물사이에 종자를 유지하고 사람은 이들 동물에 접촉함으로써 감염하는 것이 보통이다. 대표적인 경우로는 토가 바이러스, 인플루엔자 바이러스, 아르보 바이러스가 있다.

(3) 다바이러스-1숙주계

호흡기계 바이러스, 엔테로 바이러스 등의 혈청학적으로 상이한 형이 동시에 감염된 경우를 말한다. 이미 감염된 바이러스가 있는 경우에는 뒤에오는 바이러스는 일반적으로 간섭을 받는다.

3. 역학에 있어서 면역의 중요성

항체는 바이러스 재감염의 예방에 중요한 역할을 수행하고 있으므로, 개체만이 아니고 집단으로서의 지역의 면역도, 환자발생의 규모에도 관계된다.

(1) 전신감염에 있어서의 면역

일반적으로 죽을 때까지의 면역이 얻어진다. 이 예로써는 홍역, 풍진, 멈프스, 수두 등이 있다.

(2) 바이러스의 유지

바이러스가 종자를 유지할 수 있는가의 여부는 지역집단의 감수성자가 보충되는 비율과 감염자에서의 배출바이러스의 지속여하에 따라 결정된다. 또 기온 등의 기상여건과도 관계된다. 예를 들면, 풍진바이러스의 경우 기온이 높은 대만에서는 종자를 유지하기가 어려우나, 아이스란드에서는 바이러스의 유지가 용이하다고 한다.

(3) 표재감염에 있어서의 면역

분비형 IgA의 방어에 관여한다. 추가면역이 없으면 2~3년밖에 지속하지 못한다.

(4) 혈청역학

유행예측조사 : 혈청중의 항체조사에서 그 지역의 면역도(항체보유율)를 알고 있음으로서 유행을 예측한다. 일반적으로는 특이성이 높은 중화시험, 감도가 좋은 간편한 혈구응집억제반응 등이 쓰여진다.

(5) 불현성 감염

바이러스 감염의 대부분은 불현성감염이며, 감염이 현성감염으로 나타나는 경우는 예외적인 것으로 보아도 별무리가 없다. 예를 들면, 폴리오 바이러스의 경우, 정형적 마비형 1~2%, 비마비형 4~8%, 불현성 90~95%이라고 한다. 또, 연령에 따라서 불현성감염의 비율이 상이한 것도 있다. 일반적으로 소아에게 자주 발생하며, 학교 등의 집단적인 환경에서 유행하며, 어린아이가 가정으로 병을 옮기는 매개자가 된다.

CHAPTER 2

각 론

I. 호흡기 바이러스 감염증(Respiratory system virus)

호흡기 바이러스 감염증은 감기증후군과 거의 같은 의미로 쓰여진다. 각 병형과 병원 바이러스의 관계도 복잡한 양상을 보인다. 발병 초기에 감기 증상을 나타내는 질환이 호흡기 바이러스 감염증이라고 진단되는 수가 있다.

치료에는 원인 바이러스에 잘 듣는 약이 없으며 대증요법, 약물요법으로 일관하는 현상에 있다. 핵비말감염에 의해 전염되고, 기도점막에서 증식한다. 잠복기는 1~3일이고, 분비형 IgA항체가 형성된다(표 2-1).

표 2-1. 호흡기 바이러스와 임상병

병원 바이러스	형수(型數)	임상증상
인플루엔자 바이러스	A, B, C	인플루엔자, 인두염, 기관지염, 폐렴
파라인플루엔자 바이러스	4	보통감염, 인두염, 크루프, 폐렴, 인플루엔자
RS 바이러스	1	폐렴, 기관지염, 인두염
아데노 바이러스	100 이상	보통감기, 인두염, 인플루엔자
레이노 바이러스	40	인두염, 인두결막염, 이형폐렴, 인플루엔자
콕사키 바이러스	A군 23	
	B군 6	
에코 바이러스	31	상 동
코로나 바이러스	3	
레오 바이러스	3	
멈프스 바이러스	1	인두염, 항아리손님
뉴모 바이러스	1	모세기관지염, 폐렴

1. 인플루엔자(influenza)

급격히 발열을 동반하여 발병하고 동시에 두통, 요통 및 전신 각 부위의 동통, 전신권태, 식욕부진 등을 호소한다. 이러한 전신증상에 이어서 콧물, 인두통, 객담 등의 호흡기 증상이 나타나고, 설사, 복통 등을 동반하기도 한다.

인플루엔자는 대개 십수 년 간격으로 세계적인 대유행을 반복하고 있다. 병원 바이러스는 인플루엔자 바이러스의 경우가 많고, 현재 A형(H1N1, H2N2), B형, C형의 3형 2항원으로 분류된다.

1) 인플루엔자 바이러스(Influenza virus) (오르소믹소 바이러스과-1과1속)

(1) 성상

- 크기 : 비리온의 직경 약 80~120 nm
- 형태 : 구형, 필라멘트상, 때로는 섬유상, 외측에 스파이크가 배열되어 있다(그림 2-1).
- 엔벨로프 : A형, B형에는 HA와 NA의 스파이크가 있지만 C형에는 NA가 없으며, HA활성과 수용체 파괴 활성 기능을 지닌 당단백을 지니고 있다.
- 핵산 : 단일 나선(−)RNA형, A, B형은 8분절로 구성되어 있지만, C형은 7분절인 것으로 여겨진다.

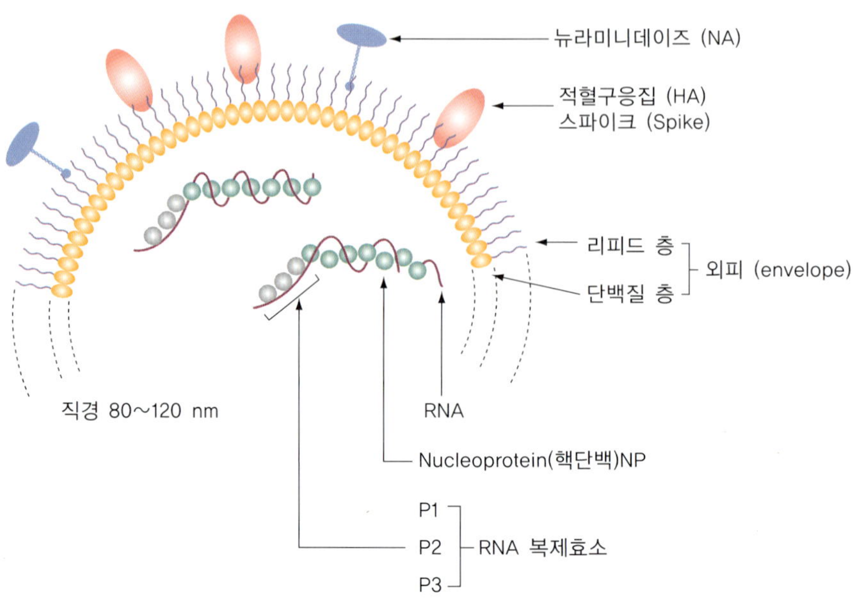

그림 2-1. 인플루엔자바이러스의 구조

(2) 분류와 명명

내부가용성 S항원(ribonucleoprotein)과 HA항원에 의해 A형, B형, C형의 3종으로 분류된다.

그리고 적혈구 응집반응(HA)과 뉴라미니데이즈(neuraminidase, NA)의 항원성에 의해 아형으로 분류된다. HA는 16종류, NA는 9종류로 분류되며, 이중에서 사람에게 감염된 인플루엔자 바이러스는 HA가 3종류 NA가 2종류라고 되어있다(표 2-2, 2-3).

표 2-2. 인플루엔자 바이러스

형		A	B	C
혈구응집성		4℃~실온에서 닭, 모르모트 등의 적혈구 응집	A형과 거의 같다.	4℃에서만 응집하고, 실온에서는 응집 없음
자연계에서의 숙주		사람, 돼지, 말, 닭, 오리 등	주로 인간	인간에게만
배양		발육계란(10~11일), 양막강과 요막강, 33~36℃, 2~4일	A형과 거의 같다.	7~9일 난의 양막강, 32~33℃, 4~5일
조직배양		MDCK(개의 신장조직)	좌와 동일	원숭이의 신장조직
임	잠 복 기	1~4일	4일	
상	발 열	30~40℃	38~40℃	거의 없음
	전신증상	+++	++	±
	합 병 증	폐렴, 쿠르프	Reye 증후군	없음

표 2-3. 인플루엔자 바이러스 A형의 HA 및 NA 항원에 의한 분류

숙 주	혈구 응집소(HA)	뉴라미니데이즈(NA)
사 람	H1, H2, H3	N1, N2
돼 지	H1	
말	H3, H7	N7, N8
새	H3, H4, H5, H6, H7, H8, H10, H11	N3, N4, N5, N6, N9

[인플루엔자 바이러스의 명명]

바이러스(Nucleoprotein 항원성/분리유래숙주(인간의 경우는 생략)/분리지명/분리주번호/분리년, 또한 이후에 HA와 NA의 항원형을 괄호내에 기입한다.

[예] A/Swine/New Jersey/8/76(H1N1)

A/Bangkok/79/(H3N2)

(3) 병원성 · 임상증상

인간이외에도 자연감염(돼지, 말, 새)이 있다. 인간의 인플루엔자의 경우는 1~2일의 잠복기 이후에 발열한다. 오한, 발열, 권태감, 구토, 두통, 관절염, 근육통을 수반한다. 불현성 감염도 있으며, 예후는 대개 양호하지만 유아, 노인, 임부 기타 기초질환을 가지고 있는 것은 주의가 필요하다.

대체적으로 매년 가을에서 겨울에 걸쳐서 대소의 유행이 발생하고 있다. 비말 또는 비말핵전염이지만 스텐레스, 프라스틱, 의류, 잡지 등에서의 간접접촉전염도 있을 수 있다. 유행의 다발 장소는 학교, 사업장 등 집단생활을 하는 장소이다. 교통수단의 발달에 따라 전염속도도 빨라지고 있다.

C형의 항체보유율은 3세 이하에서는 대체로 없고, 5세 이상에서 약 80%라고 보고되고 있다. 또 B형 유행시에 주목하게 되는 것은 15세 이하의 소아에게 뇌의 부종, 간의 지방변성, Reye증후군이 문제로 되고 있다.

(4) 면역 · 예방

감염방지, 유행을 저지시키는 것은 주로 항 HA항체, 항 NA항체, 기도점막분비 IgA항체에 의해서 이루어지며 세포면역도 관련된다고 생각되고 있다.

A형의 바이러스가 여러번 감염하는 경우, HA항원에 대한 면역응답에 관하여 항원원죄설(original antigenic sin)이라는 것이 있다. 이것은 생후 최초로 감염한 A형 바이러스의 항원에 대해, 영구 면역학적 기억을 지속하며, 그 후 감염되는 바이러스의 항원보다도 강하게 기억되며, 감염할 때마다 최초 감염한 바이러스의 항원에 대해 항체가 높게 산생하게 된다는 설을 말한다.

예방으로써는 위생적으로 주의를 하는 것이 가장 좋으며, 불활성 백신(HA 백신)이 사용된다.

(5) 검사법

① 형태적 검사 : 환자의 비점막 섬모상피세포를 채취하여 세포 중의 바이러스 항원을 형광항체법에 의해서 증명한다.

② 바이러스의 분리법 : 주로 양치액, 비인후 분비물을 세균여과기에 여과시키고 여액을 발육계란(8~10일란)의 양막강, 장뇨막강에 접종하여 배양한다. 분리바이러스의 동정은 혈청학적 검사에 의해 행한다. 조직배양법으로 행하는 경우는 MDCK세포를 이용하여 CDE, HA테스트에 의해 분리 동정한다.

③ 혈청학적 방법 : 페어 혈청에 관해서는 CF반응, HI테스트(닭의 혈구를 이용)로 혈청 중의 항체가 유의한 상승(4~8배 이상)을 증명한다. 또 이미 알고 있는 면역혈청을 이용하여 분리바이러스를 증명한다.

(6) 변이

비리온의 RNA는 7개 또는 8개의 분절로 되어 있으며, 변이하기 쉽고, 변이에 의해서 비리온의 형태, 숙주역, 항원성 등이 변화한다.

① O-D변이 : A형 바이러스는 환자분리 당초에 있어서는 인간 O형이나 모르모트의 적혈구를 잘 응집한다(O상 : original phase). 발육계란에서 순화하면 닭의 적혈구에 대하여 응집이 같은 정도로 강해진다(D상 : dervative phase). O-D변이는 돌연변이에 따른 것이다. 그리고 홍콩형 A(H3N2)나 B형 바이러스는 최초부터 D상을 보인다.

② PQR변이 : 인플루엔자 바이러스의 항체에 대한 반응성의 불량과 항체산생의 불량으로 구별되는 변이이다. HI반응에 있어서 혈구응집이 바이러스에 대한 특이항체에서 잘 억제되는 경우를 P상 바이러스라 하고, 특이항체에서 억제가 곤란한 경우를 Q상 바이러스라고 한다. 그리고 특이항체나 다른 바이러스에 대한 항체라도 억제되기 쉬운 경우를 R상 바이러스라 한다. 그러나 PQR 변이는 증명되어 있지 않은 점이 많다.

③ 항원 변이 : A형 바이러스에 생기는 큰 변이로써 불연속변이가 있고, A형이나 B형에 생기는 작은 변이로써 연속변이가 있다.

㉠ 불연속 변이 Incontinuous Variation(항원 대변이 : antigenic shift : major antigenic change) : 이 변이는 자연계에 있어서 recombinant(유전적 재배열)에 기인하는 것이라고 하지만, 불확실한 점이 많다. 인플루엔자는 약 10년에서 10수년마다 대유행이 발생한다. 이것에는 항원순환설 H2 → HSW → H1 → H2형과 같은 유행이 순환한다고 하는 것이다. 그러나 1968년의 홍콩감기에 H2형이 나타나, 그전의 스페인 감기의 HSW형과의 사이의 연속이 나타나지는 않았다. 그 후의 1978년의 소련감기 H1형과의 연속이 문제로 되고 있다.

㉡ 연속 변이 Continuous Variation(항원 소변이 : antigenic drift : minor antigenic change) : A형에서 2~3년 간격으로 현저한 HA 항원구조의 차이가 보이고, B형에서 3~5년 간격으로 서서히 발생하는 변이이다. 이것은 면역보유숙주 집단내를 바이러스가 통과할 때에 변이를 일으키고, 이것이 선택되기 때문이라고 한다.

2. 파라인플루엔자(Parainfluenzae)

1) 파라인플루엔자 바이러스(파라믹소 바이러스과-파라믹소 바이러스속)

(1) 성상

- 크기 : 150~200 nm, 때로는 600 nm
- 형태 : 구상, 리피드 함유의 엔벨로프에 쌓여진 3종의 스파이크가 있다. HA활성, NA활성을 보이는 스파이크 이외에 세포융합으로 활성을 보이는 스파이크(F spike : fusion protein spike)이다.

● 핵산 : 단일나선(−)RNA형

(2) 분류

4가지 혈청형으로 분류된다(표 2-4).

표 2-4. 파라인플루엔자 바이러스의 분류

형	인간형	동물형
1	hemadsorption type 2(HA2)	hemagglutinating virus of Japan (HVJ, Sendai virus) (생쥐, 돼지)
2	croup-associated(CA)	simian virus 5(SV5) (원숭이) simian virus 41(SV41) (원숭이)
3	hemadsorption type(HA1)	shipping fever(SF) virus(소)
4	subtype A(M25) subtype B(CH19503)	

(3) 병원성 · 임상증상

인간 이외에도 자연감염(생쥐, 돼지, 소, 원숭이)이 있다. 우리나라에서는 1형이 인간을 통해서, 2형은 가을에서 겨울에 걸쳐서, 3형은 5~7월에 많이 나타난다. 전염력은 3형이 가장 강하고, 1, 2형은 약하다.

소아의 호흡질환의 요인이며, 1~3세에서 80% 이상 감염한다. 인후염을 수반하는 상기도 감염증을 일으키며, 기관지염을 거쳐서 폐렴, 크루프(croup)로 발전하는 수도 있다. 재감염을 일으키는 것이 이 바이러스의 특징이며, 고학년 학생일수록 증상이 경미하다.

(4) 면역 · 예방

어느 정도의 면역은 잔존하나 혈중 항체보다도 비즙분비액 중의 IgA항체가 방어의 주역을 이룬다. 불활화 백신의 분무에 의해 분비형 IgA산생이 감염방어 효과를 보인다.

(5) 검사법

① 바이러스의 분리법 : 인후분비물을 원숭이 신장세포에 접종하여 배양한다. CPE, 적혈구흡착현상(모르모트나 닭 적혈구), 합포체성 형성(거세포출현) 등을 지표로 하여 바이러스의 분리를 한다.

② 혈청학적 방법 : HI테스트(모르모트 적혈구), CF반응, 중화시험(NT) 등이 이루어진다. 각 형간의 교차반응, 비특이적 예비반응에 주의가 필요하다.

3. 호흡기세포융합 바이러스(Respiratory syncytial virus) 감염증

1) Respiratory syncytial virus(RS바이러스 : 파라믹소 바이러스과-Pneumovirus속)

(1) 성상

- 크기 : 90~130 nm
- 형태 : 구형으로 크기가 균일적이지만, 관상도 보이는 수가 있다. 또 감염세포가 합포체거세포(syncytium)를 형성하는 것에서 RS바이러스의 명칭이 있다. 스파이크를 지닌 엔벨로프에 쌓여져, 파라믹소 바이러스에 유사하지만, 차이점이 상이하다.

  ① HA, NA 및 용혈능을 가지고 있지 않다.

  ② 구형 이외에 관상이 존재한다.

  ③ 크기가 작고, 균일하다.

  ④ 누클레오캡시드의 폭이 좁다.

  ⑤ 불안정하고 활성을 잃기 쉽다(56℃, 30초).

  또 발육계란에 증식하지 않고, 조직배양(Hep 2, MK세포 등)으로 증식하며, 융합세포를 형성한다.
- 핵산 : 단일 나선(－)RNA

(2) 병원성 · 임상증상

전 세계에 매년 유행한다. 우리나라에서는 가을에서 봄에 걸쳐서 유행한다. 주로 젖먹이 유아에서 발생, 생후 첫 월동기에서 거의 반수가 이환하고, 취학동기까지에는 거의 모두가 감염된다. 재감염을 반복하는 것이 특징이며, 경증으로 경과하게 된다.

경증감염으로 다른 호흡기 감염 바이러스의 경우와 별차는 없지만, 급성기도 감염증으로 입원하는 소아의 약 30%는 RS 바이러스 감염이라고 한다. 1~4일 잠복기를 거쳐 발증하며 상기도 점막에 국한하여 증식하고, 바이러스 혈증을 일으키지 않은 것이 특징이며, 8개월 이하의 유아에서는 폐까지 감염이 진행되어 중증이 되는 수가 있다.

(3) 면역 · 예방

모친에게서 이행한 IgG항체는 감염방어에 별 도움이 되지 못한다. 감염방어의 주역을 이루는 것은 기도점막국소의 IgA항체라고 생각되며, 재감염을 반복하는 것에 항체가는 상승하고 보유율은 취학동기까지에는 80~90%라고 한다.

폐렴을 일으켜 중독이 되는 것은 모체로부터의 이행항체(IgA항체)가 바이러스와 항원항체 복합물을 형성하고, 이것이 모세기관지상피를 장해(알레르기)한다고 생각하게 된다. 현재, 유효한 백신은 개발되어 있지 않고, 대증요법 이외에 없는 실정이다.

(4) 검사법

① 바이러스 분리법 : 인후분비액, 양치액을 즉시 배양세포에 접종한다. CPE나 특유한 합포체 형성을 지표로 하여 분리한다. 발육계란을 쓰지 않는다.

② 혈청학적 방법 : CF반응에 의한 혈중항체를 증명한다. 혈구응집능이 없음으로 HI는 실시할 수 없다.

4. 아데노 바이러스(Adeno virus) 감염증

1) 아데노 바이러스(아데노 바이러스과)

(1) 성상

- 크기 : 70~90 nm
- 형태 : 외피가 없는 정 20면체, 252개의 캡소머로 되어 있다.
- 핵산 : 이중나선 DNA형

에테르내성, 온도에 약하고 56℃, 30분으로 불활화한다. 환경에 대하여 상당히 저항성이 있음으로, 소독에 주의를 요한다. 안분비액, 대변 등에도 배설된다.

(2) 분류

인간 아데노 바이러스(human adenovirus)는 41종의 혈청형이 알려져 있지만, 병원성이 불확실한 것이 많다.

함스터, 래트, 마우스 등의 신생자에 종양원성을 보이며, 시험관내 악성변환을 일으키는 정도에 의해 아군 A, B, C, D로 분류된다(표 2-5).

또 원숭이, 래트, 인간형 적혈구 응집성이 서로 다름으로해서 아군 I, II, III, I · III 4 아군으로 분류되어 있다(표 2-6).

표 2-5. 인간 아데노 바이러스의 종양원성과 혈청형별 분류

종양원성	혈 청 형
A (강종양원성)	12, 18, 31
B (약종양원성)	3, 7, 11, 14, 16, 21
C (비종양원성)	1, 2, 5, 6
D (상동)	9, 10, 13, 15, 17, 19, 26

표 2-6. 인간 아데노 바이러스의 적혈구 응집성에 의한 아군분류

HA아군	바이러스의 혈청형	적혈구 응집성			
		원숭이혈구	래트혈구	모르모트혈구	인간O형혈구
I	3, 7, 14, 16, 20, 21, 25, 28	+	−	−	−
II	8, 9	−	+	+	+
	10, 13, 19, 26, 27	−	+	−	+
	15, 17, 22, 23, 24, 29, 30	−	+	−	+
III	1, 2, 5, 6, 12, 18, 31	−	불완전	−	−
I · III	4	−	불완전	−	−

(3) 병원성 · 임상증상

혈청형에 따라 특징지워진다.

1, 2, 5형은 유아기에 감염이 많고, 불현성 감염으로 끝난다. 3, 4, 7, 14, 21형은 국민학생 이상에 현성감염을 일으키기 쉽고, 학교, 군대 등에서 인두결막염이나 급성 발열을 일으킨다. 전국적으로 유행하기까지 발전하지 않고, 그곳에 완치된다.

주요한 질환으로서, 다음과 같은 것이 있다(표 2-7).

① 급성열성인두염(acute febrile pharyngitis) : 겨울철, 젖먹이 아기에게 나타나는 감기이며, 인두부에 발적 종창과 경부 림프절의 증대를 가져온다. 계속하여 장질환증도 일으키는 수가 있다.

② 인두결막열(pharyngoconjuctival fever) : 여름철 수영장에서 수영 후의 유아나 취학동에게 발생한다. 발열, 인두염, 결막염 등의 전신증상을 일으킨다. 이른바 푸울열이라고 칭한다.

③ 급성호흡기질환 : 이른바 신병열이라고도 칭하는 것이며, 군대 등의 집단생활을 하는 청년에게 다발한다. 비염, 인두염, 편도염, 기관지염 등이 단독 또는 합병되어 출현한다.

④ 바이러스 폐렴 : 겨울철 어린아기에게 산발, 마이코플라스마 폐렴과 다르며, 한냉 적혈구 응집반응이 음성이고, 항생물질도 효과가 없다.

⑤ 급성 여포성 결막염 : 성인에게 발생되며, 안결막의 충혈, 여포의 발육, 장액성 분비물의 증가가 주요 증상이다.

표 2-7. 주요 인간 아데노 바이러스 감염증

병 명	혈청형		특징
	가끔	희소	
급성열성 인두염 비세균성 인두염 비세균성 침출성편도염 및 인두염	1, 2, 4, 5		산발적, 감기증상
인두결막염 푸울염 여름감기	3, 7, 14	1, 2, 5, 6	다발 또는 국소유행, 결막염을 수반한 감기증상, 하절기 호발
급성호흡기질환 열성카타르 카타르열 신병열(군대열) 보통 기도질환	3, 4, 7	14, 21	주로 아메리카, 군대에서 신병사이에 유행, 감기증상
바이러스 폐렴	7a, 4, 7	1, 2, 3, 18	희소, 주로 유아아
급성 여포성 결막염	3, 7, 7a	1, 2, 5, 6, 9, 10	산발적
유행성 각결막염	8	3, 7, 7a, 11	우리나라에 유행예가 많음
소아장중적증	1, 2, 5, 6	3, 4, 7	감기증상에 속발, 산발적,봄, 겨울 호발

(4) 예방 치료

유행의 형에 따른 항체분포를 보인다. 발증율이 낮으므로, 적극적인 예방책이 강구되지 못한다. 3형, 4형, 7형의 불활성 백신 이외에, 미국에서 7형과 4형의 경구약독백신이 개발되어 있다. 치료는 대증요법이 주이고, 예후는 유아를 제외하고 양호하다.

(5) 검사법

① 바이러스 분리법 : 객담액, 인두분비액, 비인후분비액, 때로는 뇨침사 등이 이용된다. KB, Hep2, 또는 HeLa세포를 이용하여 분리 배양한다. CPE의 출현(포도송이 모양)을 지표로 하거나 약 1개월간 필요하다.

② 혈청학적 방법 : 페어 혈청에 관하여 CF, NT 및 HI의 항체가 변동을 한다. 어떤 항체에 관해서는 급성기에서 회복기에 걸쳐서 4배 이상의 상승이 있으면 감염이 있었다고 진단한다. HI에는 빨간 원숭이 또는 녹색 원숭이 및 래트의 적혈구가 이용된다.

5. 라이노 바이러스(Rhino virus) 감염증

(1) 성상

- 크기 : 20~30 nm
- 형태 : 매우 작은(pico), 입방대칭 바이러스, 비리온은 구상, 외피(envelope)는 없다.
- 핵산 : 단일나선(+)RNA형
- 에테르내성, 산에 불안정, 열에 비교적 안정

(2) 분류

중화시험에 의해 100종 이상의 혈청형이 알려졌으며, 증가추세에 있다.

(3) 병원성 · 임상증상

성인의 상기도 감염의 주를 이루며, 코감기 바이러스라고 한다. 임상증상은 일정하지 않으며 코감기 이외에 인후두염, 두통, 식욕부진을 수반한다.

(4) 예방치료

면역이 성립된다고 생각되지만, 명확하지 않다. 5~7일로 치유된다. 겨울에서 봄에 걸쳐서 발생한다. 치료에는 특별한 것은 없고 대증요법이다.

(5) 검사법

① 바이러스 분리법 : 인간 이외에서는 침판지만이 경비감염하며, 비인두에서 바이러스를 검출할 수 있다. 발증 4일 이내에 비인두분비액을 채취하여, 신속히 HEL, HEK세포에 접종하고, 33℃에서 배양을 한다. CPE의 발현을 지표로 하고, 에테르내성, 산감수성 등이 있으며, 중화시험을 행하여 형을 동정한다.

② 혈청학적 방법 : 형이 대단히 많으므로 동정이 어렵다.

6. 코로나 바이러스(Corona virus) 감염증

1) 코로나 바이러스(코로나 바이러스과)

(1) 성상

- 크기 : 80~100 nm

- 형태 : 단형 때로는 다형성, 길이가 약 20 nm의 꽃변모양의 스파이크를 지니고, 흡사 태양의 코로나상으로 보이는 수가 있다.
- 핵산 : 단일나선(+)RNA형
- 에테르감수성, 산, 열에 약하다.

(2) 분류

인간의 코로나 바이러스는 혈청량에 따라 I, II, III형 및 미분류의 4형으로 분류된다.

(3) 병원성 · 임상증상

겨울에서 봄에 걸쳐서 성인에서 가벼운 코감기를 일으킨다. 약 3일간 잠복기 뒤에 코감기, 객담, 인후두통, 두통 등을 호소한다. 라이노 바이러스에 의한 감기와 구별이 되지 않는다. 회복후기 중화 항체가 증가된다. 이 항체 보유율은 10세 아이에서는 20~25%, 서인에서는 100%이기 때문에 빈번히 재감염이 있는 것이라고 생각된다.

7. 멈프스(mumps)

1) 멈프스 바이러스(파라믹소 바이러스과)

(1) 성상

- 크기 : 90~180 nm
- 형태 : 구형 또는 난단형이며 스파이크를 지닌 외피가 있고, 특히 다형성을 보인다.
- 핵산 : 단일나선(−)RNA형

mRNA로써의 기능을 가지고 있지 않다. 에테르감수성, 여러 가지 동물혈구를 응집하여 뉴라미니데이즈 활성이 있지만 비교적 약하다.

(2) 분류

혈청형은 하나이고, 아형도 없다.

(3) 병원성 · 임상증상

자연의 숙주는 인간뿐이며, 비말감염으로 기도에 침입하여 8~21일의 잠복기를 거쳐 상기도, 경부 국소 림프절에서 증식한 후, 바이러스 혈증에 의해 전신의 장기를 침범한다. 발병률은 60~70%, 오한, 발열, 두통, 사지통을 수반하여 발병한다.

특히 이하선의 감염이 현저하다(유행성 이하선염, 항아리손님, 멈프스) 고환과 난소염을 동반하여 불임증의 원인이 되는 수도 있다.

(4) 면역 · 예방

5~10세에 발증하여 15세쯤까지에 항체보유율 90% 정도가 된다.

감염 초기에 IgM, 다음에 IgG항체가 출현한다. 세포성 면역이 성립하고 영구 면역이 얻어진다. 예방에는 약독생백신이 개발되어 있다. 치료법은 오로지 대증요법이지만, 예후는 일반적으로 양호하다.

(5) 검사법

① 바이러스 분리법 : 타액, 인두분비액, 수액, 혈액, 뇨 등이 검사가 된다. 발육계란 배양에서는 7~8일 난의 양막강내 접종에 의해 행하며, 조직배양법에서는 MK(원숭이신)세포, HeLa, Vero세포 등을 이용한다.

② 혈청학적 방법 : HI테스트(닭의 적혈구, 피검혈청은 RDE처리), CF 반응 등에 의해 혈중항체의 상승을 증명한다.

II. 발진성 바이러스 감염증(exanthematous virus)

바이러스 감염증은 발진을 일으키는 질환이 많다. 바이러스성 발진에는 홍반상 발진과 수포를 형성하는 것 2가지로 분류된다(표 2-8).

발진증의 진단은 발진의 특징, 발열과 발진출혈의 시기적 관계, 특유한 임상소견 등으로 임상적으로 진단하며, 또한 바이러스의 분리, 페어 혈청에 의해 혈청학적 검사를 수행할 필요가 있다. 치료법은 기본적으로 대증요법이다.

임상적, 사회적으로 중요한 질환으로서 전염력이 강하고, 중증의 경과를 취하는 홍역이나 두창, 때로는 치사적 경과를 취하는 수가 있는 수두, 임부가 감염하여 선천이상아가 출산되는 풍진 등이 있다(표 2-9).

표 2-8. 바이러스 발진성 질환의 종류

홍반상병진발진증	병진수포진증
마진 풍진 돌발성발진증 엔테로바이러스감염증 전염성단핵증 전염성홍반	수두 두창 헤르페스성혼진 대상헤르페스 콕사키바이러스감염증

표 2-9. 발진성 바이러스

과 명	바이러스명, 형(Type)
파포바 바이러스 아데노 바이러스	유두종 바이러스 1, 2, 3, 4, 5, 6, 7a형
헤르페스 바이러스	단순 헤르페스 바이러스 수두 대상포진 바이러스
폭스 바이러스	두창 바이러스 아라스토륨 바이러스 백시니아 바이러스 전염성 연쇄종바이러스 우두 바이러스
피코르나 바이러스	콕사키 바이러스 A군 1, 2, 3, 4, 5, 6, 7, 9, 11, 13, 14, 16, 17, 18, 19, 22, 25, 30, 33형 엔테로 바이러스 72형(A형 간염바이러스) 엔테로 71형(수족구병) 폴리오 바이러스 1, 2, 3형
레오 바이러스	2, 3형
파르보 바이러스	다수
믹소 바이러스	인플루엔자 바이러스 파라인플루엔자 바이러스 뉴카슬병 바이러스
파라믹소 바이러스	멈프스 바이러스 마진 바이러스 RS 바이러스
토가 바이러스	풍진 바이러스
헤파드나 바이러스	B형 간염바이러스

1. 홍역(measles, 풍진 : rubella)

① 파라믹소 바이러스과의 홍역 바이러스(meales virus)에 의한 질환이며, 전염성이 강하다. 가을에서 봄에 걸쳐서 생후 6개월 이후의 소아에게 유행한다. 증상은 카타르기, 발진기, 회복기로 구분되지만, 발병 3~4일로 구강협 점막에 소백반(코프리크반)이 이어진다. 이 사이에 기관지성 폐렴을 병발할 위험이 있다. 그리고 회복기에 이행한다. 합병증으로써 공포의 대상이 되는 것은 마진뇌염이다.

② 아급성 경화성 범뇌염(subacute sclerosing panencephalitis, SSPE)
홍역감염자(100만 명에 5~8명)에게 많고, 처음엔 Dawson뇌염이라 하였으며, 홍역바이러스에 감염되어 2~10년이 경과 후 나타난다. 정신장애증상이 나타나기 시작되고 서서히 진행하여 말기에는 뇌경직화 상태가 되고, 3년 이내에 90%가 사망한다. 뇌내에 있어서 홍역 바이러스의 지속성 감염증으로 되게 된다.

1) 홍역 바이러스(Measles virus)

파라믹소 바이러스과 모르빌 바이러스(morbilli virus)속에 분류되어 있는 바이러스이다.

(1) 성상

- 크기 : 직경 약 120~250 μm
- 형태 : 구상으로 같은 과의 다른 바이러스와 유사하며 스파이크를 지니고 엔벨로프에 쌓여져 있다.
- 핵산 : 단일나선(－)RNA형
- 적혈구응집성 : 아프리카 녹색 원숭이의 적혈구를 응집한다(최적온도 37℃).
- 뉴라미니데이즈 : 같은 과의 RS 바이러스와 같은 양식으로 활성이 없다.
- 다핵거대세포(합포체) : 인간 유래 배양세포나 동물 신세포로 형성된다.
- 혈청형 : 1종이라고 여겨진다.

(2) 병원성 · 임상증상

자연 숙주는 인간뿐이며 90%는 현성이 보인다. 홍역의 병원체(전술)이지만, 이상 경과로써 출혈성 마진, 순환기 장애, 합병증으로써 중이염, 기관지염, 폐렴, 크루프, 마진뇌염 등이 있다.

(3) 검사법

마진(홍역)은 임상적으로 진단이 용이함으로 실험실적 검사를 하지 않는 경우가 많다.

① 형광항체법 : 발진 초기의 비인두분비액, 객담, 요침사 중에 함유한 상피세포내의 바이러스 항원을 검출한다.

② 바이러스의 분리 : 검체(인두부비액, 양치물, 결막분비액, 요 등)을 HEL, HEK, Vero세포 등에 접종한다. CPE, 다핵의 합포체형성, 호산성 봉입체 등을 지표로 한다.

③ 혈청학적 방법 : 카오린 분리혈청과 아프리카 녹색원숭이 적혈구를 이용하여 HI테스트를 행하며 항체가 상승을 증명한다. 또 CF반응도 이용한다.

2. 풍진(Rubella)

속칭 "3일 홍역" 이라고도 칭하며, 홍역에 유사하지만 경하고, 별로 중시되지 않았으나 임신 초기에 발병한 모친에게서 출생한 아이에게 기형이 많다는 것이 보고되어 주목되고 있다. 토가 바이러스과의 루벨라 바이러스(rubella virus)에 의해서 발생하는 질환다.

- 선천성 풍진증후군 : 임신초기에 임부가 풍진에 노출되면 바이러스가 태반에서 태아에 이행하여 감염한다. 모체에게서 바이러스가 소실하여도 태아에게는 그대로 잔존한다. 임신초기 3개월간의 기관형성기에 바이러스의 감염이 기형발생의 원인이 된다고 생각된다. 선천성 풍진증후군의 중요한 증후는 심장의 이상, 눈의 이상, 골의 이상, 중추신경 이상 등이 있다. 기형발생 빈도는 임신 1개월 11~28%, 2개월 11~36%, 3개월 8~15%, 4개월 7% 이하라고 되어있다.

1) 루벨라 바이러스(Rubella virus) : 토가 바이러스과 루비 바이러스(rubivirus)속의 바이러스

(1) 성상

- 크기 : 직경 60 nm
- 형태 : 구상, 누클레오캡시드는 입방 대칭, 정20면체, 2층의 엔벨로프를 지니고 있다.
- 핵산 : 단일나선(+)RNA형
- 적혈구응집성 : 거위, 태생 1일 병아리, 비둘기의 적혈구를 응집한다.
- 혈청형 : 단일이며, 아형이 없다.

(2) 병원성 · 임상상

인간, 원숭이에 병원성을 보이며 다른 동물에 전혀 병원성을 보이지 않는다. 풍진, 선천성 풍진 증후군 등의 질환을 일으킨다. 일반적으로 예후는 양호하며, 감염 후에 강한 면역이 남게 된다.

(3) 검사법

① 바이러스의 분리 : 발병 초기의 비강분비액과 인후분비액을 배양세포에 접종한다. 직접법으로는 BHK-21, RK-13 등의 세포를 이용, CPE를 지표로 한다. 간접법은 GMK세포에 접종한 후, 증식의 유무를 에코 11형 바이러스 공격에 의한 간섭현상에 의해 증명한다.

② 혈청학적 방법 : 아세톤 또는 카오린 처리한 혈청과 거위 또는 병아리 적혈구를 이용하여 HI 테스트를 한다.

③ 풍진생백신 : 중학생 여자에게 정기적으로 가임 여성에 임의로 접종시키고 있다.

3. 수족구병(Hand foot and mouth disease, HFMD)

피코르나 바이러스과, 엔테르 바이러스속의 콕사키 바이러스 A 16형과 엔테로 바이러스 71형이 일으키는 질환이며, 기타 복수의 콕사키 바이러스 A군 바이러스에 의해 발생한다.

수족구병은 손과 발에 발진이나 수포, 구강점막에 점막진과 수포를 수반한 질환이며, 신생아에서 유아에게 여름에 유행한다.

엔테로 바이러스 71형은 무균성 수막염의 합병증을 일으키는 수가 있다.

1) 콕사키 바이러스(Coxackie virus)

뉴욕시 콕사키 지역에서 분리된 바이러스이며, 어린생쥐의 병변에 의해 A군과 B군으로 대별된다.

(1) 성상

- 크기 : 직경 28 nm, 폴리오 바이러스와 동일한 성상
- 형태 : 외피가 없는 정20면체
- 핵산 : 단일나선(+)RNA형

(2) 병원성 · 임상증상

A, B군 모두 신생마우스, 햄스타에 병원성이 있다. 질환은 다종다양한 병상을 보이지만, 경증인 것이 많다(표 2-10).

표 2-10. 콕사키 바이러스의 중요 임상증상

임상상	A군 콕사키	B군 콕사키
무균성수막염	2, 4, 7, 9, 10	1~5, 6
수족구병	16	
마비질환	4, 7, 9	2~5
뇌염	7, 9	1, 2, 3, 5
보행실조증	4, 9	
발증성질환	4, 5, 9, 16	1, 3, 4, 5
헤르판기디	2, 4, 5, 6, 8, 10, 22	
전염성근통증	4, 6, 10	1~5
심막염		1~5
심근염	4, 9, 16	1~5
역구염		1~5
하리증		2
열성질환	여러 가지 형이 많다.	1~5
상기도질환	21, 24	2, 3, 5
뇌염	9	5
간염	4, 9	5

(3) 검사법

① 바이러스의 분리 : A군의 생후 48시간 이내의 신생마우스의 피하, 근육내 뇌내 접종하고, 마비의 증상을 지표로 한다. B군은 조직배양이 가능하고, 원숭이신 BGM Hera, FL, Hepz 등에 접종하여 CPE를 지표로 한다.

② 혈청학적 방법 : 중화테스트 또는 보체결합 반응에 의해서 혈중항체의 증가를 증명한다.

2) 엔테로 바이러스(Entero virus)

1962년 이후 분리된 엔테로바이러스는 콕사키나 엔테로로 분류하지 않고, 번호를 붙이기만 하고 현재까지 68형과 72형까지의 5형이 알려졌다. 이것들은 뉴엔테로 바이러스라고 칭하기도 한다. 성상은 다른 엔테로 바이러스속의 바이러스와 마찬가지다.

(1) 검사법

① 전자현미경 관찰 : 대변 또는 수포내에서 바이러스 입자를 관찰한다.

② 바이러스의 분리 : BGM, HEL 세포에 접종하고, CPE를 지표로 한다.

③ 혈청학적 방법 : 효소항체법에 의해, 혈청 중의 IgM항체를 검출한다. 포패아 혈청에서의 IgM항체의 상승을 증명한다.

4. 돌발성 발진증(Exanthem subitum)

병인바이러스가 특징되어 있지 않지만, 바이러스성 질환으로 추정되고 있다, 대개 3일간 고열이 지속되며, 해열할 때 쯤에 발진이 출현한다. 발진은 담흑색 내지 주홍색의 작은 속립성의 반상병진이며, 약 3일간으로 흔적을 남기지 않고 소실된다.

5. 전염성 홍반증(Erythema infectionsum)

파르보 바이러스가 병인이 되고 있다. 양쪽 뺨에서 대칭적으로 코위쪽으로 나비가 날개가 펴고 있는 것처럼 홍반이 출현하는 것이 특징이며 사과병이라고도 칭한다. 이윽고 사지나 등쪽 등에 발진이 보이며 작은 반점상에서 환상이 된다. 3~9일로 쇠퇴하며, 발열을 보이는 경우도 거의 없다.

6. 엔테로 바이러스 감염증(Enterovirus diseases)

바이러스의 형이 많으며, 증상도 다양하고, 발열이 주증상인 것이 많다. 발진은 주요 증상이라기 보다 수반증상이 되는 수가 많으며, 다양하다. 주요 엔테로바이러스성 발진증을 표 2-11에 정리하였다.

표 2-11. 주요 엔테로 바이러스성 발진증

병 명	바이러스	유행지	연 령	분리재료	조직배양(예)
Boston extanthem(발진증)	에코 바이러스 16	보스톤	3세 전후	대변, 인두, 혈액	FL
에코 9 감염증	에코 바이러스 9	세계각지	소아, 성인	대변, 인두, 수액	MK
에코 25 감염증	에코 바이러스 25	동경	1~1세 5개월	대변	MK
콕사키 A9 감염증	소브톤, 홍콩	3세 전후	대변, 인두, 혈액, 수액, 간, 폐	MK	
콕사키 B5 감염증	콕사키 B5	보스톤	8개월	대변, 인두, 수액	MK, Hep2
수족구병	콕사키 A16 엔테로 바이러스 71	일본, 멜보룬	1~3세	대변, 수포, 인두	MK

7. 수두(Varicella, Chicken pox)

수포(pox)가 작고, 두창(variola)을 축소한 형(varicella)이며, 크기가 chick pea(완두콩의 일종)같다는 것에 유래된 명칭이다.

발진에 선행하여 1~2일 전 중정도의 발열, 전신권태감, 식욕부진이 나타나는 수도 있다. 2~8세의 소아에게 호발하며 겨울에서 봄에 다발하며, 비말감염이나 접촉감염에 의한다. 수포는 한쪽 방향으로 얇은 표피에 쌓여 있으며, 투명한 것에서 황색까지 보인다. 약 8일간으로 치유된다. 면역부전증, 스테로이드호르몬, 면역억제제, 항암제, 투여 중의 환자가 수포를 발진하여 중증으로 가거나, 때로 사망하는 수도 있다(그림 2-2).

병원바이러스는 대상포진과 같으며, 헤르페스 바이러스과의 수막 대상 포진바이러스(varicella-zoster virus)이며, 발진부의 세포에 산성 핵내 봉입체가 보인다. 수두액중에 바이러스 입자가 함유한다.

8. 대상포진(Herpes zoster)

50세 이상의 수두경험자에게 많이 발생한다. 신경근에 잠복한 바이러스의 재활성화에 의한 증상이며, 말초신경 피부의 동통, 지각신경 이상을 수반, 발적, 신경의 분포에 따라 일측성으로 수포가 형성한다.

1) 수두 대상포진 바이러스(Varicella-zoster virus)

수두와 대상포진의 원인바이러스이며, 헤르페스 바이러스과에 속하며, 자연숙주는 인간 뿐이다.

(1) 성상

- 크기 : 150~200 nm
- 형태 : 162개의 캡소메어로 형성한 정20면체 캡시드이며, 엔벨로프를 가지고 있다.
- 핵산 : 이중나선(+)DNA
- 저항성 : 에테르감수성, 열에 약하고 55℃, 30분으로 완전히 불활화한다.

(2) 병원성 임상증상(그림 2-3)

(3) 검사법

① 바이러스 항원 : 수포내 감염박리세포를 검체로 하고, 형광항체법에 의해 바이러스항원을 증명한다.

② 바이러스 분리 : 분리재료는 주로 수용내 용액이며, 때로는 수액, 인두분비액, 병소부위 등을 이용한다. 분리바업은 조직배양법에 의해 시행하며, HEL 세포를 이용 CPE를 지표로 한다.

③ 혈청학적 방법 : 주로 CF반응에 의해 기타 중화시험, 형광항체법, ELISA 등에 의해 항체가를 측정한다.

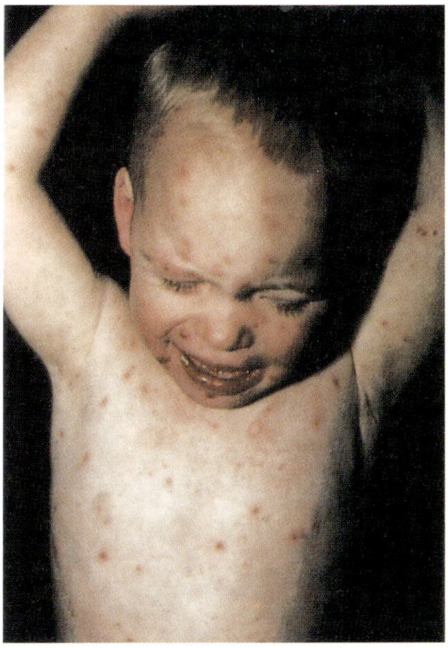

그림 2-2. chickenpox(Varicella). 전형적 피부 발진

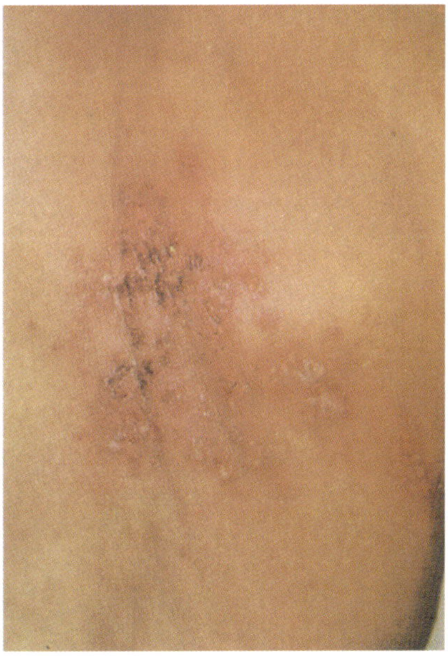

그림 2-3. Varicella-zoster. 감각신경에 침입하여 수포형성

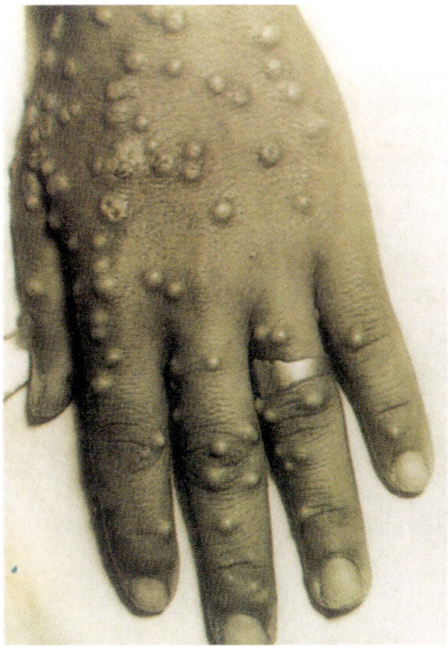

그림 2-4. Small pox. 손등에 수포 형성

9. 두창(천연두, Small pox, Variola major)

역사적, 연구적으로는 의미가 있는 것이 많으나, 현재 두창은 병변으로써 지구상에 존재하지 않게 되었음으로 설명을 생략한다(그림 2-4).

III. 중추신경계 바이러스 감염증(Cental Nervous system)

중추신경계 바이러스 감염증은 바이러스가 기도, 소화관 그리고 곤충, 동물에 침입하며, 신경외의 조직에서 증식한 후, 중추신경계에 침입 증식하는 경우를 말한다. 전형적인 임상상이 나타나는 시점에서는 이미 바이러스의 대부분이 신경세포에 들어 있는 수가 많으며, 치료가 늦는 수가 있다. 예방접종이 가장 유효한 대책이 된다.

인간 중추신경계 감염증과 바이러스 관계를 표 2-12에 정리하였다.

표 2-12. 인간 중추신경계감염증과 바이러스

핵 산	과명(속 · 군)	바이러스명	질 환
DNA	파포 바이러스과		
	(폴리오바 바이러스) ········	JC 바이러스	
	아데노 바이러스과		진행성다과성백질뇌증
	(포유류 아데노 바이러스)·····	아데노 바이러스	
		HSV-1	뇌 염
		HSV-2	
		인간 HIV	뇌 염
		VZV	수막염
	헤르페스 바이러스	EBV	대상포진(신경염)
		사이토메갈로 바이러스	전염성 단핵구증
		(CMV)	선천성 소두증
	폭스 바이러스과 ···········	백시니아 바이러스	종두후 뇌염
RNA	피코로나 바이러스과	폴리오 바이러스	소아마비
	(엔테로 바이러스)	콕사키 바이러스	수막염
		에코 바이러스	수막염
	토가 바이러스과	동부말 뇌염 바이러스	
	(알파 바이러스)	서부말 뇌염 바이러스	
		베네주엘라 뇌염 바이러스	뇌 염
		일본 뇌염 바이러스	
	(프라비 바이러스)	러시아 춘추뇌염 바이러스	
		센트루이스 뇌염 바이러스	
	(루비 바이러스)············	풍진 바이러스	태아풍진
	아레나 바이러스 ···········	LCM 바이러스	림프구성 맥락수막염
	번야 바이러스과 ···········	캘리포니아 뇌염 바이러스	뇌 염
	파라믹소 바이러스과		
	(파라믹소 바이러스) ········	멈프스 바이러스	수막뇌염
	라브도 바이러스과	Lyssa 바이러스(인간)	광견병
	(광견병 바이러스군)	Lagos 바이러스(박쥐)	뇌 염
		Mokola 바이러스(다람쥐)	뇌 염

1. 일본뇌염(Japanese encephalitis, JE)

토가 바이러스과, 플라비 바이러스(flavivirus)에 의한 질환이며, 전염병으로 지정되었다. Culex종의 모기에 의해 매개전파되고, 특히 감염성이 높은 것은 작은 빨간집 모기이다. 자연계에서 바이러스에 감염성이 높은 돼지가 전파의 커다란 역할을 수행하고 있다. 돼지-작은 빨간집 모기-돼지의 사이클을 가진다. 따라서 인간의 유행도 돼지에 있어서 감염상황을 조사함으로 인해서, 유행예측이 가능하다고 하는 것이다.

유행은 모기에 좌우되며, 여름에서 가을에 집중되며, 남쪽 대부분은 불현성 감염으로, 발증은 1,000명에 한 명이거나 그 이하라고 한다.

일본뇌염은 전구증상이 없고 돌연발열로 발병하는 수가 많다. 발열 · 두통 · 구토를 가져오며 의식장애, 신경장애 등이 나타나며 치명률은 20~30%라고 한다.

치유되는 경우는 발병 1개월 후 증상이 소실되며 운동마비 · 언어장해 · 성격이상 · 기능저하 등의 후유증을 가져오는 경우가 많다.

이상과 같이 전형적으로 증례의에도 불현성 감염이나 여름철 감기 정도로 경과하는 부전형, 수막염형 등의 여러 증상들이 나타나기도 한다.

1) 일본뇌염(Japanese encephalitis virus, JE 바이러스)

토가 바이러스과 플라비 바이러스속의 바이러스이며, 일본과 한국, 중국, 소련 극동지역, 동남아시아 등에 분포되어 있다.

(1) 성상

- 크기 : 직경 약 40 nm
- 형태 : 캡소메어가 약 32개의 입방대칭성, 구상 바이러스이며, 스파이크를 가지고, 엔벨로프로 피복되어 있다.
- 분류 : 항원적으로 1종류이다.
- 핵산 : 단일나선(+)RNA형
- 저항성 : 에테르감수성, 열에 불안정, 트립신 감수성(동과의 알파 바이러스는 내성), pH 5 이하, 10 이상에서는 불활화된다.
- 적혈구 응집성 : 닭병아리, 거위의 적혈구를 응집한다.

(2) 병원성 · 임상증상

많은 동물에게 병원성을 보인다. 사람에게 여러 가지 증상을 나타낸다.

발열, 발진, 출혈열, 신장염, 간염을 수반하는 출혈열 뇌염 등이 있다.

(3) 면역

감염방어능을 지닌 중화 항체는 감염 1주 후부터 나타나며 약 5년 정도 지속이 된다. 적혈구 응집억제 항체는 조기에 상승되고, 약 반년정도 지속되며, 보체 결합항체는 늦게 출현하고 빨리 소실된다.

(4) 검사법

① 바이러스 분리법 : 혈액에서 바이러스 분리는 쉽지가 않다. 사람에서는 부검시의 뇌 이외는 분리가 어렵다. 역학적으로 작고 빨간집 모기, 돼지 혈액 등에서 분리한다. 이 방법은 젖먹이 생쥐, 뇌내 접종 또는 조직배양법을 이용한다. 배양 세포는 BHK, BAK-21 등이 이용되며, CPE를 지표로 한다. 동정에는 적혈구 응집억제(HI)시험, CF 반응에 의한다.

② 혈청학적 방법 : 아세톤 또는 카올린 처리한 피검혈청(pair 혈청), 거위 또는 부화 1일 하루 지난 병아리 적혈구를 이용하여 적혈구 응집 억제(HI) 테스트를 한다. 기타 역학 조사에서는 CF반응, 중화시험(NT) 등으로 사용된다.

2. 헤르페스성 수막뇌염(Herpetic meningoencephalitis)

단순헤르페스 바이러스 1형, 2형(herpes simplex virus I, II)에 기인하는 것이며, 산발적이고 유행은 없다. 뇌염의 10% 정도로 차지하며 때로는 중증으로 경과하는 수가 있으며 치명률이 높다고 한다.

1) 단순헤르페스 바이러스 1형, 2형

헤르페스 바이러스의 대표적인 바이러스이다(표 2-13, 그림 2-5).

표 2-13. 단순 헤르페스 바이러스 1형과 2형의 비교

성 상	1형	2형
DNA : 분자량(달톤)	96 × 10^6	96×106
GC 함량(%)	66~68	68~70
항원구조	A · C	B · C
자외선 감수성	작다	크다
열 감수성	작다	크다
외피입자	많다.	작다
CPE	밀집 · 늦다	드뭄, 빠름
닭의 태아세포플라크 형성	없거나 작다	있거나 크다
핵내 선유상 구조	없다	있다

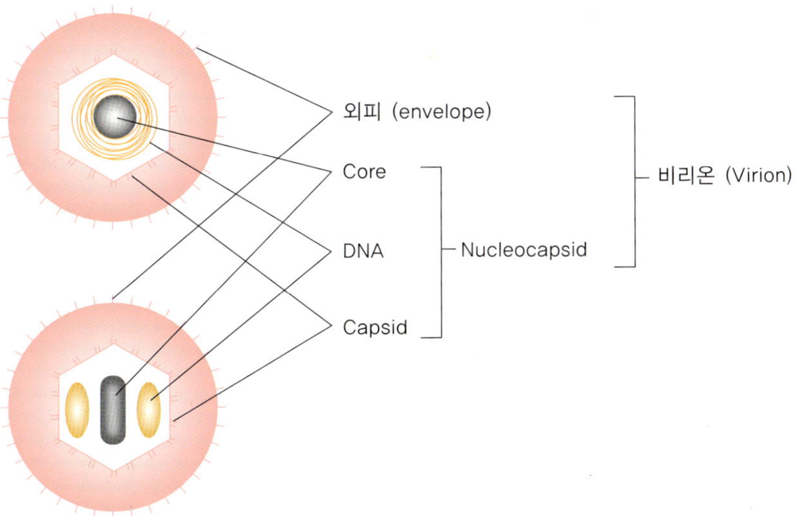

그림 2-5. 단순헤르페스바이러스 구조

(1) 성상

- 크기 : 약 150~200 nm
- 형태 : 162개의 캡소메어, 정20면체의 캡시드, 엔벨로프에 싸여 있다.
- 핵산 : 이중나선 DNA형

(2) 병원성 · 임상상

자연숙주는 인간이 주가 되며, 실험적으로는 토끼에게 감수성이 높고, 생쥐, 모르모트, 햄스터가 이용된다.

인간에게는 바이러스가 외상의 피부, 호흡기, 눈, 성기점막 등으로 투입하면 신경이나 순환혈에 의해 전신으로 확신되고, 3차 신경절내에서 잠복하여 발열, 과로, 월경 등으로 유발된다. 입술 주위에 수포로 형성한다.

임상증상이 다양하며 재발이 된다.

(3) 검사법

① 형광항체법 : 감염세포내의 바이러스 항원을 검출한다.

② 바이러스의 분리 : 검체는 피부, 외음부 등의 수포내용이나 안결막의 찰과물, 질액, 타액, 수액, 부검재료(뇌간) 등이 이용된다. 조직배양법으로는 PRK, Vero PK-13 등의 배양세포를 이용 CPE를 지표로 한다.

③ 혈청학적 방법 : 초기 감염에서는 조혈청을 이용하여, 중화시험 또는 CF반응에 의한 항체가

를 측정한다. 기타 간접면역 페록시다제법, ELISA 등이 이용된다.

3. 폴리오(급성 회백수염 : Acute poliomyelitis : 소아마비)

원인바이러스는 피코로나 바이러스과 엔테로 바이러스 속의 폴리오 바이러스에 의한 질환이다. 사지의 이완성 마비를 주요 특징으로 한다. 가끔 유행성을 보이며 예전에 주목된 바 있다. 현재는 유효한 백신이 개발되어 1960년대 들어서 대체로 문제가 되지는 않는다.

1) 폴리오 바이러스(Poliovirus)

폴리오의 병원체는 백신의 개발로 인해 유행을 볼 수 없게 되었다.

이 바이러스는 동물 바이러스 중에서 가장 단순하며, 안정된 성상을 지니고 있어 분자생물학적 연구분야에 많이 이용되고 있다.

(1) 성상

- 크기 : 직경 28 nm
- 형태 : 외피가 없는 정20면체, 캡소미어 32개
- 핵산 : 단일나선(+)RNA형
- 저항성 : 외피가 결여되어 있으므로 에테르내성이지만, 열에 불안정하고 50~56℃/30분 처리로 불활화된다.
- 분류 : 혈청형 1, 2, 3형으로 분류된다.
- 원형주 : 1형 Brunhild주, 2형 Lansing주, 3형 Leon주 등의 독성이 강한 주이다. 이밖에도 독성이 약한주의 대표주(Sabin 백신주)로써는 1형에 LSc, 2ab가 있고 2형에는 P8712 ch 2 ab, 3형 Leon 12 alb가 있다. CF 항원으로써 N(Native)항원과 H(heated)항원이 있다. N항원은 형특이성, H항원을 형간의 교차(군특이성)을 보인다.

(2) 병원성 · 임상증상

바이러스는 경구적으로 투여가 되며, 인두, 장관내에서 증식한다. 림프전파, 혈액전파, 신경내 전파를 하는 것으로 본다. 임상증상으로는 다음의 4가지로 구별된다.

① 불현성 간염(inapparent infection) : 항체상승은 있지만 증상이 나타나지 않는 것이며, 감염자의 90~95%는 이 형을 보인다.

② 부전형(abortive type) : 여름 감기와 비슷함. 발열, 두통, 권태감, 구토, 복통 등의 증상을 보인다. 혈청학적 진단이 필요하다.

③ 비마비형(non-paralytic type) : 부전형 증상에 수막자극 증상이 가해지고, 수액에 변화가 나타나고, 사지 근육의 과민성과 동통이 있지만, 마비까지는 가지 않는다. 약 1~2%가 이런 형으로 보인다.

④ 마비형(paralytic type) : 일반적으로 소아마비라고 하는 것으로, 마비증상이 발현후 해열과 동시에 마비가 일어난다. 감염자의 1~2%가 마비형에 속한다.

(3) 검사법

① 바이러스 분리 : 분변 또는 직장액, 기타 인두액, 조직배양을 주로 하며, HeLa, FL 등의 배양세포를 이용하며 CPE를 지표로 하여 판독한다. 동정은 항혈청을 이용한 중화반응법으로 결정한다.

② 혈청학적 방법 : CF 반응, 중화시험

4. 아급성 해면상 뇌염(Subacute spongeform encephalitis, SSE)

바이러스성 뇌염의 원인 바이러스를 표 2-14에 정리하였다.

표 2-14. 바이러스성 뇌염의 병원바이러스

에코 바이러스(ECHO virus)
콕사키 바이러스(coxsackievirus)
멈프스 바이러스(mumps virus)
단순 헤르페스 바이러스(herpes simplex virus)
일본 뇌염 바이러스(Japanese encephalitis virus)
인플루엔자 바이러스(influenza virus)
마진 바이러스(measles virus)
수두 · 대상포진 바이러스(varicella zoster virus)
아데노 바이러스(adenovirus)
림프구성 맥락수막염 바이러스(LCM virus)
풍진 바이러스(rubella virus)
EB 바이러스(EB virus)
폴리오 바이러스(poliovirus)

5. 지발형 바이러스 감염증

(1) 아급성 경화성 범뇌염(홍역 참조)

(2) 진행성 다과성 백질뇌증(progressive multifocal leukoencphalopathy)

파포바 바이러스의 JC주, BK주가 분리되어 있다. 림프계의 악성증식성 질환 등의 면역기능의 저하를 일으키는 기초질환(만성림프성 백혈병, 악성 림프종, 결핵 등) 등에서 볼 수 있으며, 병리학적으로는 탈척수를 특징으로 하며, 빈약한 40~50대에 호발, 치매, 실어증 운동실조 등의 신경증상을 보이며 1년 이내에 사망하는 경우가 많다.

(3) 아급성 단성 아데노 바이러스 뇌염(Subacute focal adenovirus encephalitis)

림프종의 기초질환에서 발증한 아급성 뇌염 환자의 뇌내에서 아데노 바이러스 32형이 분리됨으로써 이 명칭으로 불림, 아데노 바이러스는 인후부 조직에 잠복감염되어 있는 경우가 많으며 진행성 다과성 백질뇌질과 마찬가지로 면역기능의 저하와 관련하여 유발된 것으로 여겨진다.

(4) 아급성 해면상 변성 뇌염(Sabacute spongeform encephalitis, SSE)

SSE는 알려져 있는 어떤 바이러스에도 속하지 않는 지발형 감염증으로 전자 현미경으로는 확인이 어려우며 열이나 pH, 자외선 등에 저항성이 높은 정도 밖에 알려져 있지 않다. 감염 후 수개월 수 년의 잠복기를 거쳐 발병하며 이로 인한 사망자가 많다.

SSE에는 Kuru, Crentzfeldt-Jakeb(CJ)병 Scrapie, Transmissible mink encephalopathy (TME) 등이 있다.

6. 라이(Reye) 증후군

1963년 Reye 등이 보고한 것으로 간, 신장, 심장, 췌장 등이 지방 변성과 급속한 뇌부종을 주병변으로 한 소아의 급성뇌염이다.

원인 바이러스는 불확실하지만 엔테로, 레오 바이러스가 의심되어지고 있다.

예비증상으로는 호흡기 감염증으로 수두, 인플루엔자 등에 연결되어 소아에게 호발한다. 구토나 의식 장해가 수반되기도 한다.

IV. 순환기 바이러스 감염증(Circulatory system)

바이러스는 상기도 감염에서 혈류로 진입하여 심근내 모세혈관에 도달하여 심근을 괴사시키게 된다. 이것은 세균과의 협동작용 혹은 항원항체 반응이 관여하게 된다.

대표적인 질환병으로는 비특이성 심근염, 신생아심근염, 유행성흉통증 등이 있다. 심질환에 관계되는 바이러스는 표 2-15에 나타내었다.

표 2-15. 인간 심질환 바이러스

심근염	심막염
두창 바이러스	수두 · 대상포진 바이러스
수두 · 대상포진 바이러스	단순 헤르페스 바이러스 1형
사이토 메갈로 바이러스	아데노 바이러스
아데노 바이러스	인플루엔자 바이러스
인플루엔자 바이러스	멈프스 바이러스
마진 바이러스	콕사키 바이러스 A, B
광견병 바이러스	폴리오 바이러스
림프성맥락성수막염 바이러스	에코 바이러스
풍진 바이러스	
폴리오 바이러스	〈심내막염〉
콕사키 바이러스 A, B	콕사키 바이러스 A, B
에코 바이러스	
황열 바이러스	
신증후군출혈열 바이러스	

V. 소화기계 바이러스 감염증(Digestive system)

1. 위장염(Gastroenteritis)

1) 인간 로타 바이러스(human rotavirus)

로타 바이러스는 사람이나 어린 동물에 설사질환의 주요 원인이 된다. 또한 이들은 어린 소나 쥐, 돼지, 말, 토끼, 사슴, 개, 어린 양, 원숭이, 면양에서도 설사질환의 주요 원인이 된다. 로나 바이러스는 설사성 분변으로부터 분리, 정제되어 장염 바이러스로서 확정되었으며, 정제된 제제는 동물이나 사람의 지원자에 있어서 질병과 혈청질환을 일으킨다.

Rotavirus는 human infantile gastroenteritis virus, Nebraka calf diarrhea virus, epizoonotic diarrhea virus of infant mice(EDIM), O agent의 원숭이의 Sall 바이러스가 포함된다.

(1) 성상

① 크기와 성분

rotavirus의 이름(라틴어의 rota는 수레바퀴란 뜻)은 안쪽의 수레바퀴 모양의 중심체로부터 뻗어 있는 수레바퀴 살과 둘러싼 테두리로써, 외측 capsid 가장자리 모양이 전자현미경 관찰에서 수레바퀴와 비슷하여 rotavirus라고 명명되었다. 바이러스 입자는 두 층의 capsid 껍질을 가지고 있으며 크기의 직경은 약 60~75 nm이다. 단층 껍질을 가지고 있는 바이러스 입자는 바깥쪽의 capsid가 없으며, 바깥쪽의 가장자리는 거칠며 직경 50~60 nm이다. 입자의 내부 중심체는 직경이 30~40 nm이다. 이중껍질과 단층껍질을 가진 입자들은 CsCl 구배 원심법에 의해 분별할 수 있으며 이들은 각각 부력 비중이 1.36 및 1.38 g/ml로 나타난다. 이중 껍질을 가진 바이러스 입자는 감염성 입자이며 이들은 형 특이적 항원구성물을 갖고 있다. 형-공통 항원 결정기는 단층 껍질 입자에서 발견된다. 바이러스 입자는 분자량이 0.2~2×106인 이중나선 RNA의 11개 분절로 되어 있으며 전체의 분자량은 10.7×106이다. RNA 분절의 이동양상은 분리된 종에 따라 다르며 이러한 성상은 분리된 rotavirus를 생물물리학적으로 구별하는데 유용하다. 바이러스 입자는 9개 혹은 10개의 구조 polypeptide를 갖고 있다. 이들중 4개 혹은 5개의 polypeptide는 바깥쪽의 capsid에 존재하며 혈구 응집소와 glycoprotein을 포함하고 있다. 5개의 polypeptide는 단층 껍질을 가진 입자에서 분리할 수 있으며 여기에는 내인성 RNA-dependent RNA polymerase를 포함하고 있다. Polypeptide는 분리된 바이러스를 착화제로 처리하므로 활성화되며, 이는 시험과내에서 바이러스 RNA 전사를 합성하는데 이용된다.

② 핵산

이중나선 RNA형

③ 저항성

rotavirus는 비교적 안정한 바이러스이다. 분변내의 바이러스는 실온에서 7개월간 감염성을 유지한다. 소나 원숭이 유래의 rotavirus는 7개월간 감염성을 유지한다. 소나 원숭이 유래의 rotavirus는 pH 3에서 안정하며, 음파처리나 지질용매에 대해서도 저항성을 나타낸다. 50℃에서의 열처리나 혹은 1 M $MgCl_2$ 존재하에서 동결처리하면 감염력은 상실된다. 그러나 MgSO4 존재하에서 안정하다. 또한 감염성은 낮은 농도(5 mM)의 EDTA 혹은 EGTA 처리하면 파괴된다. 반면 단백질 분해효소인 polypeptide이나 trypsin으로 처리하면 감염력은 증강된다. 이러한 기법은 꽤 까다로운 이 바이러스의 시험관내 배양으로 증진시키는데 이용된다.

(2) 병원성 · 임상증상

① 병원성

동물시험 감염에서는 동종간 교차감염을 일으키나 자연계에서도 이러한 교차감염이 일어나는지는 증명되지 않고 있다. 사람 유래의 rotavirus의 실험적 공격시험에서는 초유를 못 먹게 한 신생동물(예 : genotodiotic calves, piglet, Rhesus monkey, lamb)에서 설사질환을 일으킬 수 있다. 오직 신생아동물에서만 사람유래 로타 바이러스로 공격시키면 설사질환을 일으킨다는 것이 발견되었다. 동종감염에 있어서는 넓은 연령범위를 나타내어 돼지 유래의 로타 바이러스로 신생 또는 젖먹이 돼지에 감염시키면 감수성이 있다. 신생동물은 간혹 무증상 감염을 나타내지만 아마도 모체항체 또는 초유항체에 의해 저지되는 것으로 생각된다. 반면 젖먹이 동물에 있어서는 일반적으로 질병증세를 나타낸다. 로타 바이러스 감염의 조직병리 및 병리생리학적 지식은 동물감염실험이나 감염된 어린이들로부터의 점막 생검으로 한정된 연구가 되어 있을 뿐이다. 바이러스 감염의 일반적 양상은 소장의 융모에 있어서 분화된 장관세포에 침입되어 감염을 일으킨다. 로타 바이러스는 이들 세포의 세포질에서 증식되며 흡착된 세포손상을 가져오고 결과로 소화와 흡수기능에 영향을 미친다. 믿을 만한 증거로써 그러한 손상세포들을 소장에서 탈락된다. 감염세포의 세포융해를 장관내로 바이러스가 방출되며 결과적으로 분변내에서 다량의 바이러스가 검출된다. 최근 감염된 송아지에서의 조직학적 조사에 의하면 장관세포의 심한 손상과 박리가 일어남이 부검에서 얻어진 일부에 나타남이 보고되고 있다. 개복수술에 의해 얻어진 조직에서도 점막손상이 미약하나 사람에 있어서도 소견이 일치함이 알려지고 있다. 그러나 이러한 연구는 로타 바이러스 감염에 의해 설사를 일으키는 것은 glucose-sodium 흡수를 손상시키는 흡수장애의 원인이 되는 것을 암시한다. 매우 분화된 흡수 융모세포는 미성숙 봉입세포로 전환되지만, 이는 흡수의 결여를 즉시 보상할 수는 없다.

② 임상증상

유아와 소아에 있어서 로타 바이러스에 의한 위장병의 임상적 특징은 설사 · 구토 · 열 · 복통을 동반한다. 병원에 입원한 소아의 40~60%에서는 탈수를 경험한다. 성인 접촉자에 있어서는 병원에 입원한 유아에서 나타나는 임상증상과는 달리 혈청전환에 의한 증거로서 감염되며 가벼운 증세를 겪으며, 분변에 있어서 바이러스 분리가 되지 않는 것은 바이러스 검출을 위한 감수성이 예민하지 못한 방법을 사용하기 때문일 것이다. 임상증세는 일반적으로 3~5일간 지속되며 질환은 보통 합병증을 동반하지 않으며, 완전히 회복된다. 어떤 어린이에 있어서는 혈청질환이 일어났을 때에도 증세를 나타내지 않는다.

(3) 검사법

로타 바이러스 감염의 실험진단은 병원에 입원 즉시 혹은 질병 초기에 분변재료를 채취해서 실시해야 한다. 혈청은 혈청전환을 증명하기 위해 두 번 채취해야 한다. 감수성을 다양화하거나 응용이

편리한 여러 가지 방법을 사용함은 장관액이나 분변에 있어서 바이러스를 검출하는데 유용하다. 이런 방법은 전자현미경적 방법, 면역현미경적 방법, 면역확산법, 보체결합법, 면역형광법, 면역점착, 혈구응집, ELISA, 방사면역측정 법 등이 있으며, 바이러스 감염을 측정하기 위한 plaque 분석법이 있다.

혈청전환을 검사하는 방법으로서는 동종 또는 이종 항원을 사용하는 보체결합법, 간접면역형광법, ELISA 방법 등이 있다.

현재까지 시험의 표준방법은 없으며 시험재료수에 따라 각 실험실에 적절한 시험방법을 사용하거나 기재를 이용한다.

2) 유행성 위장염 바이러스

유행성 비세균성 위장염의 특징은 (1) 세균성 병원체가 없고, (2) 발증과 회복이 빠르고 전신증상이 비교적 경미한 위장염, (3) 역학적으로 볼 때 전염성이 매우 강한 질병의 형태를 취하여 연령 및 지역과 특별한 관계가 없이 급속히 확대되는 점이다. 다른 유행에 관한 보고에 있어서, 주요 징후의 임상증상에 의해 여러 가지 병명이 사용되고 있으나(예를 들면, 유행성 바이러스성 위장염, 바이러스성 설사증, 겨울철 구토증, 유행성 설사증 및 구토증), 유행예와 지원자에게 전염시킨 질병에 관한 연구가 시사하는 것처럼 지금까지 보고된 별개의 증후군 모두 동일한 병원체에 의한 감염이며 나타난 증상이 다를 뿐이다.

바이러스 입자는 면역전자현미경법(IEM)에 의해 위장염 환자의 대변재료에서 발견되고 있다. Norwalk와 Ohio에서 일어난 유행에서 급성기 환자의 대변재료로부터 바이러스가 검출되었다. 이 바이러스는 지름 약 27 nm이며, 부상밀도는 1.38~1.41 g/ml였다.

"Norwalk" 병원체를 조직배양에서 증식시키려는 모든 시도는 실패로 끝났다. 그러나 지원자 실험에 의해서 바이러스의 출현이 임상증상과 매우 일치한다는 것은 확실하다. 질병의 경과중에 항체가 생산되며, 이것은 동일한 병원체의 재감염에 대해 방어적으로 작용한다.

(1) 병원성

침팬지의 감염실험에 의하면 임상증세는 나타나지 않으며, 혈청전환을 나타낸다.

Norwalk 병원체와 유사한 입자가 전염성 비세균성 위장염의 다른 유행예로부터 얻어진 대변 여과액 중에서 IEM에 의해서 발견되고 있다. 이 두 바이러스는 항원적으로 별개의 것이다. 따라서 27 nm 위장염 바이러스에는 적어도 두 가지 이상의 혈청형이 있는 것으로 생각된다.

Norwalk 원인체와 로타 바이러스에 대한 비교는 표 2-16에 나타내고 있다.

바이러스성 위장염은 16~48시간의 잠복기를 갖는다. 발병은 급진적이며 임상경과는 24~48시간 지속된다. 임상증세는 설사, 구역, 구토, 약간의 발열, 복부경련, 두통, 권태감을 동반한다. 그러나 후유증은 없는 것으로 알려지고 있다.

표 2-16. 확인된 사람의 위장염 바이러스의 비교

Parameter	Norwalk-like Agents	Rotaviruses
Clinical syndromes	Epidemic diarrhea All age groups	Sporadic seasonal gastroenteritis Infants and young children
Physical properties		
Diameter(nm)	27	60~70
Nucleic acid	?	Double-stranded segmented RNA
Acid-stable	+	+
Heat-stable	+	+
Ether-stable	+	+
Stable to 50 C in 1 M MgCl2	?	−
Density in CsCl	1.38~1.41	1.36 double-shelled particles 1.38 single-shelled particles
Biologic properties		± †
Growth in tissue culture	−	+
Experimental animal infection	±(chimpanzees)	Type-specific and type-common antigens
Antigens	?	4
Serotypes		
Miscellaneous	3 −	Virion hemagglutinin Virion RNA dependent RNA polymerase

* From Estes and Graham : Am J Med 66 : 1001, 1979.
† Bovine, porcine, and simian isolates adapted to growth in vitro.

(2) 검사법

현재까지 진단은 면역전자현미경법으로 분변내의 바이러스를 검출하는 방법이나, 혈청학적 반응을 검사하여 증명하고 있다. 최근 방사면역측정 차단시험과 면역접착 혈구응집반응 분석법은 Norwalk 바이러스 전구형에 대한 항체를 검출하기 위해 개발되었으며 감염된 각 개인의 혈청반응을 산정하는데 현재 사용되고 있다. 또한 로타 바이러스에 대한 항체도 어린이를 대상으로 시작하여 점차 확립되어가고 있다. 2년 사이에 성인의 50%에서 항체 양성이 나타나고 있다.

치료는 증상을 호전시키는 것 뿐이다. 분변내에 감염성 바이러스가 존재하기 때문에 분변처리를 조심해야 한다.

3) 크론(Crohn)병, 궤양성 대장염 및 기타의 소화관 만성질환

다른 만성소화기질환의 경우도 마찬가지겠으나 Crohn병(국한성 대장염)은 특히 전염성 병원체에 의해서 일어나는 것으로 오래전부터 추측되어 왔다. Crohn병 환자로부터 채취한 조직유제(tissue homogenate)를 접종한 마우스의 후슬개족(footpad)에는 육아종이 생긴다. 조직유제는 또 토끼에게도 이 질환을 일으킨다.

RNA를 가지며, ether 및 산에 내성인 바이러스가 Crohn병, 궤양성 대장염 및 기타의 만성 소화기 질환 환자로부터 분리되고 있다. 이 바이러스는 사람의 2배체 섬유아세포(WI-38)배양 및 토끼의 회장배양에서 또는 소화관의 모든 부분에서 채취된 외과적 적출재료 및 생검재료, 그리고 국소림프절이나 담낭 등으로부터 분리되고 있다. 이 소견의 병원적 의의에 관한 확증은 없으나, 바이러스가 이 질환에 중요한 역할을 하고 있을 가능성을 뒷받침하는 것이다.

2. 바이러스성 간염(Hepatitis)

바이러스성 간염은 주로 간에 관련된 전신질환이다. 어른과 어린이의 바이러스성 급성간염의 대부분은 다음 병원체중 어느 하나가 원인이 된다. 즉 A형 간염 바이러스(HAV), A형 바이러스성 간염의 병원체(전염성 간염; 단기 잠복성 간염); B형 간염 바이러스(HBV), 이것은 B형 바이러스성 간염과 관계 있다(혈청간염 또는 장기 잠복성 간염); 그리고 최근에 확인된 C 및 D형 간염 바이러스 등이 있다. 이들 바이러스들은 간염과 관계가 있으나 HAV 또는 HBV에 의한 것이 아니기 때문에 이것을 비A형 간염, 비B형 간염이라 표현한다.(표 2-17)

표 2-17. 간염바이러스의 주요 특성비교

Feature	Hepatitis A	Hepatitis B	Hepatitis C	Hepatitis D	Hepatitis E
Common name	"infectious"	"Serum"	"Non-A, non-B-	"Delta agent post-transfusion"	"Enteric non-A, non-B"
Virus structure	Picornavirus; capsid, RNA	Hepadnavirus; envelope, DNA	Flavivirus; envelope, RNA	Viroidlike; envelope, circular RNA	Norovirus; capsid, RNA
Transmission Onset Incubation period(days)	Fecal-oral Abrupt 15-50	Parenteral, sexual Insidious 45-160	Parenteral, sexual Insidious 14-180	Parenteral, sexual Abrupt 15-64	Fecal-oral Abrupt 15-50
Severity	Mild	Occasionally severe	Usually subclinical; 70% chronicity	Coinfection with HBV occasionally severe; superinfection with HBV often severe	Normal patients, mild; pregnant women, severe
Mortality	〈0.5%	1%-2%	~4%	High to very high	Normal patients, 1%-2%;
pregnant					women, 20%
Chronicity/ carrier state	No	Yes	Yes	Yes	No
Other disease associations	None	Primary hepatocellular carcinoma, cirrhosis	Primary hepatocellular carcinoma, cirrhosis	Cirrhosis, fulminant hepatitis	None
Laboratory diagnosis	Symptoms and ant-HAV igM	Symptoms and serum levels of HBsAg, HBeAg, and anti-HBc lgM	Symptoms and anti-HCV ELISA	Anti-HDV ELISA	-

간염 바이러스 항원, 항체의 명칭은 표 2-18과 같다.

표 2-18. 간염 바이러스 항원 · 항체의 명칭

명 칭	내 용
HAV	Hepatitis A virus(A형 간염 바이러스)
Ant-HAV	HAV 항체
HBV	Hepatitis B virus(B형 간염 바이러스)
HBsAg	Hepatitis B surface antigen(B형 간염 표면항원). 22 nm의 작은 입자로서 존재하거나, 또는 대형의 42 nm의 Dane 입자의 표면에 존재한다.
HBcAg	Hepatitis B core antigen(B형 간염 core항원), 바이러스의 27 nm core와 관련
HBeAg	Hepatitis B e antigen(B형 간염 e항원) 보독자 혈액의 감염성과 밀접하게 관련되어 있다.
Ant-HBs	HBsAg 항체
Ant-HBc	HBcAg 항체
Ant-HBe	HBeAg 항체
HCV, HDV	비A형 및 비B형 간염의 바이러스

1) 바이러스

(1) 성상

① A형 간염 바이러스(Hepatitis A virus)

HAV는 외피가 없으며, 20면체이고, 입자의 크기는 27 nm이며, 전자현미경하에서 속이 꽉 차거나(full) 또는 빈 것(empty)으로 보인다. RNA 게놈은 선상이고 분자량이 1.9×106의 단일나선이다. 지질은 HAV의 내용물로 포함하지 않으며, 산, 에테르, 열(56℃, 30분)에 안정하며, 감염력은 20℃에서 보관해도 수년간 지속된다. A형 간염은 여러 가지 소독법에 저항이 강하므로 간염환자 및 그 배설물의 취급에는 특히 주의해야 한다. HAV는 분자량 34,000, 25,000, 23,000의 세 가지 주요 polypeptide를 가지고 있다. 이것은 HVA와 가장 유사한 enterovirus의 분자량과 비슷하다. 감염된 marmoset(명주원숭이)의 전자현미경 소견에서는 바이러스 입자가 세포질에 국재하고 있다. 단지 한 가지 혈청형이 알려졌고 HBV와 교차 반응이 없다.

A형 간염 바이러스는 처음에 면역전자현미경법을 사용하여 분변과 간에서 확인되었다. 잠복기간 내의 빠른 시기에 황달이 나타나기 전에 환자로부터 채취한 분변재료에 회복환자로부터 채취한 A형 간염특이항혈청을 가하면 항원항체결합물이 생겨서 바이러스 입자가 응집되어 전자현미경으로 관찰할 수 있게 된다. 마이크로타이터 고상면역방사측정법이나, 면역부착과 같은 보다 감도가 높은 혈청시험에 의해서 분변, 간유제, 담즙 중의 A형 간염항원의 검출이나 혈청 중의 특이항체를 측정할

수가 있게 되었다.

② B형 간염 바이러스(Hepatitis B virus)

HBsAg는 B형 간염과 밀접한 관련성을 갖고 있다. HBsAg를 가진 환자의 혈청을 전자현미경으로 관찰하면 3종의 형태가 인정된다. 가장 많은 것은 지름 22 nm의 구형입자이다. 이 작은 입자는 HBsAg의 대부분을 차지하며, 또 이 항원은 지름은 같아도 길이가 200 nm 이상이나 되는 관상 또는 선상형의 주성분이기도 하다. 보다 큰 입자는 Dane입자라 불리우는 지름 45 nm의 입자로서, 수는 앞의 것보다 적다. 이 입자는 복잡하여 외피의 HBsAg가 있으며, HBcAg를 함유하는 27 nm의 입자로 된다. Dane입자의 내측 core에는 DNA polymerase활성과 본래의 DNA 주형(template) 활성이 있다. 주형 DNA는 이중나선 DNA로서, 분자량은 약 1.6×106이다. HBsAg의 안정성은 감염성 입자의 안정성과 반드시 일치하지는 않는다. 그러나 둘 다 -20℃에서 20년 이상 안정하며, 동결융해, 혈청분획처리에 의해서도 영향을 받지 않는다. 바이러스는 37℃, 60분에서는 안정하나, 60℃ 이상의 온도에서는 불안정하다. 100℃, 10분의 처리로 HBV의 감염성은 활성을 잃지만, HBs항원 활성은 남아있다(그림 2-6). HBV는 침팬지에게 항상 불현성 감염을 일으킨다. Rhesus monkey에도 감염된다고 생각되나 결과는 확실치 않다.

2) 병원성

현미경하에서 간세포괴사를 동반하는 점모양의 실질세포퇴행변성이 특히 중심소엽에서 인정되며, 비만성의 소엽의 염증변화, 간세포삭의 분열이 관찰된다. 이들 실질의 변화와 더불어 망내계(Kupffer) 세포의 비후, 문맥 주위의 단핵세포 침윤, 세포의 퇴행변성도 일어난다. 팽화 또는 호산성체의 어떤 국한성 괴사부가 가끔 보인다. 질병이 후기로 되면 퇴행변성한 간세포 주위에 지방갈색소(lipofuscin)를 함유한 macrophage가 집합한다. 간세포의 팽대 또는 괴사에 이어서 담소관의 분열, 담즙분비장해를 초래한다고 생각된다. 그러나 망상구조가 유지되고 있으므로 간세포의 재생이 일어나서, 정연한 간소엽구조가 최종적으로 재생된다. 손상된 간조직은 보통 8~12주일 후에 회복된다.

환자의 5~15%에서 초기병소가 재생불량을 동반하는 중등도의 괴사를 나타내어 40세 이상의 환자에서 이 병소가 일어나면, 그것은 흔히 섬유증, 경변, 사망에 이르는 위험한 임상경과의 예고가 된다.

성인의 급성 B형 간염 후의 10~12%에서 생기는 가벼운 양성의 지속성(명확하지 않으나) 바이러스성 간염의 특징은 돌발적인 이상 아미노기 전이효소치와 간장비대이다. 조직학적으로 소엽구조는 유지되고 있으나, 문맥의 염증, 팽대한 엷은 색의 간세포(자갈배열, cobblestons arrangement)가 관찰되고, 결합섬유증식은 극히 적거나 결여되어 있다. 이러한 병변은 무증상의 보독자에서 흔히 볼 수 있으며, 간경변으로 진행되지 않고 예후는 양호하다.

또 만성 활동성(공격성) 간염의 병리상은 염증과 괴사를 비롯하여, 문맥 또는 중심정맥을 결합하는 망상구조의 위축에 이르기까지 매우 다양하다. 이들 환자의 10~50%에서 HBsAg가 인정된다. 예후에

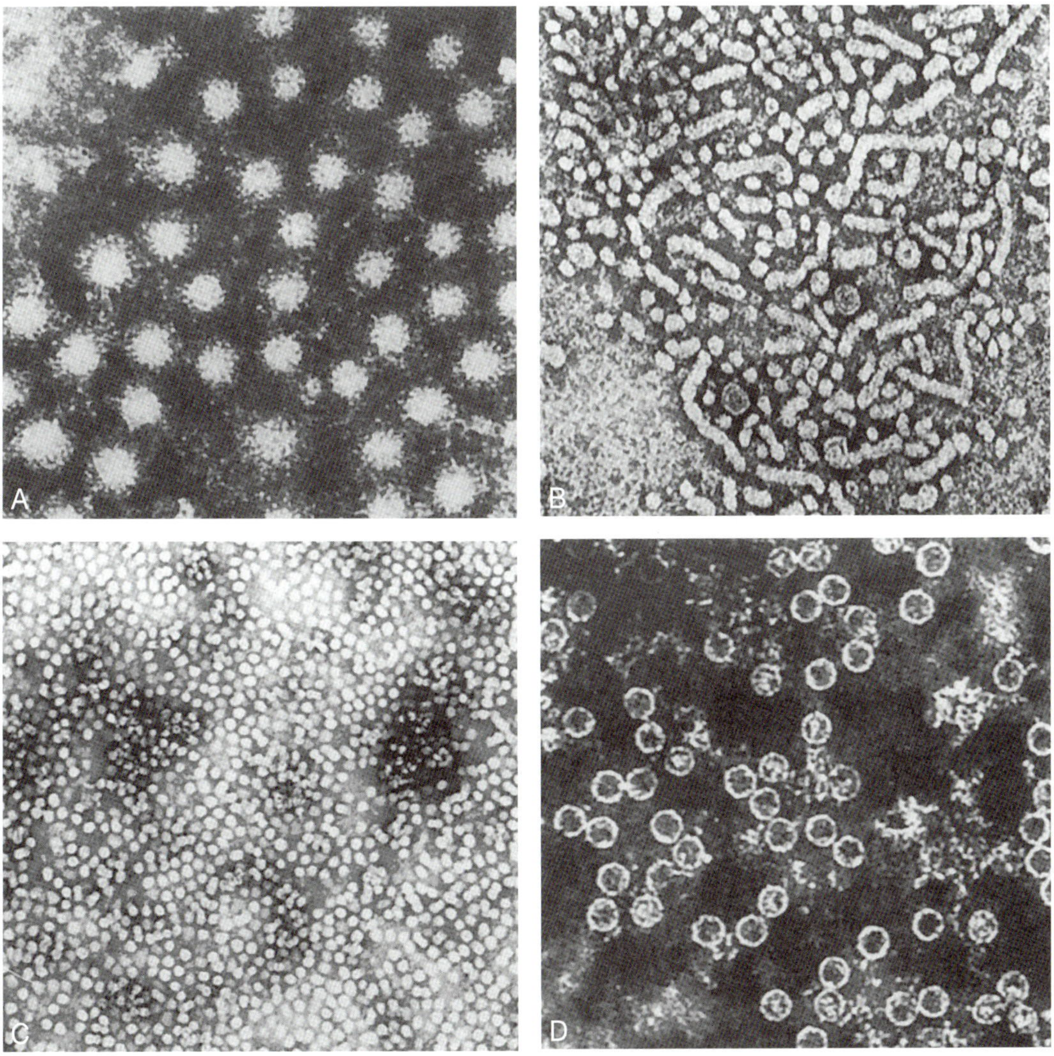

그림 2-6. 간염바이러스의 전자현미경 사진. A. A형 간염바이러스(전자현미경사진 222,000×) B. 미분획된 HBsAg(+) 사람 혈장, Filament형(전자현미경사진 77,000×). 22nm의 구형입자와 42nm의 Virion이 나타나 있다. C. B형 간염바이러스 표면 항원(HBsAg) (55,000×) D. 간염된 간에서 분리된 HBcAg (122,400×)

주의가 필요하며, 더러는 대결절성 간경변(macronodular cirrhosis)으로 진행된다.

급성 바이러스성 간염에 의해 때로는 정연한 간세포의 재생이 되지 않을 정도로 매우 심한 손상이 일어난다. 이와 같은 격렬하고 광범위한 간세포 괴사는 B형 간염 황달환자의 1~3%에서 발생하나, A형 간염에서는 드물어서 0.1% 이하이다.

B형 간염환자의 전자현미경적 연구에서는 간세포의 핵내에 Dane 입자의 inner core 입자와 형태가 동일한 27 nm의 입자가 인정된다. 이에 대응해서 면역형광법으로 검사하면 HBV 감염시에 HBcAg는 주로 핵내에서 발견되고, HBsAg는 세포질에 국소적으로 존재한다. HBsAg와 HBcAg는 동

일 세포에 존재하는 경우는 드물며, 병변의 중등도와 HBsAg의 검출량 사이에는 역상관이 있는 것으로 생각된다. 핵내의 HBcAg는 면역계 불량 환자에서 많이 발견된다. Orcein, aldehyde-fuchsin 또는 peroxidase-antiperoxidase를 사용한 조직화학적 방법을 파라핀포매 조직에 응용하면, 간세포 중의 HBsAg를 동결표본과 동일한 감도와 특이성을 가지고 증명할 수 있게 되었다.

3) 임상증상

개개의 증례에서는 A형 간염인가, B형 간염인가 또는 최근 보고된 비A(non-A), 비B(non-B)의 수혈간염병원체(C형 간염 바이러스)인가를 판단하기는 어렵다. 다른 바이러스성 질환에서 간염을 일으키는 것으로는 전염성 단핵증, 황열, Cytomegalovirus 감염증, Herpes simplex, 풍진 및 몇 가지의 장관내 바이러스 감염증이 있다. Leptospirosis, 매독, 결핵, toxoplasmosis, amebiasis와 같은 감염증에서도 때로는 간염을 일으키나, 이것은 모두 특이적인 약제 치료가 가능하다. 기타 중요한 감별증으로서는 담관폐색, 원발성 담즙경변, Wilson병, 약물독성, 약물의 과민반응이 있다.

바이러스성 감염인 경우, 오심, 구토, 심한 식욕부진, 발열 등의 influenza와 비슷한 위장증상이 있은 후에 황달이 시작된다. 황달은 며칠 동안의 전구기가 지난 후 나타난다. 그러나 비황달성 간염이 더 많다.

바이러스 간염(주로 B형)의 간 이외의 증상으로서는 (1) 환자의 15~20%에서 간염 증상이 나타나기 1~6주 전에 일어나는 담마진, 발진, 비이동성 다발성 관절통 또는 관절염으로 이루어지는 일과성 혈청병과 닮은 전구증상, (2) 결절성 다발성 혈관염, (3) 사구체신염이 있다. 이들 증후의 원인으로서 면역결합물의 순환을 생각할 수가 있다. 혼합 cryoglobulin혈증은 자반병, 관절통, 탈력감에 흔히 신장증상을 동반하는 증후군이다. 혈관염과 면역복합물 침착이 흔히 나타난다. 대개의 경우, 한냉형 침강물에는 HBsAg 또는 anti-HBs가 함유되어 있다.

A형 간염은 대개가 완치되며, B형에서는 85% 정도가 완치된다. A형 간염은 어린이에서는 대개 자각증상이 없이 회복된다. 치명율은 연령에 따라 다르며, 병원체의 병원성 상승보다는 숙주의 체력에 따른다고 생각된다.

4) 검사법

간장의 생체조직검사에 의해서 간염을 진단할 수가 있다. 혈청의 alanine aminotransferase(ALT; SGPT) 활성이나 혈청 bilirubin 등의 간기능 검사는 임상병리, 역학적인 소견을 보완하여 진단에 이용한다. 급성 간염인 경우, 아미노산 전이효소 활성은 500 단위로부터 2,000 단위 사이에 있으며 100 단위 이하로 되는 경우는 아직 없다. ALT값은 보통 AST보다 높다. 3~19일의 짧은 잠복기를 가진 ALT의 급격한 상승은 A형 바이러스 간염에 많으며, B형에서는 35~190일의 장기간에 걸쳐서 서서히 상승하는 것이 특징이다.

황달 발생 전에는 백혈구 감소가 특징이며, 그 후 상대적 림프구 증가가 일어난다. 전염성 단핵증

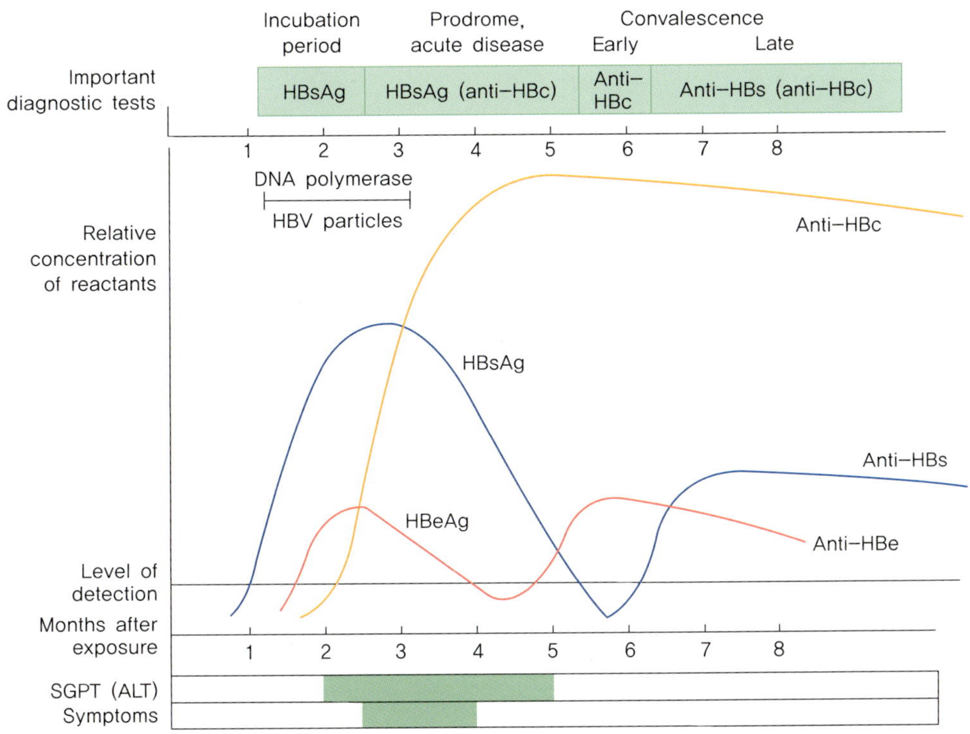

그림 2-7. B형 간염 바이러스 간염후에 일어나는 임상증상과 혈청반응의 경과

에서 볼 수 있는 대형의 이형 림프구가 가끔 보인다.

간기능장해와 숙주반응에 의한 결과로서 혈청 albumin의 감소와 globulin의 증가가 다시 일어난다. Gamma globulin과 혈청 transaminase의 상승이 간질환의 잠연성(chronicity)과 활동성의 지표로서 흔히 사용된다. A형 간염 환자의 대부분은 ALT가 상승한 후 3~4일에 IgM이 비정상적으로 증가한다. 간염 B형에서는 IgM값은 정상이거나 약간 높다(그림 2-7).

HBsAg 또는 anti-HBs항체를 측정하는 방법은 다수 있다. 그 중에서 agarose gel 확산법은 가장 간단하지만 감도가 좋지 않고, 24~72시간을 요한다. 그러나 대조의 HBsAg와 동일한 한 줄의 양성 침강선이 형성된다면 HBsAg로 판정되는 것이 주요 장점이다. 면역전기영동법(counter-electrophoresis, CEP)은 결과가 빨리 나오므로 혈액은행이나 검사실에서 최근까지 사용되기도 하였다. CEP보다 약간 감도가 높은 방법으로는 보체결합 시험이 있으나 실험이 복잡하다. 방사면역 측정법(radioimmunoassay, RIA)은 HBsAg나 anti-HBs항체를 검출하는데 가장 감도가 좋고 특이성이 있는 방법이며 microtiter를 사용하여 HBs항체를 피복한 적혈구를 사용하는 적혈구 응집시험(RCA)이 CEP법을 대신하여 HBsAg의 검출법에 많이 이용되고 있다. 또한 HBs항원으로 피복한 적혈구를 사용한 수동적혈구응집시험(PHA)은 anti-HBs항체의 신속한 검출법으로써 RIA와 거의 같은 감도를 가지고 있다.

5) 예방과 대책(Prevention and control)

간염의 예방대책의 최종목표는 안전하고 유효한 vaccine의 개발이다. B형 간염 vaccine에는 서광이 보이고 있다. 간염이 항상 유행하고 있는 어떤 병원에서의 관찰에 의하면, B형 간염 바이러스 주의 감염은 98℃ 1분의 열처리로 불활성 내지 변화를 받으나, HBsAg의 항원성은 유지된다는 것이 알려졌다. 불활화 혈청을 감수성이 있는 4명의 어린이에게 2회 접종하고 그 후 HBV에 노출시켰더니 4명중 3명에게서 불활화 바이러스에 의한 HBs항체가 나타나고, HBV에 대한 감염방어는 4명 모두에서 성립되었다. 다른 10명의 어린이에게도 HBV에 노출되기 전에 불활화 혈청을 1회 접종시킨 결과, 10명 중 5명은 B형 간염으로부터 방어되고, 나머지 5명도 매우 가벼운 증상을 나타냈다. 이것으로 미루어 1회의 접종으로도 발병을 약화시키는 효과가 있다는 것을 알 수 있다.

최근 건강한 HBsAg 양성자로부터 22 nm 입자에 결합하는 HBsAg를 정제한 실험적 vaccine이 제조되었다. 이것의 감염방어는 a항원에 대한 항체에서 성립하며, a항원은 모든 아형에서 공통적이라는 점이다. 완전한 22 nm 입자와 그 입자에서 유래한 polypeptide를 함유하는 재료가 현재 B형 간염의 가능한 vaccine으로서 침팬지에서 시험중이다. Vaccine을 접종한 침팬지는 항체를 생산하였으나 그 역가가 낮고, 지속성도 비교적 짧았다. Vaccine을 접종한 동물은 또 세포매개성 면역을 갖는다. 이형의 면역은 사람의 질병을 제어하는데 의의가 있다고 생각된다. 동일한 vaccine이 프랑스에서 야회시험되어, 혈액투석을 실시한 그룹에서 HBV 감염을 감소시키는데 매우 효과적이었다.

대량의 HAV 공급원이 발견되지 않고 있기 때문에, A형 간염 vaccine의 개발은 병원체를 증식시키는 조직배양계와 같은 새로운 발견이 있어야 할 것이다.

Vaccine이 사용 가능하게 될 때까지는 간염의 예방과 대책은 감염의 연쇄관계를 차단하는 것과 수동면역을 목표로 해야 할 것이다.

VI. 헤르페스성 감염증(Herpesviridae)

헤르페스 바이러스 사람이나 하등동물의 악성종양과 관련이 있다. 즉, 단순 포진 바이러스(herpes simples virus) 1형 및 2형 각각 사람의 입술(구순) 및 자궁경부의 암과, EB 바이러스는 아프리카 어린이의 Burkitt 림프종 및 비인두암과, Lucke 바이러스는 개구리 신장의 선암과, Marek 병 바이러스는 이들 동물에 있어서의 세종육종(reticulum cell sarcomas) 및 림프종(lymphoms)과 관련이 있다.

1. 구순헤르페스, 성기헤르페스 및 기타 증후군

단순 포진 바이러스(Herpes simplex virus(herpesvirus hominis))에 의한 감염은 몇 가지 임상적

형태를 취한다. 감염은 불현성인 경우가 가장 많다. 통상의 임상소견은 피부 내지 점막의 수포이다. 감염은 때로 중증각막염, 수막뇌염 및 신생아의 전신성 질환으로서 나타난다.

(1) 성 상

- 핵산 : 선형의 이중 나선 DNA로서, 분자량이 $92\sim100\times10^6$이다. CaCl에서 부력밀도는 약 1.72 gm/ml이며, guanine+cytosine 함량은 66~70%이다. 1형과 2형은 염기배열의 순서가 50% 상동(homolohgy)이다.
- 크기 : 바이러스는 단백질 capsid로 둘러싸인 DNA를 함유한 core로 이루어져 있으며, 이것은 측막(outer membrane)에 둘러싸여 있다. core에 포함되어 있는 바이러스 DNA는 capsid 내부에서 원기둥 모양의 물질 주위에 감겨 있다. Core는 162개의 형태학적 subunit로 이루어진 (capsomere는 5:3:2 축대칭성 배열을 하고 있다). 100 mm의 정20면체 capsid로 둘러싸여 있다. Capsomere는 12.5 nm, 지름 8.5 nm로써, 중앙에 4 nm의 구멍이 있다. 캡소미어와 외피(envelope)사이에는 tegument라 불리우는 층이 있으며 그 두께는 herpesvirus의 종류에 따라 차이가 심하다. 외피는 흔히 그 표면으로부터 연속적으로 돌기나 나와 있으며, 이것은 아마 감염 세포의 핵내막 유래라고 생각된다. 외피는 지질, 탄수화물, 단백질을 함유하며, 감염성에 반드시 필요하고, ether 처리에 의해서 신속히 제거된다. Herpes simplex virus의 구성단백질은 polyacrylamide gel 전기영동에 의해 30종 이상의 polypeptide가 envelope를 가진 바이러스 입자가 발견되고 있다.
- 1형과 2형의 감별 : Herpes sinplex virus 1형과 2형은 혈청학적으로 교차하나, 여러 가지 검사에서 이것은 감별할 수가 있다. (1) 바이러스 항 혈청을 다른 형의 바이러스 항 혈청을 다른 형의 바이러스 감염세포로 흡수하거나, 또는 개개의 형특이적 단백질을 토끼에게 주사하여 얻은 항혈청을 사용하는 방법. (2) 2형의 감염성은 온도감수성. (3) 서로 다른형의 세포에 대한 증식성. (4) 바이러스 DNA 입자의 제한효소 양상. (5) 1형과 2형에 의해 생산된 polypeptide의 차이.
- 종양원성 : HSV 1형 및 2형은 세포융해능을(자외선 조사로)불활화하면 hamster 배양세포를 형질전환하며, 이것을 새로 태어난 hamster에 접종하면 종양을 유발할 수가 있다. 기능을 가진 바이러스의 유전정보가 종양세포내에 존재한다.

(2) 임상증상

Herpes 바이러스가 일으키는 임상상은 다양하며, 감염은 초감염인 경우와 재발성인 경우가 있다. 초감염은 항체를 보유하지 않은 사람에서 일어나며, 바이러스가 숙주의 지각신경절내에 잠복하는 결과를 초래하는 경우가 더러 있다. 잠재감염은 항체를 보유한 사람에게서 지속되며, 감염의 재발이 나타나는 것이 보통이다(예 재발성 구순 herpes〈recurrent herpes labialis〉). 대부분의 개체에 있어서의 초감염은 임상적으로 불현성이나 반드시 항체를 생산한다. 바이러스 중화항체 존재하의 재발은 대개 직사광선에 과도하게 노출되었을 때, 어떤 종류의 감염에 의한 발열, 월경 또는 정신적 동요 등의 비특이적 자극에 의해 일어난다.

① 헤르페스바이러스 1형(Herpesvirus type 1)

㉠ 급성 헤르페스성 치육 구내염(acute herpetic gingivosto- matitis; aphthous stomatitis, Vincent's stomatitis)

이 질환이 herpes virus 1형의 초감염에 의해서 일어나는 것 중가장 많으며, 증상은 구강점막의 광범한 수포성 괴양성 병변, 발열, 자극에 대한 과민성 및 국소 림프절 종창이다. 잠복기는 짧고(약 3~5일), 병변은 2~3주 경과하는 동안에 치유된다.

㉡ 헤르페스성 습진(eczema herpeticum ; Kaposi's varicelliform eruption)

이 질환은 대개 만성 습진을 가진 사람의 herpes virus 1형의 초감염이다. 이 병에서는 피부의 광범위한 수포화와 고열을 볼 수 있다. 드물게는 사망하는 경우도 있다.

㉢ 각막염

Herpes virus 초감염이 눈에 일어나서 중증 각결막염을 일으키는 경우가 있다. 재발성의 안병변은 수지상각막염(dendritic keratitis), 각막궤양(corneal ulcers)또한 안검부의 수포가 나타난다. 재발성 각막염인 경우에는 각막기질이 차례로 침범되어 각막혼탁이 영구히 남아서 실명하게 된다.

㉣ 수막뇌염

중증 뇌염이 herpes virus에서 일어나는 경우가 있다. 성인의 경우, 신경학적 소견이 측두염에 있어서의 병변을 시사한다. 뇌파검사 또는 뇌동맥 촬영에 의해서 국소 뇌병변의 존재를 확인할 수가 있다. CSF에는 세포과다증(주로 림프구성)을 볼 수 있다. 단, 확정진단은 생검에 의해서 얻어진 또는 사망후의 뇌조직으로부터의 바이러스 분리(또는 형광항체법에 의한 바이러스 항원의 증명)에의해서만 가능하다. 이병의 치명률은 상당히 높으며, 생존자도 신경학적 결핍증상(neurologic defects)을 후유증으로 남긴다.

㉤ 구순 herpes(cold sores, herpes febrilis)

구순 herpes는 1형에 의해서 일어나는 가장 보편적인 질병이다. 국재성의 밀집된 수포가 주로 구순의 점막피부 접합부에 나타난다. 수포는 터져서 동통성 괴양을 남기지만, 이것은 반흔을 형성하지 않고 치유된다. 병변은 구순의 동일 부위에 반복해서 여러 가지 간격으로 재발한다. 잠복 HSV의 상재부위는 삼차신경절이다(그림 2-8).

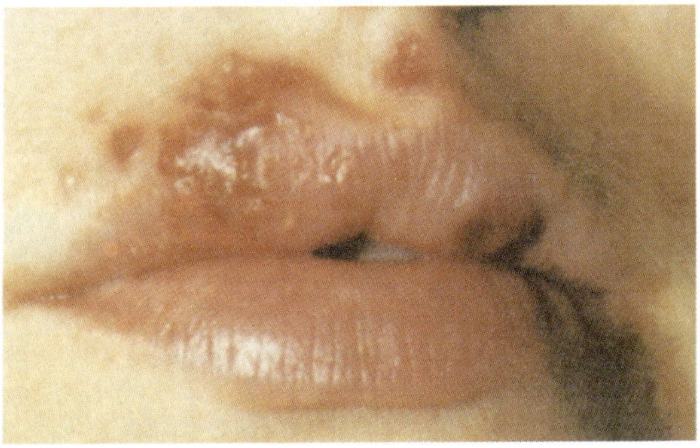

그림 2-8. 구순헤르페스(헤르페스 바이러스 1형). 입술주위에 수포형성

② 헤르페스 바이러스 2형(Herpesvirus type 2)

Herpesvirus 2형에 의한 임상적 형태는 아래와 같다.

㉠ 생식기 herpes(herpes progenitalis)

생식기 herpes의 특징은 남자의 음경, 여자의 자궁경부, 음순, 질, 회음부의 수포성 괴양성 병변이다. 병변은 초감염일 때가 더욱 심하며, 발열, 전신권태, 서혜부 림프절 종창을 나타내는 경우도 있다. Herpes virus에 대한 항체를 보유한 여자인 경우에는 자궁경부 내지 질만이 침범되며, 따라서 무증상으로 통과하는 경우도 있다. 병변의 재발이 흔히 있다. 사회적 관습양식이 변화됨에 따라 구강부위로부터 1형 바이러스가 그리고 생식기 부위에서 2형 바이러스가 분리됨을 알 수 있다. 이러한 이유는 구강-생식기의 성생활의 결과일 것이다(그림 2-9a,b).

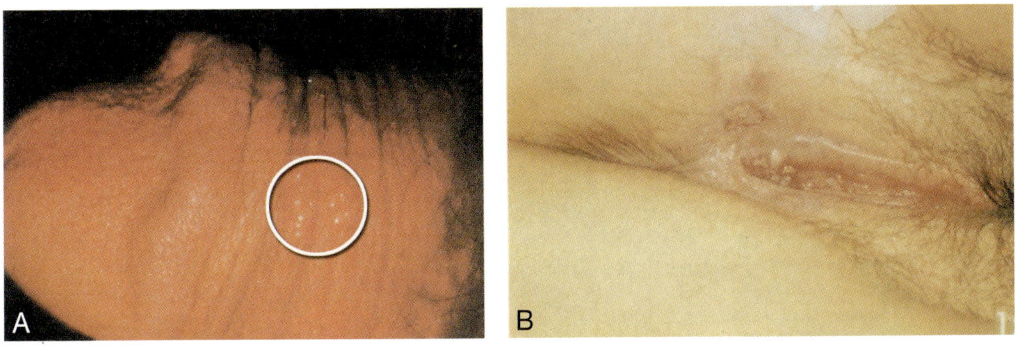

그림 2-9. A. 생식기 (헤르페스 바이러스 2형). 남성 성기 부위에 수포형성. B. 생식기 헤르페스(헤르페스 바이러스2형). 여성음부 부위에 수포형성

㉡ 신생아 herpes

출산 경과중에 산도에 있는 herpes 병소와 접촉함으로써 herpes virus 2형이 신생아에 전염되는 경

우가 있다. 신생아에 나타나는 증상은 없으며 국소적인 것으로부터, 치명적 결과를 가져오는 중증의 전신질환에 이르기까지 그 범위가 넓다. 중증의 소아가 생존시, 뇌손상이 영구히 남는다. 감염을 피하기 위해, 성기에 herpes 병변이 있는 임부로부터의 출산은 제왕절개가 사용된다. 단, 이런 경우에는 반드시 파수가 일어나기 전에 실시해야 한다. 신생아에 있어서 심한 전신적 질환은 1형 혹은 2형에 노출됨에 의해 출생 후 획득된다. 가족 중 활동성 병변을 가진 사람이나 특히 병원 근무자들로부터의 노출을 방지하는 노력이 필요하다. 1형 및 2형 herpes simplex virus에 의한 태아의 경태반감염(transplacental infection)은 선천형 기형이 있음을 설명하는 것으로 생각되나 이런 현상을 드물다.

ⓒ 기 타

손상부위가 이 바이러스에 의해서 오염됨으로써 피부에 1형 또는 2형에 의한 국재성의 병변이 생기는 경우가 있다(외상성 herpes). 이와 같은 병변은 치과의사나 병원근무자의 손가락 (herpetic whitlow), 성기에 병변이 있는 사람 또는 레슬러의 피부에서 볼 수 있다. 원발성 및 재발성 herpes가 비강에 발생하는 경우가 있다(급성 herpes 비염). 또 이 바이러스에 의해서 경증의 무균성 수막염이 일어나는 경우도 있으며, 재발성의 수막자극증상이 나타나는 경우도 있다. 대개의 지역에서 자궁경부암 환자는 2형에 대한 항체를 주로 보유하고 있다는 것이 역학적으로 증명되고 있다. 그러나 이 바이러스가 병인적 역할을 하고 있는지에 대해서는 분명치 않다.

(3) 검사법

① 바이러스의 분리

바이러스는 herpes 병변(피부 또는 뇌)에서 분리된다. 바이러스는 또 초감염기간 중 또는 무증상의 시기에 인두, 타액, 대변에서도 발견된다. 따라서 herpes virus의 분리 자체는 이 바이러스가 현재의 질환의 병원체임을 시사하는 충분한 근거라고는 할 수 없다. 조직배양에 대한 접종이 바이러스 분리에 사용된다. 배양세포에 있어서의 전형적인 세포변성효과 및 핵내 봉입체의 출현은 herpesvirus의 존재를 시사한다. Herpesvirus의 판정은 특이적 herpes 항혈청을 사용한 바이러스의 중화 또는 감염세포의 특이적 형광체 염색에 의해서 행해진다. 조직배양의 경우, 예비적 진단은 검체를 채취한 후 24시간이면 판정할 수 있다. 초기 herpes 병변의 기저로부터의 찰과표본(scrapings) 또는 분비액(swabs)에는 다핵거대세포가 함유되어 있다.

② 혈청학적 진단

항체는 조직배양, 계태아, 마우스에 있어서의 중화시험에 의해서 정량적으로 측정된다. 초감염에 대한 면역반응의 초기에는 보체의 존재하에서만 검출되는 중화항체가 나타난다. 그 중화항체는 곧 보체가 없이도 기능을 나타내는 중화항체와 교체된다. 이 바이러스-항체 혼합물에 보체를 첨가하면 그 항체값은 4~8배로 증가한다. Herpes simplex virus 뇌염치료의 유일한 희망은 조기진단에 달려 있으므로 신속진단법이 필요하다. CSF의 수동적혈구응집항체(passive hemagglutinating antibody)는 혈청중의 항체가 보다 감염성 바이러스의 존재를 나타내는 지표로써 유용하다는 것이 최근의 데이터에서 밝혀지고 있다. 수동적혈구응집반응에서는 herpes virus를 탄닌으로 처리한 적혈구에 고정한다. 혈청이나 CSF가 herpes virus에 대한 항체를 함유하고 있으면 양의 혈구가 이것에 의해서 응집한다. 이 방법은 몇 시간 이내에 결과를 얻을 수 있으며, 또한 항체검출감도가 높다. 바이러스 보다 훨씬 작은 가용성 보체결합항원은 감염된 장뇨막 또는 조직배양에서 증명된다. 이 herpes virus의 가용성 항원은 감염의 경력이 있는 사람의 피부과민증을 검출할 수가 있다. 피부과민증과 혈중 항체의 존재는 서로 관계가 있다. 초감염 후 4~7일 사이에 중화항체 및 보체결합항체가 나타나며, 2~3주에 최고치에 도달한다. 항체가 평생 동안 지속하는 경우가 있는데, 이것은 바이러스의 잠복감염 또는 재감염의 결과일 것이다. 진단을 확정하기 위해서는 항체값의 상승이 필수적이므로, 혈청 검체 중의 항체의 존재는 진단상 별로 가치가 없다. 대다수의 성인은 항상 혈중 항체를 보유하고 있다.

2. 수두 · 대상포진 바이러스 감염증

1) 수두 · 대상포진

수두(varicella ; chickenpox)는 주로 소아에게 일어나는 전염성이 매우강한 질환이며, 피부 및 점막에 수포성 발진이 나타난다. 단, 면역기구에 결함이 있는 어린이는 증세가 위독하다. 병원체는 대상포진 바이러스와 구별이 되지 않는다.

대상포진(zoster; shingles)은 산발성이며, 정상활돌을 저해하는 성인의 질병(소아는 드물다)이며, 그 특징은 후근신경(posterior nerve roots) 및 신경절(ganglia)의 염증성변화이며, 그 지각신경에 의해서 지배되는 피부에 기생하는 수포(수두와 비슷한)를 동반한다.

양 질환은 모두 동일 바이러스종에 의해서 일어난다. 수두는 바이러스와의 첫 접촉에 의해 일어나는 급성 질환이며, 대상포진은 지각신경절(sensory ganglia)에 잠재한 형으로 존재하는 수두 바이러스의 활성화에 대한 일부면역상태에 있는 숙주의 반응이다.

(1) 바이러스의 성상

수두-대상포진 바이러스(varicella-zoster virus VZV)는 형태학적으로는 herpes simplex verus와 동일하다. 바이러스는 사람의 태아조직배양중에서 증식하며, 전형적인 핵내봉입체를 형성한다. 감염조직배양의 상층액에는 보체결합항원을 함유하고 있으나 감염성 바이러스는 함유되지 않는다. 감염성 바이러스는 감염세포를 매개로 하여 용이하게 전염된다. 바이러스는 실험실 동물에서는 증식하지 않는다. 바이러스는 대상 포진 환자의 수포액, 대상포진성 무균성 수막염 증례의 CSF 및 소아 수두 환자의 수포로부터 분리할 수가 있다.

대상포진의 수포액을 소아에 접종하면 약 10일 후에 접종부위에 수포를 만든다. 그리고 이어서 수두가 전신에 발생하는 피부병변이 일어난다. 또 어떤 경우에는 극소의 수포형성이 없이 전신성의 수두가 일어나는 경우가 있다. 또 이들 어린이와의 접촉에 의해서 2주간의 잠복기후에 전형적인 수두가 생긴다. VZV에 의한 감염으로부터 회복된 어린이는 수포에 대해서 저항성을 나타내며, 수두의 경력이 있는 사람은 VZV 초감염에 대해서도 감수성을 나타내지 않는다.

VZV에 대한 항체는 CF, gel내 침강반응, 중화 또는 바이러스에 의해 유발된 막항원 사이의 형광항체간접법에 의해 측정된다. VZV는 원숭이의 "수두" 형바이러스와 항원적으로 관련이 있으며, herpes simplx virus와 적어도 1개의 공통항원이 있다.

이 바이러스는 사람의 세포에 대해 colchicine과 같은 효과를 나타낸다. 분열중기에서의 세포분열의 정지, 염색체의 과잉수축, 염색체의 파열 및 미소핵의 형성이 흔히 나타난다.

(2) 병원성

① 수두

감염경로는 상기도 점막이라 생각된다. 바이러스는 혈류를 따라 순환하다가 피부에 국재하는 것으로 여겨진다. 상피세포의 종창, ballooning degeneration, 세포액의 저류에 의해 수포가 형성된다. 감염세포의 핵내에는 특히 감염초기에는 호산성의 봉입체가 보인다.

② 대상포진

피부병변-병리조직학적으로 수두와 동일하나-이외에 후근신경 및 지각신경절에 염증성의 변화가 있다. 흔히 단 1개의 신경절만이 침범된다. 피부에 있어서의 병변의 분포는 각 후근신경절로부터의 신경지배영역과 밀접하게 대응하고 있다. 세포침윤, 신경세포의 괴사, 신경절초(ganglion sheath)의 염증이다. VZV는 후군신경절에 침입하여 장기간에 걸쳐 그곳에 정체하고 있는 것 같다. 그리고 몇 년 후에 여러 가지 침범(예 : 신경의 압박)이 후근 신경섬유의 주행을 따라서 나타나며, 바이러스에 의한 대상포진의 수포가 나타나는 것이다. 이와 같이 VZV와 herpes simplex virus는 질병의 임상적 재발을 동반하는 잠재감염을 사람에게 일으킨다는 점에서 비슷하다. 단, 대상포진이 한번 이상 일어나는 겨우는 드물다.

(3) 임상증상

① 수두

잠복기는 일반적으로 14~21일이다. 초발증상은 전신권태와 발열이며, 이어서 발진이 몸통에 먼저 나타나고 다음에 얼굴과 팔다리 그리고 때로는 협부 및 인두점막에 나타난다. 여기에 이어지는 3~4일간에 새로운 수포가 차례로 무리를 지어 출현하므로 구진, 수포, 가피 등의 모든 단계를 동시에 볼 수가 있다. 발진은 발열을 동반하며 중증도와 비례한다. 합병증은 흔치 않으나 때로 발진이 일어난

후 약 5~10일에 뇌염이 일어나는 경우가 있다. 합병증을 동반하지 않는 경우, 사망률은 1% 이하이다. 신생아 수두(출생 직전 또는 직후에 모체로부터 감염된)에서는 사망률은 20%에 달한다. 수두성 뇌염의 사망률은 10%이며, 다른 10%가 중추신경계의 손상을 후유증으로서 일생 동안 가지게 된다. 원발성 수두성 폐렴은 소아에서는 드물지만, 성인에의 20~30%에서 일어나서 저산소혈증을 초래하여 치명적으로 되는 경우가 있다. 가임여성에서는 수두가 잘 발생하지 않지만, 임신 3개월 이내에 모체에 수두가 발생하여 출생한 어린이가 선천성 기형이 된 보고가 있다. 면역결함증이 있는 소아나, 백혈병, 기타의 악성종양 때문에 면역억제제 내지 세포독성이 있는 약제를 투여하고 있는 소아에서는 매우 위중한, 때로는 치명적인 수두 또는 산포성 대상포진이 될 위험성이 크다. 이것은 백혈병 자체에 의한 것인지 또는 백혈병 치료에 사용되는 약제가 면역반응을 저해하기 때문인지 알 수 없다. 수두에 감염된 소아의 백혈구에서 염색체의 절단이 관찰되고 있다.

② 대상포진

잠복기는 분명치 않다. 이 질환은 전신권태와 발열로 시작되며, 이어서 하나 또는 그 이상의 지각신경 및 신경절의 지배를 받고 있는 피부 · 점막의 영역에 격통이 나타난다. 발병후 수일 이내에 침범된 신경이 지배하는 영역의 피부에 한 무리의 수포가 나타난다. 발진은 주로 편측성이며, 몸통, 머리 및 목이 가장 많이 발생하는 부위이다. CSF의 림프구성 세포증가가 보이는 경우도 있다. 국한성 대상포진 환자로서 기초질환이 없는 경우에는 수포 중의 interferon의 수준은 감염 후 곧 최고치에 도달한다(6일 이전). 그러나 범발성 환자에서는 이보다 늦게 최고치에 도달한다. Inferferon의 수준이 최고치에 도달하면 48시간 이내에 임상적 개선이 나타난다. 수포는 농포화한 다음 가피를 형성하고 산포는 정지된다. 기초질환이 있는 경우, 특히 환자가 면역억제제의 치료를 받고 있는 경우 또는 임파종이 있어 방사선 치료를 받고 있는 경우에는 대상포진은 범발성 임상상을 나타내는 경향이 있다.

(4) 검사법

수포 기저부의 찰과표본(scrapings) 또는 분비액을 염색으로 검경하면 hematoxylin-eosin 다핵세포를 볼 수가 있다. 또 이 분비액중의 형광항체에 의해서 세포질내의 바이러스 항원을 증명할 수가 있다.

바이러스는 사람, 원숭이 또는 토끼의 상피세포 및 주화세포 등의 배양세포에 수포액이나 상피병변의 분비액을 접종함으로써 분리할 수가 있다. Herpes simplex virus는 이들 배양세포에서 증식하여 급속히 세포변성효과를 일으키며, 18~24시간에 반점을 만든다. 대상포진 바이러스는 주로 섬유아세포에서 증식하며, 증식에 3~5일을 요한다. 어떤 바이러스라도 세포변성의 형태나 형광항체 염색에 의해서 판정된다. 분리된 바이러스의 판정은 특이항혈청을 사용한 중화시험에 의해서 확인된다.

Herpes simplex virus는 토끼의 각막, 마우스의 뇌, 계태아의 장뇨막에 병변을 만들지만 대상포진 바이러스는 이들 조직에 감염되지 않는다.

Herpes virus는 다음 방법에 의해서 poxvirus와 감별된다. (1) 수포액 중에 있는 입자형태의 전자 현미경에 의한 소견, (2) 수포액 중 또는 가피추출액 중에 존재하는 항원을 herpes, 수두, vaccinia virus에 대한 특이항혈청을 사용하여 gel 확산법에 의해서 증명한다. 침강선은 24~48시간에 관찰 가능하게 된다.

특이적 항체값의 증가는 CF, NT(세포 배양으로) 직접면역형광법 또는 효소면역측정법 등으로 환자혈청에서 조사할 수 있다. 대상포진은 발병 바로 직전에 혈액에서 비교적 높은 중화항체가 존재해도 일어날 수 있다. 세포 매개성 면역의 역할은 알려져 있지 않다.

3. 거세포 바이러스(Cytomegalovirus)감염증(거대세포성 봉입체병, 타액선 바이러스병)

거대세포성 봉입체병(cytomegalic inclusion disease)은 cytomegalo- virus의 자궁내 또는 출생 후 감염에 의해서 일어난다. 소아의 전신성 감염이다. 이 질환은 미국에서 매년 약 10,000예의 소아에 중증의 선천성 이상을 일으키고 있다. Cytomegalovirus는 건강한 여자 10%의 자궁경부에서 발견되고 있다. 거대세포성 봉입체병은 타액선, 폐, 간, 췌장, 신장, 내분비선 및 때로는 뇌에 일어나는 대형의 핵내봉입체가 특징적이다. 대부분의 사망예는 2세 이하에서 일어난다. 소아기 및 사춘기의 불현성 감염도 드물지 않다. 중증의 cytomegalovirus 감염은 면역억제요법을 받고 있는 성인에서 가끔 나타나고 있다.

(1) 바이러스의 성상

① 일반적 성상

형태학적으로 cytomegalovirus는 herpes simplex virus 및 VZV와 구별되지 않는다. 바이러스는 DNA를 함유한다. DNA의 분자량은 80~90×106, 밀도는 CsC1 중에서 1.716 gm/ml, guanine+cytosine의 함량은 58%이다. 바이러스 입자는 감염된 사람의 섬유 아세포에서는 핵내에서 형성된다. 바이러스의 외피는 핵막내층 유래이다. 증식 주기는 herpes simplex virus보다 느리며, 감염성 바이러스는 herpes simplex virus보다 견고하게 세포와 결합되어 있다.

② 물리적 · 화학적 인자에 대한 반응

Cytomegalovirus는 용이하게 불활화한다. 이 virus는 증류수에 부유하고 있을 때가 식염수에 부유하고 있을 때보다 안정하다. 또, 35% sorbitol 존재하에서 -90℃로 보존하면 비교적 안정하다.

③ 동물의 감수성

사람의 cytomegalovirus를 동물에 감염시키려는 모든 시도는 실패로 끝났다. 다수의 동물 cytomegalovirus가 존재한다. 즉 rat, hamster, 두더지, 토끼, 원숭이 등이며, 모두 좀 특이적이다. 원숭이로부터 분리된 바이러스는 사람의 세포에서도 증식한다. In vitro에서는 사람 cytomegalovirus는 사람의 섬유 아세포에서만 증식한다. 바이러스는 대개 숙주의 상피성 세포로부터 분리된다. 감염 비허용성 사람 상피성세포(nonpermissive human epithelial cells)는 IUDR로 세포를 전처리함으로써 cytomegalovirus에 대해 감염허용성을 할 수가 있다. 바이러스는 사람 및 humster의 배양세포를 변형(transform)시킬 수가 있다. 그러나 생체내에서 종양원성이 있는지 여부에 대해서는 분명치 않다.

(2) 병원성

소아의 거대세포성 봉입체병은 임신중인 모체의 초감염으로 인해 선천적으로 획득되는 것이다. 감염아 출산시에 모체의 뇨로부터 바이러스를 분리할 수가 있다. 그리고 감염태반의 융모 중에는 25~40 μm 크기의 전형적인 거대세포가 출현한다.

치명적인 증례에서는 거대세포성병변이 간, 폐, 신장, 위장관, 이하선, 췌장, 흉선, 갑상선, 부신 및 기타 장기의 상피조직에서 볼 수 있다. 거대세포는 건강한 소아의 뇨 또는 adenoid 조직에서 발견되고 있다. 소년 및 성인에 있어서의 감염경로는 분명치 않다.

일반적인 소아 타액선 생검예의 10~33%에서 전형적인 봉입체가 발견되고, 건강한 소아의 요 및 adenoid 조직배양에서 바이러스가 분리되는 것은 어렸을 때 불현성 감염이 있음을 강하게 시사하는 것이다. 바이러스는 여러 장기에 잠복된 형으로 또는 만성 감염된 형으로 장기간에 걸쳐서 존속하는 것 같다.

봉입체가 성인의 타액선에서 발견되는 경우는 드물며, 또 성인의 구강에서 바이러스가 분리되는 일은 없다. 만약 성인에게서 봉입체가 광범위하게 발견된다면 이것은 다른 위독한 질환을 동반하고 있는 경우이다.

(3) 임상증상

선천성 감염은 자궁내 태아가 사산되거나 또는 조산, 간비종을 동반하는 황달, 혈소판 감소형 자반병, 간질성 폐렴 및 중추신경계의 손상(소두증〈microcephaly〉, 뇌실주위의 석회화, 맥락망막염, 시신경위축, 지능운동발육부전) 등의 증상을 동반하는 거대세포성 봉입체병의 임상증상을 나타낸다. 선천성 거대세포성 봉입체병은 과거에는 반드시 치명적인 것으로 생각되었으나, 이러한 질병의 소아도 초감염에서 회생되어 오랫동안 생존한다는 사실이 밝혀지고 있다.

소아 1,000명에 1명(미국에서는 이 숫자가 매년 3,000명 이상이 된다)이 cytomegalovirus의 선천성 감염으로 인해 중증의 지능발육부전을 가져오고 있다고 추정된다.

자궁내의 불현성 감염은 아마도 높은 빈도로 일어나고 있다고 생각된다. Cytomegalovirus에 대한 IgM항체의 상승 또는 요로부터의 바이러스의 분리가 겉보기에는 정상적인 신생아의 2%에서 나타나고 있다. 여자는 임신하기 이전에 이미 cytomegalovirus에 대한 항체를 획득하고 있음에도 불구하고 감염률은 이와 같이 매우 높다. 이러한 감염이 정신박약이나 청력상실의 원인이 되고 있다고 생각된다.

임신전의 어느 시기에 cytomegalovirus의 자연감염을 받은 여자의 대부분은 임신 최후의 3개월간에 자궁경부로부터 바이러스를 배출하기 시작한다. 태아는 태반을 매개로 하여 획득한 모체 유래의 높은 항체값을 보유하고 있음에도 불구하고, 오염된 산도를 통해서 분만될 때 감염을 받게 되는 것이다. 이들 유아는 8~12주가 되면 뇨중에 바이러스를 배출하기 시작한다. 바이러스의 배출은 수년간 계속되나 건강상태는 그대로 유지하고 있다.

후천성의 cytomegalovirus감염은 극히 보편적으로 볼 수 있으며, 대개 불현성이다. 소아에서는 후천성 감염의 결과, 간염, 간질성 폐렴, 후천성 용혈성 빈혈이 일어난다.

바이러스는 감염된 사람의 타액이나 뇨에서 배출된다. 후천적 감염후 성인은 타액에서 4주, 뇨에서 2년간에 이르기까지 바이러스가 배출된다. 소아에 있어서는 타액으로의 배출이 몇 개월간 계속되며 뇨에서도 몇 년간 배출된다.

Cytomegalovirus는 이호성(heterophil) 항체를 동반하지 않는 전염성 단핵증양(mononucleosis like) 질환의 원인이 되는 경우가 있다. "Cytomegalovirus 단핵증"은 자연히 또는 수술시에 신선혈의 수혈을 받은 후에(수혈후 증후군; post-transfusion syndrome) 일어난다. 잠복기는 약 30~40일이다. Cytomegalovirus에 대한 항체값의 상승이나 바이러스뇨증을 볼 수 있다. Cytomegalovirus는 이들 환자의 말초 백혈구로부터 분리된다.

(4) 예방

특이한 예방법은 없다. 전신성 거대세포성 봉입체병의 신생아는 다른 신생아와 격리시키는 것이 바람직하다.

Cytomegalovirus 항체에 대하여 장기이식 공여자와 수여자의 예비조사는 1차의 cytomegalovirus의 전파를 다소 막을 수 있다. Cytomegalovirus의 혈청검사 음성인 장기 수여자는 다른 치명적인 중복감염자와 마찬가지로 cytomegalovirus 감염에 대해 매우 높은 위험을 갖고 있으며, 이들은 백신을 주사할 표적집단이 된다.

Cytomegalovirus 생백신이 발견되어 임상에서 예비적으로 약간 시행하고 있다. 왜냐하면 cytomegalovirus는 다른 herpes 바이러스와 마찬가지로 잠재적 지속감염의 원인이 되기 때문에 집단 전체에 대해 그러한 백신을 사용하는 것은 염려된다. Cytomegalovirus의 선천성 감염을 방지하기 위한 백신프로그램의 가능한 이득과 위험성에 대해 더욱 연구가 진행됨이 요구된다.

4. 엡스타인바(EB) 바이러스 감염증

EB(Epstein-Barr) 바이러스는 전염성 단핵증의 병원체이며, 또 Burkitt 임파종이나 비인두암과 림프세포증식성 장애와 관련이 있다고 한다. 이것은 항원적으로 herpes virus family 중에서도 독특한 바이러스이다. 이 바이러스는 처음에 중앙 아프리카 어린이 고유의 종양인 Burkitt 림프종에서 수립된 임파아구양 계대세포계(continuous lymphoblastoid cell lines)에서 전자 현미경을 사용하여 낮은 빈도로 검출되었던 것이다. EB 바이러스는 또 비인두암, 전염성 단핵증 환자의 말초백혈구 또는 정상적인 건강한 사람 유래의 림프 아구양 세포배양계에서도 발견되고 있다.

(1) 바이러스의 성상(properties of the virus)

① 형태와 크기

EB 바이러스는 크기와 형태가 모두 사람의 herpesvirus와 구별되지 않는다. CsC1 밀도구배(density gradients)에서 EB 바이러스 DNA는 부상밀도 1.722 g/ml이다. DNA의 분자량은 $85\sim10^5\times10^6$이다. DNA는 독특한 배열순서로 긴 부위로 구성되어 있으며 그들은 가역적으로 반복되어 끝 부위에서 짧은 배열순서로 작은 부위의 수많은 반복에 의해 제동된다. guanine+cytosine양은 58%이다.

② 항원의 성상

EB 바이러스는 다른 모든 human herpes virus와 다르다. 많은 다른 종류의 EB 바이러스 항원이 원심침전법, 면역확산법 또는 면역형광시험에 의해서 발견된다. 림프구 검출막 항원(lymphocyte-detected membrane antigen; LYDMA)은 가장 먼저 검출되는 바이러스 결정 항원이다. EBNA는 보체결합핵 항원이다. 초기 항원(early antigen; EA)인 막항원은 세포표면 항원이다. 지연형 항원인 virus capsid항원(VCA)은 구조 항원이다.

VII. 안 바이러스 감염증(Eye virus)

주요 바이러스를 표 2-19에 표기하였다.

이들 중 아데노 바이러스와 엔테로 바이러스 70형이 주가 된다.

주요 질환으로는 결막염, 각막염, 유행성 각막염, 각막(안검)헤르페스, 급성출혈성 결막염, 급성카타르성 결막염, 선천백내장(풍진증후군) 등이었다.

1. 유행성각결막염(Epidemic keratoconjunctivitis, EKC)

이 원인 바이러스는 아데노 바이러스 8형에 의거하며 안결막 또는 간결막 상피아래 염증혼탁이 생기며 중증이면 시력 장애를 일으킨다.

표 2-19. 안질환의 주요 병원바이러스

백시니아 바이러스(vaccinia virus)
전염성연우종 바이러스(molluscum contagiosus virus)
단순 헤르페스 바이러스 1형(herpes simplex virus, type 1 : HSV-1)
수두 · 대상포진 바이러스(varicella-zoster virus : HZV)
사이토 메갈로 바이러스(cytomegalovirus : CMV)
인간 아데노 바이러스(human adenovirus)
인간 유두종 바이러스(human papilloma virus : HPV)
인플루엔자 바이러스(influenza virus)
마진(홍역) 바이러스(measles virus)
멈프스 : (mumps virus)
풍진 바이러스(rubella virus)
황열 바이러스(yellow fever virus)
뎅귀열 바이러스(Dengue fever virus)
엔테로 바이러스(enterovirus, type 70)

2. 후두결막염(Pharyngo-conjunctival heven, PCH)

병인 바이러스는 아데노 바이러스 1, 3, 4, 7, 11형에 의거하며 하절기 특히 수영장이나 해수욕장에서의 유아, 학동기의 어린이에게 다 발생하며 5~7일의 잠복기를 가진다. 주로 발열, 인두염, 결막염을 일으키며 약 1주 정도가 지나면 예후가 좋다.

3. 급성 출혈성 결막염(Acute hemorrhagic conjunctivitis, AHC)

엔테로 바이러스 70형이 원인 바이러스로서 잠복기가 18~36시간 정도로 급성이며, 결막하출혈과 안통을 동반하는 결막염이다. 1~2주 후에는 결막혼탁이 남지 않으며 치유가 되지만 드물게는 발진 등 전신증상을 보이기도 한다.

급성 요추 신경척수증(폴리오성 운동마비)를 일으키기도 한다. 인두, 분변에서는 분리가 되지 않는다. 아폴로 11호가 달 착륙에 성공한 1969년 아프리카 등지에서 유행하여 이름이 아폴로 11병이라고도 불렸다.

VIII. 비뇨기 및 생식기계 바이러스 감염증(Urogenital system)

1. 비뇨기계 질환

급성출혈성 방광염(acute hemorrhagic cystitis)은 아데노 바이러스 11형이 요로상행성 감염에 의해서 생긴다. 유아, 학동기에 발생하며 감기증상이 있은 후에 돌연 혈뇨, 빈뇨가 나타나고 혈뇨는 후반부에 심하게 된다.

2. 생식기 질환

성행위감염증(sexually transmitted disease, STD) 즉, 성병이란, 성병예방법에 명시되어 있는 매독, 임질, 연성하감 등의 질환을 의미하였으나 성행위에 의해 전파, 매개되는 질환을 일괄하여 STD 라고 한다(표 2-20)

표 2-20. 성행위감염증(STD)과 미생물

구 분	질 환 명	병원미생물
세 균	매 독 임 질 연성하감 서혜림프내 육아종 성병성 육아종증 비임균성 요도염 · 자궁경관염 세균성 이질	Treponema pallidum Neisseria gonorrhoeae Haemophilus ducreyi Chlamydia trachomatis(L1~L3형) Calimatobacterium granulomatis Chlamydia trachomatis(D~K형) Ureaplasma urealyticum Shigella dysenteriae
바이러스	음부 헤르페스 첨규 콘딜롬 AIDS(에이즈) 전염성 연속종 B형 바이러스성 감염 사이토 메갈로 바이러스 감염증 전염성 단핵증	Herpes simplex virus(I, II형) Human papilloma virus HIV-1, HIV-2, SIV Molluscum contagiosum virus Hepatitis B virus Cytomegalovirus Epstein-Barr virus
진 균	외음부 · 질 칸디다증	Candida albicans
원 충	질 트리코모나스증 아메바 이질	Trichomonas vaginalis Entamoeba histolytica
기 생 충	제 선 음슬증	Sarcoptes scabiei Phthirus pubis

STD로서의 바이러스는 HIV, HBV, herpes 등의 감염이 주가 된다. 대부분 성인에서 일어나며 일과성으로 끝나기도 하지만 동성연애자의 약 1/3은 급성간염의 병력을 가지고 있다고 한다.

IX. 절지동물 매개성 바이러스 감염증

절지 동물매개 바이러스(arbovirus)는 생물학적으로 흡혈성 절지동물의 자교흡혈을 통해서 감수성이 있는 척추동물숙주 사이를 전파하는 전염성 병원 바이러스의 일군으로 기능상으로 분류되어 있다. 이들 바이러스는 감수성이 있는 절지동물의 체내에서 외견상 전혀 질병이나 손상을 일으키지 않고, 증식하는 능력을 가지고 있다. 자연계에서는 척추동물 → 절지동물→ 척추동물의 사이클이 바이러스 혈증이 있는 척추동물숙주로부터 혈액을 흡혈함으로써 일생 동안 감염되어 있는 매개자에 의해서 존속되고 있다.

각 바이러스의 명칭은 옛날에는 그 질병의 확인이 병원체의 분리에 선행되는 것이 보통이었으므로 질병의 명칭을 그대로 사용하였다(yellow fever, dengue). 그후 분리지명과 병명의 복합명칭이 많이 사용되었다(St. Louis encephalitis, Colorado tick fever, West Nile fever). 최근에는 최초에 바이러스분리가 이루어진 지역 명칭을 분리주에 명명하는 관례가 생겼다(Hart Park, Kern Canyon, Cache vally 등).

1. 번야 바이러스(캘리포니아 뇌염)(Bunyavirus Encephalitis(California encephalitis))

(1) 캘리포니아 군(California group)의 성상

바이러스 입자는 지름 80~100 nm의 구형이며, sodium deoxycholate 또는 ether에 의해 불활화된다. 적혈구응집소가 존재한다. 모든 바이러스는 젖먹이 생쥐와 햄스터(hamster) 및 동물의 배양세포에 각종 병원성이 있다.

(2) 임상증상

캘리포니아 뇌염 바이러스 감염의 발병은 돌발적으로 일어나며, 38~40℃의 발열 직전에 전형적인 증례에서는 극심한 양측성의 전두통을 동반한다.

구토, 혼수상태 및 국부적, 때로는 전신에 경련이 일어난다. 드물게는 경부조직을 수반하는 무균성 수막염 뿐일 경우가 있다.

다핵백혈구 증가가 빈발하며, 말초혈액의 백혈구수가 1 mm^3당 10.000 이상, 때로는 29.000 정도로 높아진다. 척수액 세포 증가는 주로 림프구의 증가에 의하며, 1 mm^{3}당 30~1,000의 범위에 있다.

EEG(electroencephalograph)는 커다란 진폭과 완만한 움직임을 나타내며, 전체적인 뇌의 기능장애를 나타낸다. 예후는 양호하다. 그러나 회복은 길며, 사망하는 경우는 드물다. 이상한 뇌파상은 때때로 1~2년 이상 지속되는데, 신경학적 후유증은 드물다.

(3) 검사법

적혈구응집억제, 보체결합 또는 중화시험에 의한 혈청학적 확인을, 임상의들은 환자에 대하여 적당한 간격을 두고 채취된 급성기와 회복기 전체에 대하여 행할 필요가 있다.

(4) 역학(epidemiology)

캘리포니아 뇌염 바이러스는 1943년에 처음으로 캘리포니아에서 모기로부터 분리되었다. 그러나, 1964년까지는 큰 발생이 확인되지 않고 연구도 되지 않았다.

증례는 미국에서는 주로 농촌지역에 7월말부터 9월초에 걸쳐 일어났으며, 미시시피강, 상류지방, 오하이오강 계곡, 특히 인디애나, 위스컨신 및 오하이오주에서 가장 흔히 볼 수 있는 질환으로 되어 있다. 산발적인 예는 노스캐럴라이나, 미네소타, 아이오와, 뉴욕, 플로리다, 루이지애나, 미시시피 및 캘리포니아에서 보고되고 있다.

사람에게 임상증상을 나타내는 감염은 대개 21세 이하, 그리고 4~14세 사이에서 가장 많이 발병한다.

생태학적 조사에 의하면 이들 바이러스는 여러 종류의 삼림의 모기나 다람쥐, 토끼와 같은 작은 포유동물들 사이에서 전파되고 있다고 생각된다.

사람의 감염은 그 전파 사이클을 벗어난 것이다. 겨울 동안 바이러스가 유지되는 기전은 알려지지 않고 있다. 그러나 California virus group의 다른 한 멤버인 Lacrosse 바이러스는 매개 모기의 휴면란 속에서 월동한다는 것이 증명되었다. 바이러스는 알을 거쳐 다음 세대에 옮겨지며, 감염된 알에서 자란 성숙한 모기는 흡혈시에 바이러스를 옮길 수 있게 된다.

2. 황열(Yellow fever)

황열(yellow fever; YF)은 급성의 모기 매개성 열성 질환이나 중증례에서는 황달, 단백뇨 및 출혈의 특징을 나타낸다. YF바이러스는 Togavirus과의 Flavivirus속의 대표종이다.

1) 바이러스의 성상

① 크기

황열 바이러스는 지름이 약 22~38 nm이다. 물리적 화학적 요인에 대한 반응 : 바이러스는 4℃의 혈액중에서 1개월, 0℃의 50% glycerol 중에서 3개월, -70℃에서 수년간 보존된다. 동결 건조후 0℃에서 수년간 생존한다. 바이러스는 60℃, 10분간의 가열에 의해 불활화되며, 또 0.1% formalin에 의해 0℃, 48시간에 활성을 잃는다.

② 동물의 감수성과 바이러스의 증식

황열 바이러스는 각종 동물(원숭이, mouse, guinea, pig) 및 모기의 체내에서 증식한다. 바이러스주는 모두 뇌 속에 직접 접종에 의해 생쥐에 뇌염을 일으킨다. 젖먹이 생쥐는 피하 접종이나 복강내 접종에 의해서도 뇌염을 일으킨다.

사람, 원숭이 또는 모기에서 새로 분리한 주는 범친화성(pantropic)이다. 예를 들면, 바이러스는 이들 3종의 배엽을 모두 침범한다. 신선한 주는 보통 비경구 접종한 원숭이의 간에 뚜렷한 파괴를 동반하는 위독한(때때로 사망한다) 감염을 일으킨다. 원숭이 또는 생쥐의 뇌염을 일으키는 데 불과하다. 교차면역이 범친화성 주와 향신경 바이러스 주 사이에 존재한다. 황열의 범친화성 주를 조직배양에서 연속계대하는 동안에 비교적 약독인 17D 주가 분리되었다. 이 주는 원숭이와 사람에게 내장친화성, 때로는 신경친화성 질환을 일으키는 힘을 상실하고 있어 vaccine으로써 현재 사용하고 있다. vaccine속의 바이러스는 10,000배로 희석되어 있으나, 그것으로도 뇌내 접종한 생쥐에게 뇌염을 일으켜 사망케 한다.

③ 항원성

적혈구응집소와 보체결합항원이 감염조직에서 작성된다. 각각의 항원은 두 구성성분으로 나뉘는데, 하나는 감염입자에 결합되어 있고, 다른 하나는 황열 바이러스의 조직내에서의 산물이다. 혈청학적인 시험에 의하면 황열 바이러스는 arbovirus B군으로 분류된다.

2) 병원성

황열의 병원성에 관한 우리의 지식은 원숭이에 대한 실험적 감염을 기본으로 한다. 바이러스는 피부로부터 침입하며, 국소림프절에 퍼져 거기에서 증식한다. 림프절로부터 바이러스는 혈류로 들어가서 간, 비장, 신장, 골수 및 림프절에 국한해서 수일간 존속한다.

황열의 병변은 특정한 장기에 바이러스가 국한되어 증식함으로써 일어나게 된다. 간이나 신장의 괴사성 변화가 죽음을 유발하는 것으로 생각된다.

중증례에서는 간의 실질세포는 거의 완전히 파괴된다. 출혈이 빈발하는 부위는 위의 유문부의 점막이다.

간의 괴사의 분포는 반점 모양으로 산재하는데, 가장 뚜렷한 것은 소엽의 중심부에서 보인다. 괴사는 유리 모양이며 세포질에 국한되어 있다. 이들 고르지 못한 유리 모양의 덩어리는 eosin 색소에 염색이 잘 되며 Councilman 소체라 한다. 핵내 eosinophilic inclusion body도 존재하므로 진단적 가치가 있다. 회복되는 동안에 실질세포는 위치가 바뀌면, 간은 완전히 원상태로 된다.

신장에서는 출혈 요인의 2차적 변화라고 생각되는 세뇨관 상피의 지방변성이 있다. 퇴행성 변화는 비장, 림프절 및 심장에도 일어난다. 핵내 acidophilic inclusion body는 뇌의 신경세포나 glial 세포는 존재한다. 단핵세포의 혈관 주위의 침윤을 뇌에서 볼 수 있다.

3) 임상증상

잠복기는 3일에서 6일이다. 발병하면 환자는 발열, 오한, 두통, 배근통이 오며, 계속해서 오심, 구토가 일어난다. 전구증상 후 자주 짧은 진정기가 보인다. 4일 가량 되어 고열과 느린 맥박(90~100), 중정도의 황달을 동반하는 중독기가 시작된다. 중증례에서는 뚜렷한 단백뇨와 출혈증상이 나타난다. 토한 물질은 파괴된 혈액에 의해 검게 되고 림프구 감소도 보인다. 질병이 중증(검은 토물과 황달) 단계로 진행되면 치명률은 높아진다. 한편 감염이 무증상으로 나타날수록 가벼운 경우가 있다. 증상의 정도에 관계없이 후유증은 없으며 환자는 죽거나 아니면 완전 회복되거나 한다.

4) 검사법

(1) 바이러스의 분리

바이러스는 질병 5일째까지의 혈액을 생쥐의 뇌에 접종하면 분리된다. 분리된 바이러스는 특이적인 항혈청에서의 중화에 의해 동정된다. 이 바이러스의 몇 가지 주는 처음에 환자로부터 분리했을 때 불합리한 현상을 나타낸다. 희석하지 않은 혈청을 접종한 생쥐는 발증하지 않으며, 10배 또는 100배로 희석한 혈청을 접종한 생쥐는 뇌염을 일으킨다.

(2) 혈청학

중화항체는 중증이나 사망증례에서도 빨리(발병 5일째 정도에) 나타난다. 감염에서 살아남은 환자의 혈류중의 항체는 일생 동안 지속된다. 보체결합항체는 경중 감염후 또는 약독성 바이러스 17D주의 vaccine 접종 후에는 거의 볼 수 없다. 중증 감염인 경우에 보체 결합항체는 중화항체보다 늦게 나타나며, 급속히 소실된다. 황열의 혈청학적 반응에는 두 가지 형이 있다. 황열에 의한 최초의 감염에서는 특이적인 적혈구응집억제항체가 먼저 나타나고, 그 후에 계속해서 다른 B군 바이러스에 대한 항체가 나타난다. 일반적으로 동일한 종류의 적혈구응집억제 항체값이 다른 종류의 항체값보다 높다. 첫 번째 감염에서는 보체결합항체는 서서히 상승하며, 중화항체와 마찬가지로 종특이적이다.

다른 B군 arbovirus에 먼저 감염된 환자에 황열이 일어나는 것 같은 2차 감염에서는 적혈구응집억제항체와 보체결합항체는 급속히 높은 항체값을 나타낸다. 이 경우에는 종특이성을 나타내지는 않는다. 일반적으로 강한 적혈구응집억제항체와 보체결합항체는 이종반응성이다. 이 이종반응성 응답은 중화시험에 의한 정확한 진단이 되지 않을 정도로 강하게 나타난다. 사망증례에 대한 간의 조직병리학적 검사는 이 질병이 유행하고 있는 지역에서 도움이 된다.

3. 뎅귀(Dengue)

Dengue(breakbone fever)는 열, 근육통, 관절염, 임파선증(lymphad- enopathy)과 발진의 특징을 가진 모기 매개성 감염증이다.

(1) 성상

① 크기

이 바이러스의 지름은 약 50 nm이며, 25 nm의 core를 가지고 있다.

물리학적, 화학적 요인에 대한 반응 : 이 바이러스는 -70℃로 동결하거나 동결건조상태에서 5℃로 유지하면 적어도 5년간은 안정하다. 사람의 혈액을 5℃에서 보존하면 몇 주일간 감염성이 남아 있다.

② 동물감수성

Dengue 바이러스를 함유한 사람의 혈청은 침팬지와 원숭이에게만 불현성감염을 일으킨다. 감염되면 보체결합항체와 중화항체가 나타나며 수개월간 지속된다. Dengue 바이러스를 가진 사람의 혈청을 마우스 뇌에 접종하면 증상이 나타나는 경우는 드물지만, 약간의 strain은 이완성 마비를 일으킨다. Dengue 바이러스는 몇 가지의 세포 배양에서 증식하고 높은 감염가에 도달하여 세포 변성 효과를 일으킨다. Dengue 바이러스의 분리는 흰줄 숲모기(Aedes albopictus)의 세포배양을 사용해서 보고되고 있다.

③ 항원성

적어도 4가지의 별개의 항원형이 있으며 1~4형으로 명명되어 있다. 보체결합 및 적혈구응집항원은 감염된 젖먹이 마우스의 뇌에서 만든다. Dengue와 황열 바이러스는 군내 근연관계를 나타내지만 교차면역이 성립하는 경우는 전혀 없다. 황열에 대해서 면역이 있는 사람이라도 소량이 Dengue 바이러스에 대해서 충분히 감수성이 있다.

2) 병원성

바이러스 혈증은 발열 초기에 볼 수 있으며 3일간 지속된다. 조직병리학 병변으로써는 혈관내피의 종창, 혈관 주위의 수종이나 단핵구의 침윤이 소혈관에서 발견된다.

3) 임상증상

발열은 갑자기 일어나며, 불쾌감, 오한 및 두통 등의 전구증상이 있다. 곧 이어서 동통이 일어나며, 특히 배근, 관절 근육 및 안구의 통증이 강하다. 5~6일 후에 체온이 정상으로 돌아오는 경우와 발병 후 약 3일째에 열이 내렸다가 약 5~8일째에 다시 열이 오른다("saddle-back" form). 발진(대구진 또는 성홍열형)은 3일 또는 4일째에 나타나서 24~72시간 계속된 후에 박리되지 않고 소실된다. 림프절이 종창되는 경우가 많다. 상대적으로 림프구 증가를 동반하는 백혈구 감소증이 일어난다. 속발증이나 사망례는 드물지만 회복에는 수주간이 걸린다. 특히 어린이의 dengue는 1~3일간 계속되는 가벼운 열성질환을 일으킨다고 생각된다.

더욱 무거운 증상－Dengue 출혈열(dengue hemorrhagin fever(DHF)－은 항체를 수동적으로 획득하거나(모성 항체로써) 또는 자기가 생산한 다른 형의 Dengue 항체를 가진 개체에서 일어난다고 생각된다. 초기증상은 보통은 Dengue와 비슷하지만, 환자와 상태가 갑자기 악화되어, 저단백혈, 혈소판 감소, 출혈시간 연장 또는 혈액응고시간의 연장이 나타난다. 쇼크가 혈액농축의 특징을 갖는 Dengue 쇼크 증후(Dengue shock syndrome; DSS)가 병발한다. 이러한 Dengue의 변형된 증상은 몇가지 항원형이 항상 존재하는 필리핀, 동남아시아, 인도 등에서는 가끔 유행성으로 나타나며, 사망률은 5~10%이다. 아시아에서는 dengue연구에 의하면 쇼크를 동반하는 DHF 또는 동반하지 않는 DHF는 Dengue 2형이 2차적으로 감염된 경우에 가장 빈번하게 일어나며 환자는 3세 이상의 여아에서 많다는 것이 알려져 있다.

쇼크는 다분히 과민성 반응의 한 가지 표현이라고 생각된다. 바이러스-항체 복합물이 제 2의 Dengue 감염의 수일간에 형성되며 그 복합물에 의해서 보체계가 활성화되고, 그 보체산물이 출혈증후에서 볼 수 있는 혈관의 기능장애를 일으킨다고 가정되고 있다.

4) 검사법

바이러스의 분리는 쉽지 않다. 환자로부터의 바이러스 분리에서, 숲모기의 세포배양이 충분히 인정될 때까지는 다음과 같은 진단검사가 행해진다.

(1) 추정시험

마우스의 1군에 급성기의 신선한 혈청을 접종하고, 또 다른 1군에는 가열(56℃ 30분)한 혈청을 접종한다. 1개월 후에 두 군에 미리 알고 있는 마우스의 순화(mouse-adapted) dengue 바이러스 100 LD50을 공격접종한다. 신선한 혈청을 접종한 마우스는 공격에 견디고, 가열한 혈청을 접종한 마우스가 사망했을 경우, 그 혈청은 dengue 바이러스를 함유하고 있다.

(2) 혈청학

중화 항체 및 적혈구응집억제항체가 발병후 7일 이내에 나타나고, 보체결합항체는 7~14일 늦게 나타난다. 모든 시험에서 동종항체값이 이종항체값보다 높은 경향이 있다. 그 지방에 존재하는 혈청형이 항원을 항체의 시험에 사용하는 것이 중요하다.

4. 출혈열(Hemorrhagic fever)

출혈열(hemorrhagic fever)은 아프리카, 시베리아, 중앙아시아, 동부와 서부 유럽, 동남아시아 및 남미에서 보고되고 있다. 한국동란에 참전했던 미군이 한국형 출혈열(Korean hemorrhagic fever; KHF)에 감염된 1950년부터 미국에서도 많은 관심을 갖게 되었다.

네 가지 카테고리가 출혈열을 분류하기 위해 제안되었다. 즉 (1) 러시아 춘하뇌염(Russian spring-summer encephalitis) 군중의 몇 가지 바이러스(Omsk 출혈열과 Kyasanur 삼림병) 및 크리미아-콩고 열군을 포함하는 참진드기 매개성, (2) dengue 바이러스군(앞절 참조), Chikungunya 바이러스와 황열 바이러스를 포함하는 모기 매개성, (3) 신장증상을 일반하는 출혈열(KHF), 아르헨티나의 출혈열(Junin), 볼리비아의 출혈열(Machupo) 및 라사열(Lassa fever), (4) 끝으로 Marburg 및 Ebola 바이러스에 의한 아프카 출혈열의 공통된 임상증상은 발열, 점상 출혈 또는 자반, 위장 · 코 · 자궁의 출혈, 저혈압, 쇠약, 중추신경계 징후와 혈소판 감소 등이다. 적혈구 감소와 단백뇨가 가끔 일어난다.

아르헨티나의 출혈열은 1955년에 처음으로 Junin 거리 근처에서 보고되었고 바이러스가 환자의 혈액으로부터 분리되었다. 이 Junin 바이러스는 그 후 아르헨티나 전국에 만연되었다.

Machupo 바이러스는 1963년에 볼리비아에서 출혈열로 사망한 환자의 비장에서 분리되었다. 이 바이러스는 마우스 Calomys callosus로부터도 분리되었다. 이 야생쥐의 계획적인 근절에 의해 볼리비아에서의 이 질병의 만연을 방지하는데 성공했다.

Marburg 바이러스는 1967년에 우간다에서 온 vervet monkey와 접촉한 사람에게 출혈열의 발생을 독일에서 일으킨 바이러스로서, 전파경로가 확실하지 않다.

본래의 Marburg 바이러스(1형)와 매우 비슷한 바이러스(2형)에 기인하는 출혈열이 1976년 수단과 자이레의 2개소에서 발생하였으며 산발예는 1977년에도 계속되었다. 수단에서는 첫 1개월에 신고된 70예 중 33예가 사망했다. 수단에서는 신고된 약 300명중, 200명이 사망했다. 잠복기는 4~16일이었다. 때때로 사람의 정글 감염이 일어나지만 유행되기 전에 소실된다고 생각된다. 1976년과 같이 예외적인 병원내 감염이 아프리카 출혈열의 증폭 사이클을 일으키는 것 같다.

바이러스는 원숭이 세포에서 증식하며, guinea pig에 감염성이 있다. 바이러스는 잠복기중이나 발병후 수 일간에 있다. 어떤 실험자가 잘못 하여 손을 물려서 바이러스 혈증과 이 질병의 고전적 증상을 나타냈다. 사고 3일째와 5일째에 500 ml와 300 ml의 면역혈청(interferon)이 각각 투여되어 완전히 치유되었다. 격리치료와 방어복의 착용이 병원내 감염을 저지하기 위해 필요하다.

X. AIDS 바이러스 감염증

후천성 면역결핍증(AIDS)은 명칭 그대로 후천적 요인에 기인하는 면역결핍증을 일컬으며 면역결핍증을 유발시키는 여러 후천적 요인 중 오직 후술하게된 소위 인형 면역 결핍바이러스(human immunode- ficiency virus; HIV)에 기인하는 면역결핍증만을 지칭한다.

이 질병이 처음 알려지게 된 것은 1981년 미국 뉴욕과 LA에서 극심한 면역결핍 상태의 Pneumocystis carinii 폐렴 및 활동성 카포시육종(Kaposi's sarcoma) 환자들이 연달아 보고되면서부터였다. 그 후

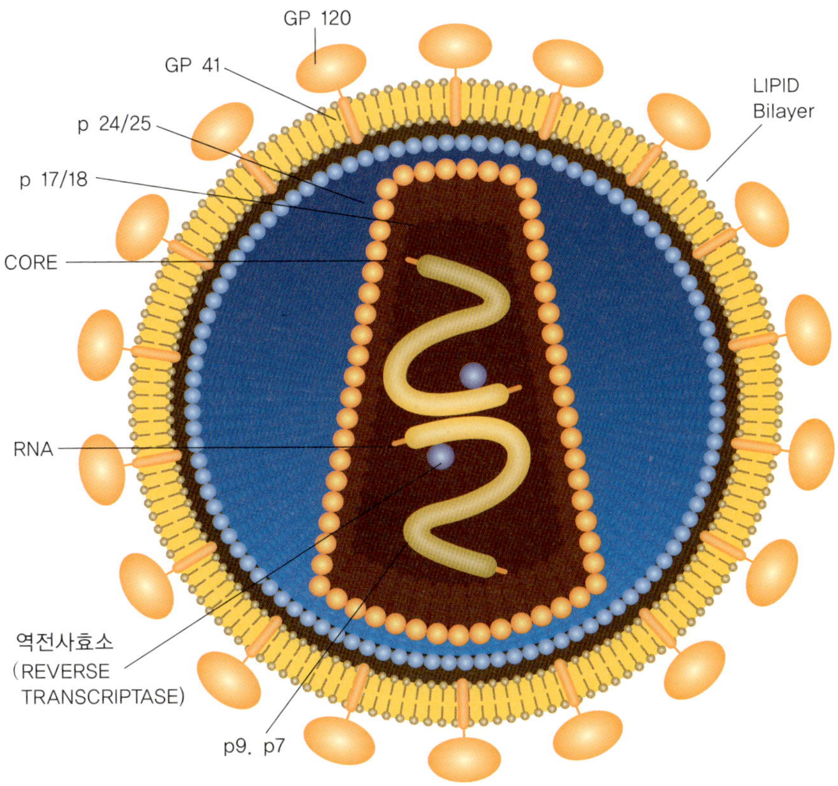

그림 2-10. 리트로 바이러스(Retrovirus)의 구조. Knob는 gp 120과 gp 41 단백질로 이루어져 있으며 바이러스 핵은 p25나 p24 단백질과 유전정보를 담고 있는 RNA, 그리고 RNA로부터 DNA를 만드는 역전사효소로 되어 있다.

미국내 AIDS 환자수는 급증하였고 지금은 미국뿐만 아니라 아프리카와 유럽 그리고 우리나라와 일본, 중국을 포함하는 아시아 및 동남아 여러 나라에서도 환자가 발생하여 전세계적인 발생양상을 나타내고 있다.

1. 원인체

AIDS의 원인체는 1983년 프랑스와 1984년에 미국의 연구팀에 의해 AIDS 환자로부터 각각 분리되었다. 이로써 이 진지한 바이러스의 정체가 밝혀지게 되었던 바 이는 역전사효소활성을 나타내며 전자현미경적 형태는 RNA종양 바이러스와 유사하였고 특히 사람의 CD4 T세포에 친화성을 나타내었다. 따라서 이 바이러스는 레트로 바이러스(그림 2-10)의 일종임이 확실시되었으며 분리 당시 Human T-Lymphotrophic Virus type III(HTLV-III) 또는 Lymphadenopathy Associated Virus(LAV) 등으로 불렀으나 지금은 통칭하여 인형면역결핍바이러스(Human Immunodeficiency Virus, HIV)라 부른다.

2. 성상

HIV의 구조를 통상적인 엔벨로프가 있는 바이러스의 구조와 비슷하다(그림 2-11). 즉 입자중앙에는 전자 밀도가 높은 원통형의 핵심부로써 뉴클레오 캡시드가 자리하며, 그 바깥에 두 종류의 당단백질로 이뤄진 지질층과 스파이크로 구성된 엔벨로프가 둘러싸여 있다. 엔벨로프의 당단백질(gp 41, gp 120)은 바이러스 주에 따라 차이를 나타낼 수 있는 것으로서 형특이성 항원이라 하며 핵심 단백질은 동일 군의 바이러스들에서는 동일하므로 군특이성 항원이라 한다. 입자의 내부에는 RNA의존성 DNA 중합효소(역전자 효소)와 바이러스 게놈이 있다.

HIV의 게놈은 동일한 이중나선의 RNA분자들로 구성되며, 각 RNA나선은 전형적인 진핵세포성 m-RNA모양의 (+)나선의 한 가닥 RNA분자로서 두 가닥이 서로 5′ 말단부에서 수소결합으로 연결되어 이루어진 이배체 게놈(diploid genome)이다.

HIV의 게놈은 종양성 레트로바이러스와 마찬가지로 숙주세포의 DNA분자내에 삽입되어 있는 소위 프로바이러스(provirus)로서 존재하지만 HTL-1과는 달리 정상세포내에서는 존재하지 않는 전적으로 외인성 바이러스이다. 즉 HIV의 프로바이러스는 숙주세포의 DNA분자내에 기존하는 비활동성 바이러스 게놈으로서가 아닌 세포 외부로부터 침입한 바이러스가 일련의 과정을 거쳐서 프로바이러스로 전환된 것이다.

HIV의 게놈은 다른 RNA 종양바이러스처럼 gag, pol 및 env 유전자를 포함하며 그 밖에도 두 개의

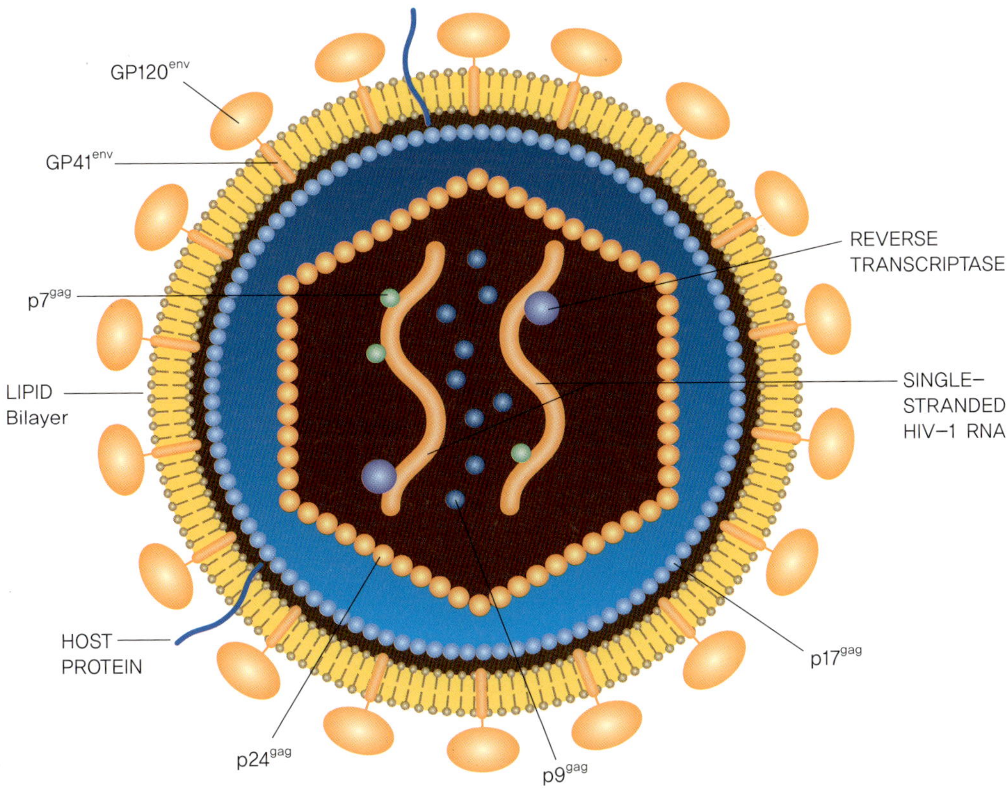

그림 2-11. HIV-1 Virion의 구조

개방된 해독틀을 더 가지고 있어서 이에 의해서 HIV의 구성단백질이 존재함을 가리킨다. 이중에서는 41 K, 120 K, 1260 K 달톤의 폴리펩티드는 당단백질이고 나머지는 핵심단백질이며 현재 폴리펩티드의 종류 및 항원성의 차이로서 HIV는 HIV 1과 HIV 2로 구분된다.

HIV는 이처럼 전형적인 레트로 바이러스로서의 일반적인 특징을 지니지만 형태적 및 바이러스학적 성질에서는 RNA 종양바이러스와는 분명한 차이가 있다. 즉 바이러스 입자의 핵심부의 형태가 원통형으로 RNA 종양바이러스 type B, C, D의 원형과는 차이를 보이며 또한 핵심의 동질성과 게놈 및 단백질의 크기, 생물학적 성질에서도 차이가 있다.

특히 최초의 인간 레트로 바이러스인 HTLV-I 및 II와는 이런 관점에서 다르다. 그러나 HIV는 면양의 중추신경계에 질환을 일으키는 바이러스인 visna 바이러스같은 lentivirus들과는 오히려 형태와 생물학적 특성 및 게놈체제가 비슷하다. 이런 점에서 현재 HIV는 visna 바이러스와 같은 아과(subfamily)인 Lentivirinae로 분류하며, HTLV-I, II를 포함하여 RNA 종양바이러스들은 아과 Oncovirinas로 분류한다. 이밖에도 Retroviridae과에서는 Spumavirinae라는 또다른 아과가 있으며 formy 바이러스가 이에 속한다(표 2-21).

표 2-21. 레트로 바이러스의 분류

· Family	: Retroviridae
· Subfamily	: Oncovirinae(the RNA tumor virus group)
Genus	: (Unnamed) (type C oncoviruses)
Genus	: (Unnamed) (type B oncoviruses)
Genus	: (Unnamed) (type D oncoviruses)
· Subfamily	: Spumavirinae(the foamy viruses)
Genus	: Spumavirus(foamy viruses)
· Subfamily	: Lentivirinae(Maedi/Visna viruses)
Genus	: Lentivirus(Maedi/Visna viruses)

3. 증식

HIV T-림프구에 친화성을 나타내는데 그중에서도 특히 CD4(+) T(OK T4/Leu 3a$^+$)림프구(보조세포/유도세포 표현형)를 선택적으로 감염시킨다.

HILV-I 같은 종양바이러스 감염의 경우는 감염 T세포가 형질전환을 일으켜서 종양세포화하지만 HIV 감염의 경우는 감염 T세포가 다핵성 거대세포화하는 등의 뚜렷한 세포병변효과를 나타내며 결국 죽게 된다. 따라서 AIDS 환자에서는 CD4(+) T세포가 선택적으로 파괴됨으로써 CD4(+) T세포의 숫적, 기능적 저하가 초래되어 CD4(+) T세포의 중추적 역할에 의해 수행되는 인체면역 기능에 커다란 손상을 유발시킨다. HIV는 인체내에서 T세포 이외의 다른 종류의 세포들도 감염시킴이 알려졌다. 즉 비록 주된 표적세포는 아니지만 B세포와 단핵구도 감염되어 그 결과로서 B세포의 자발적 자극과 분화에 따른 제어받지 않으면 면역글로불린의 과잉 생산으로 고감마글로불린 혈증을 유발시키며 또한 단핵구의 면역학적 기능 저하로 인한 세포질 면역기능 장애를 일으키게 된다.

지금 HIV는 각종 조직배양세포를 이용하여 시험관내 배양이 가능하다. 조직배양세포는 대부분이 사람에서 유래된 각종 T세포계의 세포들로서, 림프계 백혈병환자로부터의 T세포계의 세포들로서, 림프계 백혈병환자로부터의 T세포계로는 HT세포 및 H-9, Molt-4 등이 있으며, 그외에 B림프아세포 유래의 세포계들이 있어서 HIV에 관한 제반연구에 이용되고 있다.

HIV는 비교적 저항성이 약한 바이러스이다. 10% 가정용 표백제나 50% 에탄올, 35% 파라포름알데히드, 0.3% 과산화수소로 실온에서 10분 정도 처리하면 완전히 감염력을 상실한다. 또한 강산이나 강알칼리로도 용이하게 불활성화되며, 열저항성도 약하여 56℃, 10분 정도 처리하면 완전히 감염력을 상실한다. 그러나 건조된 단백질성 물질과 혼재시에는 열저항성이 높아져서 예를 들어 냉동건조된 혈액제제내 바이러스를 불활성화시키기 위해서는 68℃에서 적어도 72시간 가온 처리하여야 한다.

4. 임상증상

AIDS의 임상증상은 생명을 위협하는 심각한 각종 감염증들과 비정상적인 종양의 발생으로 특정지을 수 있다. AIDS의 보편적인 증상은 Pneumocystis carinii 감염에 의한 폐염(51%)과 P. carinii 폐염을 동반하지 않는 카포시육종(KS) (27%)과 P. carinii 폐염을 동반하는 카포시육종(7%)이며, 나머지는 다른 기회감염증(10%)을 나타낸다. AIDS 환자에서 나타나는 여러 감염증은 (1) Pneumocystis carinii 같은 정상인에게는 병을 일으키지 않는 것, (2) 정상인에서는 경증의 질환을 일으키는 병원균(예를 들어 Mycobacterium tuberculosis)들에 의한 감염으로 나눌 수 있다(그림 2-12).

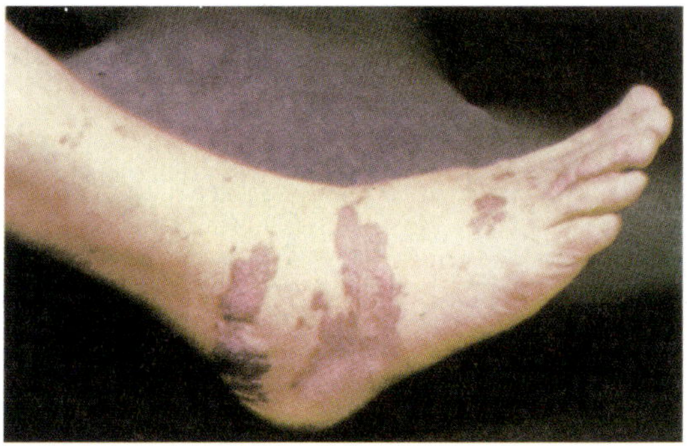

그림 2-12. AIDS 환자에게 나타나는 카포시육종

AIDS의 잠복기는 6개월에서 2년 이상이며, 보다 중증의 증상이 나타나기전 종종 피로감, 불쾌감, 체중감소, 발열, 호흡곤란, 오한, 설사, 림프절종창 등의 전구증상이 선행된다. 이후 임상적으로 지속성 전신성 림프절증(persistent generalized lymphadenopathy, PGL), AIDS 관련복합증(AIDS related complex, ARC)을 거쳐 AIDS로 진전된다. 악성종양은 특히 동성연애자 AIDS 환자의 경우 흔히 관찰된다(40%). 이때는 카포시육종(90%)과 버킷트림프종을 포함하는 각종의 악성 림프종(10%)이 주로 나타난다(표 2-22).

표 2-22. AIDS와 관련된 감염증과 악성 종양

미생물 또는 감염증	종 양
Pneumocystis carinii(흔함) Cytomegalovirus(흔함) Candidiasis(흔함) Cryptococcus neoformans Mycobacterium avium intracellulare M. tuberculosis 단순포진 바이러스(흔함) Cryptosporidiosis Toxoplasma gondii 대상포진 바이러스 Entamoeba histolytica(흔함) Giardia lamblia(흔함) Aspergillus Shigella Salmonella Strongyloides and Campylobacter	카포시육종(흔함) Non-Hodgkin's lymphomas 구강과 직장 편평 상피세포암 (흔히 동성연애자에서 발견됨)

5. 검사법

AIDS의 진단은 면역학적 방법과 바이러스학적 방법에 의한 바이러스의 분리 및 동정 그리고 혈청학적 방법에 의한 바이러스의 분리 및 동정 그리고 혈청학적 방법에 의한 항바이러스항체를 증명함으로써 가능하다. HIV의 분리는 환자는 말초혈액이나 골수의 림프구를 CD4 양성표적세포 또는 전자현미경검사를 통해 바이러스 항원 및 바이러스 입자를 관찰함으로써 확인할 수 있다. 항체의 검사는 간접 면역형광항법, ELISA, 방사면역침강법(RIPA) 등에 병행하여 Western Blot으로 실시한다. 또한 중화항체법도 확장시험으로 응용될 수 있다.

최근에는 분자생물학의 발전으로 인하여 그 검사가 더욱 다양화되고 정확화되어 가고 있다.

XI. 신종 인플루엔자 A (Novel H1N1 Flu)

신종 인플루엔자 A 바이러스 서브타입 H1N1(영어: Influenza A virus subtype H1N1) 또는 A (H1N1)는 사람에게 발병하는 가장 흔한 유형인 인플루엔자 바이러스 A형의 일종으로, 사람 이외에도 돼지, 조류, 말, 족제비류, 바다표범과 고래에서도 감염 · 발병할 수 있다(그림 2-13).

신종 인플루엔자 A (H1N1) 바이러스는 2009년 4월 24일 아메리카 대륙에서 환자 발생이 WHO

에 처음 보고된 이후, 유럽, 중동, 아시아, 아프리카 등의 160여개 나라로 퍼져 나가고 있다(표 2-23).

표 2-23. 신종 인플루엔자 A 바이러스(H1N1) 전세계 대유행 사례

세계보건기구 권역 (WHO Regions)	WHO에 보고된 첫 사례 일자	합 계	
		환자 수	사망자 수
아메리카 대륙	2009. 04. 24.	87,965	707
유럽	2009. 04. 27.	16,556	34
서부 태평양	2009. 04. 28.	21,577	30
동남 아시아	2009. 05. 13.	7,358	44
동부 지중해	2009. 06. 03.	890	1
아프리카	2009. 06. 18.	157	0
합 계	-	134503	816

Data source: WHO. *pandemic (H1N1)* 2009 - update 59. (online) 2009. http://www.who.int/csr/don/2009_07_27/en/index.html (Accessed 27 July 2009).

조류 인플루엔자 바이러스(Avian Influenza Virus, AIV)는 nucleoprotein과 matrix(M1) protein의 항원성에 의해 모두 A형으로 분류되며, 그 이하 아형의 분류는 두 개의 표면 glycoprotein인 hemagglutinin(HA)과 neuraminidase(NA)의 항원성에 의해 결정된다. 현재까지 16종류의 HA와 9종류의 NA가 인플루엔자 A형 바이러스에서 밝혀졌으며, HA와 NA의 조합에 의해 다양한 종류의 항원성을 갖게 된다. 일반적으로 HA와 NA 아형 바이러스들은 수생 조류에서 대부분 발견되는데 반해, 3종의 HA아형(H1-H3)과 2개의 NA아형(N1 과 N2)은 사람에게도 발견이 된다. 인플루엔자 A형의 아형은 다음과 같이 구분되어진다. H1N1 · H1N2 · H2N2 · H3N2 · H3N8 · H5N1 · H5N2 · H5N3 · H5N8 · H5N9 · H7N1 · H7N2 · H7N3 · H7N4 · H7N7 · H9N2 · H10N7 등이 있다.

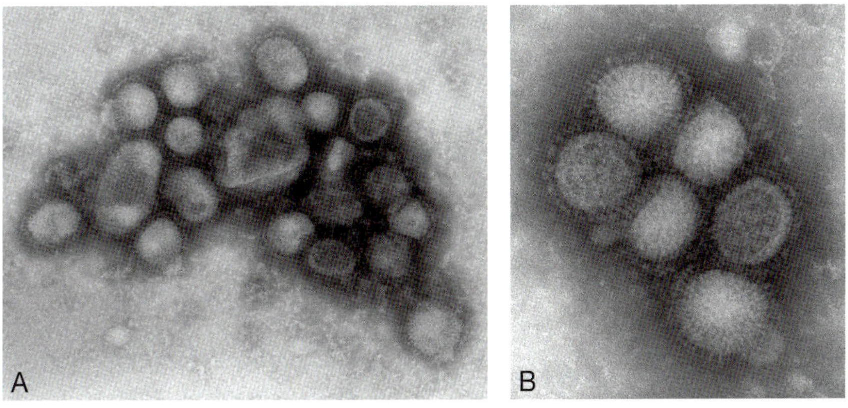

그림 2-13. HINI의 전자현미경 관찰모습

1. 신종인플루엔자 발생사 (History)

우리 인류가 지금가지 독감바이러스 대유행을 가져온 것이 1968년 H3N2 독감바이러스가 있었으며 그 유행은 앞으로도 계속 있을 것이다.

이러한 독감바이러스는 30년을 주기로 대유행을 가져왔다. 사람은 독감바이러스의 시작숙주가 아니고 전파주기상 마지막숙주가 된다.

이중에서는 1918년에 발생한 대유행독감은(스페인 독감)는 대단히 치사율이 높은 악성 변종 인플루인자에 의해 발생한 인플루엔자 대유행(pandemic)이다. H1N1에 의하여 감염자가 6억명에 달했으며 1년만에 4천만명이나 되는 사람이 사망한 것으로 알려졌다. 이는 제1차 세계 대전의 사망자수보다 3배나 많은 숫자이다. 한국에서도 740만 명이 감염되어 14만 명 이상이 희생되었다. 이때 특이했던 사항은 10대에서 40대 연령의 사망률이 다른 대유행독감보다 매우 높았다는 사실에 주목한다. 또한 1940년대의 B형 인플루엔자 와 1946년의 C형 인플루엔자가 명명되었다.

소련 독감은 1977년부터 1978년에 걸쳐서 소련에서 유행한 A/USSR/90/77(H1N1)에 의해 발생한 인플루엔자의 국지유행(epidemic)이다. 유사한 인플루엔자가 1947년부터 1957년에도 유행했기 때문, 면역을 가지지 않는 23세미만의 어린이나 청년에게 주로 감염되었다. 대유행(pandemic)이라고 불리기도 했지만, 주로 청년만 감염되었기 때문에 엄밀하게 말하자만 대유행은 아니다. 1978년부터 1979년에 제조된 백신에는 이 바이러스가 포함되어 있으며, H1N1을 소련형, 또는 A소련형 독감이라고 부르기도 한다.

최근에 발생한 돼지독감, 멕시코인플루엔자, 인플루엔자 A로 불리는 신종플루는 2009년 4월에 최초로 미국에서 발견되었으며. 멕시코와 캐나다를 포함한 다른 나라에서도 이 신종 바이러스로 인한 환자가 발견되었다. 2009년 H1N1 인플루엔자 A 사태의 확산에 따라 감염된 미국인 환자에서 4 종의 독립적인 변종 바이러스가 확인되었다. 북아메리카 멕시코 인플루엔자, 북아메리카 조류 인플루엔자, 인간 인플루엔자, 돼지 인플루엔자가 그것이다. 유럽과 아시아에서는 잡종개에게서도 변종 바이러스가 발견되었다. 신종 인플루엔자의 발현은 인간 인플루엔자와 돼지 인플루엔자 사이의 유전자 재배열에 의한 것으로 새로운 인플루엔자 4종 모두 H1N1의 아형이다.

2009년 H1N1 인플루엔자의 유전자 특성 가운데 적혈구 응집 인자(HA)는 미국에서 1999년에 돼지 인플루엔자로부터 분리해낸 것과 동일하다. 그러나 뉴라미다아제 응집 인자(NA)와 기질 단백질 응집인자(M)은 현재 유럽에서 조류 인플루엔자로부터 분리한 것과 유사하다. 돼지 인플루엔자, 조류 인플루엔자, 인간 인플루엔자에 있던 여섯 종의 유전자가 아메리카 돼지 인플루엔자에서 섞인 것이다. 이러한 유전자 혼합은 돼지에서 인간으로 전염되기 전 까지 발견되지 않았다. 이러한 전파경로는 이전의 미국내 돼지 사이의 인플루엔자 전염에 비추어 볼 때 이례적인 것이다.

이 바이러스는 사람과 사람간에 전염이 되는 일반적인 계절성 인플루엔자의 전염과 같은 양태로 확산되고 있다. 최초에 이 바이러스는 "돼지 독감(Swine Influenza)"이라고 명명되었다. 그 이유는 실험 결과 이 신종 바이러스의 유전자가 북미 지역의 돼지에서 쉽게 발생하는 인플루엔자 바이러스와 매우 유사했기 때문이다.

그러나 심층적인 연구를 통해 이 바이러스와 북미 지역의 돼지 인플루엔자 바이러스가 다르다는 것이 밝혀졌다. 이 신종 바이러스는 두 가지의 돼지 인플루엔자 유전자와 조류 인플루엔자 유전자, 사람 인플루엔자 유전자가 합쳐서 변이된 것으로 과학자들은 이를 두고 "4종 재조합(quadruple reassortmant)"이라고 한다.

2. 성상(Characterization)

미국 CDC에서는 이 신종 H1N1 바이러스가 사람 사이에서 감염될 것으로 생각하고 있다. 그러나 아직 사람간에 이 바이러스가 쉽게 전염될지는 명백히 알려지지 않은 상태다.

이 바이러스에 감염된 사람이라면 계절성 독감에 감염된 것과 마찬 가지의 증상을 나타낸다. 예를 들어 발열, 기침, 인후통, 콧물이나 코막힘, 신체의 통증, 두통, 오한, 피로 등이다.

또한 이 바이러스에 감염된 것으로 보고된 상당 수가 설사와 구토 증세에 시달리는 것으로 보고되었다. 또한 결과적으로 계절성 독감과 같이 중증 질환과 사망에 이르기 까지 한다.

신종 H1N1바이러스의 구조

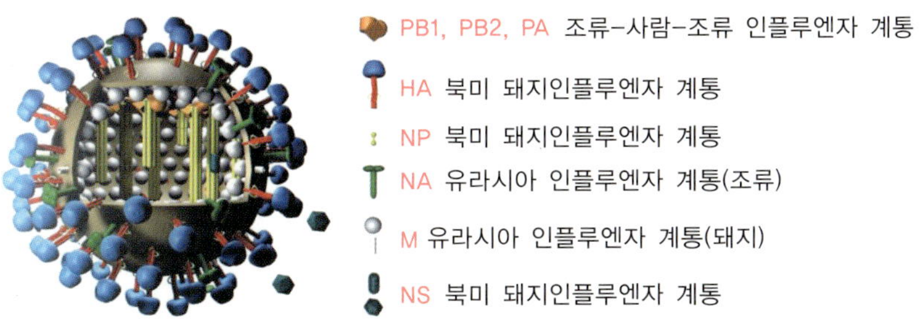

▶ 인플루엔자A 바이러스의 게놈(유전체)은 8개 조각으로 나뉘어, 다른 바이러스 유전자와 쉽게 섞일 수 있고 이때 변종이 된다. 그림에서 보이는 PB1, PB2, PA, HA, NP, NA, M, NS가 각각 8개 유전자 조각들이다. 유전자 조각들은 각기 한두 가지 단백질을 만들어 자신의 단백질 몸체를 구축하고, 세포의 문을 열어 감염하며 숙주 세포를 이용해 증식하는 기능들을 수행한다. HA는 숙주 세포 표면의 수용체와 결합해 세포안으로 침투할 수 있게 '세포의 문'을 여는 구실을 한다. NA는 증식한 바이러스들이 세포 밖으로 나오도록 돕는다. 바이러스 껍질은 주로 M1 단백질로 둘러싸여 있으며, 표면에 HA, NA, M2(이온 물질 통로) 단백질이 붙어 있다.

A

인플루엔자A 바이러스의 유행의 역사

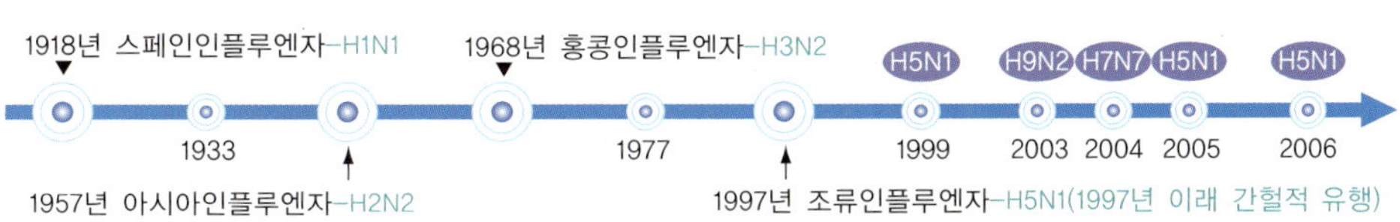

B

그림 2-14.

H1N1 바이러스의 확산은 계절성 독감의 확산과 같은 양상으로 전개되는 것으로 생각되며.

독감 바이러스는 인플루엔자 바이러스에 감염된 사람이 기침 또는 재치기를 통해 사람 사이에 전염되는 것으로 알려졌다.

때로는 바이러스가 묻어 있는 사물을 손으로 만진 후 자신의 호흡기(입 또는 코)를 만지는 것을 통해 감염된다. 현재 미국 CDC에 따르면 이 바이러스는 계절성 독감의 감염과 비슷한 형태로 진행될 것으로 예상되며, 계절성 독감의 경우 발병이 확인된 지 최소 하루에서 최대 7일 정도의 시간을 두고 전염이 되는 것으로 알려져 있다. 특히 어린 유아의 경우 오랜 기간 감염될 가능성이 높다.

3. 신형인플루엔자의 환자구분(Classification)

현재 우리 나라의 질병관리본부에서는 아래의 3가지 분류를 통해 환자를 구분하고 있다. **의심 환자**: 급성 호흡기 질환이 있으면서 증상발현 7일 이내 추정 또는 확진환자와 접촉하였거나 확진환자 발생 지역에 체류 또는 방문한 후 귀국한 경우, **추정 환자**: 급성 호흡기 질환이 있으면서 인플루엔자 A는 확인이 되었으나, 기존 사람인플루엔자 H1과 H3에 음성인 경우, **확진 환자**: 추정 환자 중 real-time RT-PCR 또는 바이러스 배양을 통해 바이러스 병원체 감염이 확인돼 급성 호흡기 질환자로 대별된다.

급성 호흡기 질환이란 앞에서 설명한 계절성 독감의 증상과 동일한 증상을 나타내는 경우를 말하며, 질병관리본부에서는 이 중 2개 이상의 증상이 발현되었을 경우 의심 환자로 분류할 수 있다. 만일 이러한 증상이 의심된다면 가까운 보건소에 가서 자세한 진찰을 받는 것이 좋다.

4. 돼지 인플루엔자(Swine Influenza)와 WHO의 전염병 경보 단계

2009년 4월 29일 미국에서 25개월된 여아의 사망으로 인해 WHO의 돼지 인플루엔자(Swine Influenza)에 대한 전염병 경보 단계가 이전의 4단계에서 5단계로 격상되었다. 이는 인접국가인 멕시코와 미국에서 돼지 인플루엔자로 인한 사망자가 발생하였기 때문이며 만일 의심환자가 급속도로 늘고 있는 호주 등지에서 사망자가 발생한다면 이 단계는 최고 단계인 6단계로 상향될 것이다.

신종 인플루엔자 A(H1N1) 바이러스가 인간 대 인간 감염 전파되는 것이 보고되고(Naffakh *et al. Microbes and Infection* 2009. 11(8-9): 725-728.; Peiris 2009. 45(3): 169-173.) 2009년 6월 11일 세계보건기구(WHO)는 전염병 경보 체제를 6단계로 상향 조정하여 범세계적 대유행을 경고하였다.

5. WHO 전염병 경보단계란?

유엔 산하 보건기구인 세계보건기구(WHO)는 2009년 전염병에 대한 범세계적인 대응을 위해 각 국가의 대응과 준비에 보다 도움을 주고자 전염병 6단계 경보 체제를 개정하여 각국에 공지하였다. 이번 개정으로 단계별 전염병의 상황을 관찰 가능한 현상을 근거로 나누어 이전 보다 전염병을 쉽고 정확하게 이해할 수 있게 되었다.

6. 전염병의 확산 단계와 전염 이후의 단계

전염병 경보 단계는 크게 전염병 확산 단계와 전염 이후의 단계로 나누어 볼 수 있습니다. 이를 자세히 살펴보면 전염병 확산 단계는 총 6단계로 나누어 지는데 1~3 단계는 주로 준비와 관련된 것으로 대비능력 개발과 대응책 계획과 관련 있고, 4~6단계는 전염병에 대한 대응과 완화책에 대한 내용이며, 다음으로 전염 이후의 단계는 절정 이후 단계(Post Peak)와 전염병 이후 회복 단계(Post Pandemic)로 나눌 수 있다(그림 2-15).

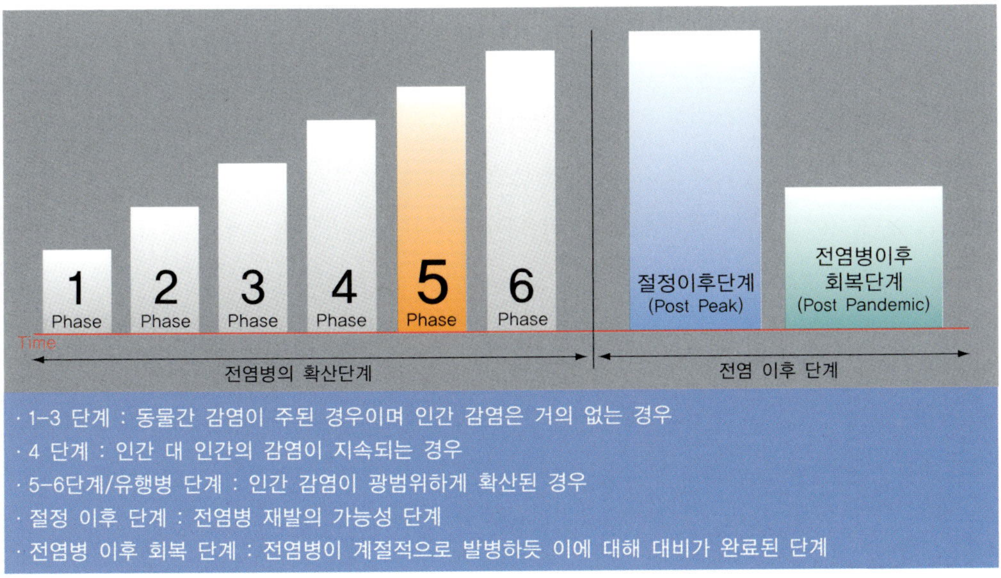

- 1-3 단계 : 동물간 감염이 주된 경우이며 인간 감염은 거의 없는 경우
- 4 단계 : 인간 대 인간의 감염이 지속되는 경우
- 5-6단계/유행병 단계 : 인간 감염이 광범위하게 확산된 경우
- 절정 이후 단계 : 전염병 재발의 가능성 단계
- 전염병 이후 회복 단계 : 전염병이 계절적으로 발병하듯 이에 대해 대비가 완료된 단계

그림 2-15.

1) 단계별 상세 설명

① 1단계는 일반적으로 인플루엔자 바이러스가 동물, 특히 조류 사이만 나타나는 경우이다. 이런 바이러스가 때론 유행성 바이러스로 발전을 할 수 있더라도 동물 인플루엔자 바이러스가 인간에게 감염된 보고가 거의 없는 상태이다.

② 2단계는 가축 등 동물 사이에서 확산되고 있는 동물 인플루엔자 바이러스가 인간에게 감염이 되어 전염병으로 번질 가능성이 있는 전염 위협 상태를 말한다..

③ 3단계는 동물 혹은 인간-동물 인플루엔자 바이러스가 인간에게 옮겨져 산발적으로 나타나거나 여러 명이 감염이 된 상태지만 아직은 인간 대 인간 감염으로 전염병이 확산되지 않는 수준을 말한다. 예를 들어, 인간끼리의 감염이 제한적인 상황 즉, 감염자와 그 보호자간에 일어나는 등 상대적으로 친밀하고 극히 제한적인 범위에서 일어나는 경우가 이에 포함이 된다. 이렇게 제한적인 상황에서 일어난 일부 감염은 바이러스가 인간 대 인간의 전염병으로 크게 확산될 정도의 위험 수위라고 여겨지지 않는다.

④ 4단계는 동물 혹은 인간-동물 인플루엔자 바이러스의 인간 대 인간의 감염이 지역 사회 차원의 역병으로 유발할 수 있는 수준을 지칭한다. 지속적으로 지역 사회에 발병을 일으킬 수 있다는 것은 전염병 대유행의 위험이 현저히 높아졌음을 뜻한다. 국가적으로 이런 상황이 발생 되었다면 시급히 세계보건기구와 협조하여 이를 조사를 하고 긴급 전염병 확산 억제 정책이 필요한지 의논해야 한다. 그러나 4단계는 전염병으로의 대유행의 위험도가 높아진 상태를 말하는 것이지 이것이 꼭 대유행으로 이어짐을 의미하지는 않는다.

⑤ 5단계는 인간 대 인간의 감염이 WHO 회원국 중 동일 권역 내의 2개국 이상에서 보고되는 경우를 뜻한다. (예를 들어 멕시코와 미국) 대부분의 나라에 큰 영향이 있는 상황은 아니지만 5단계 발표는 곧 전염병의 대유행이 다가온다는 강한 신호이며 각 국가별로 계획된 전염병 방지 정책을 실행에 옮기고 조직을 정비하여 만의 하나 있을 수도 있는 전염병 확산에 대비가 필요한 단계이다.

⑥ 6단계는 전염병이 확산되고 있는 상태로 5단계 조건을 만족하고 WHO 회원국 중 다른 권역의 나라에까지 전염병이 확산된 상태를 말한다. 이 단계에 이르렀다는 것은 전염병이 곧 세계적으로 대유행 할 것을 뜻한다.

⑦ 절정이후 단계란 전염병에 대해 적절한 조치를 취한 대부분의 나라에서 전염병이 줄어들고 있는 상태를 말한다. 이 단계는 전염병이 줄고 있으나 언제 재발할 지 모르기 때문에 각 국마다 재유행을 대비해야 한다. 기존의 전염병들을 보면 주기적으로 수개월간에 걸쳐 나타나는 경향이 있어 전염병이 줄어들기 시작하면 이 같은 정보를 각국에게 알려 재발의 후폭풍을 대비할 수 있도록 해야 한다. 전염병의 파도는 수개월에 걸쳐 나타날 수 있기 때문에 안심할 수 없다.

⑧ 전염병 이후 회복 단계에서는 인플루엔자 바이러스가 계절적 양상을 보이며 보통 수준으로 내려온 경우를 말하며, 전염병 바이러스가 계절적인 인플루엔자 A 바이러스와 비슷한 양상을 보

일 경우를 뜻하는데 이 시점에서는 기존의 감시체계를 유지하고 전염병 방지책에 대한 최신 정보를 가지고 대응하여야 한다. 이 단계에서는 본격적인 회복기와 방지에 따른 평가가 필요하다.

2) 진단지침

표 2-24. 실험실 진단 지침

관련 기관	역 할	비 고
시・도 보건과	· 인플루엔자 A(H1N1) 환례정의에 따른 검체 채취 대상자 관리 · 바이러스 수송배지 및 인플루엔자 조기 진단 키트관리 · 보건소 배포	· 역학조사관은 검체 채취 시 검체 번호 부여
시・군・구 보건소	· 인플루엔자 A(H1N1) 조사대상자 검체채취 여부확인(검체번호 수령) · 보건소 요원이 인플루엔자 A(H1N1) 의심환자 검체채취(호흡기 검체 : 인후도찰물) · 검체 의뢰서 및 검체 채취동의서 작성(관리지침 서식 1, 5, 6참조) · 검체 의뢰 - 호흡기검체 : 시・도 보건환경연구원(직송) ※ 인플루엔자 A(H1N1) 추정환자로 판정될 경우 혈액채취 후 질병관리본부로 수송(직송 또는 택배, 관리지침 서식 6 참조) · 검사 결과 환류(조사대상자)	· 조사대상자 신고 시 시도 역학조사관과 반드시 검체채취 여부 확인 및 검체번호 수령 · 검체채취 시 보건소 요원에 의한 조기진단키트 검사 수행(선택사항)
시・도 보건환경연구원	· 인플루엔자 A(H1N1) 조사대상자 유전자 검사 - 인플루엔자 A(H1N1) 검체번호 확인 - '인플루엔자 바이러스 A/B 키트'로 호흡기 검체에 대한 RT-PCR 실시(BSL 2+) - A형 양성인 경우 확진 및 바이러스 분리를 위해 잔여 원검체 및 RNA를 질병관리본부로 즉시 송부(직송 또는 택배 이용) ※ 실험결과(사진)는 인플루엔자 실험실 감시 사이트 자료실에 게재 - B형인 경우 바이러스 배양 (기존 인플루엔자 실험실 감시체계와 동일) - 검사 결과 보고 및 환류 ※ 일일상황보고 : 당일 접수 및 진행현황(16시 기준)을 17시 까지 팩스(02-389-2014)로 송신(관리지침 서식 7 참조)	· 별도 배포된 '인플루엔자 바이러스 A/B 키트'이용 · 검체 수령, 유전자 검사 완료 후 각 단계별로 즉시 유선 보고 · 체온 및 증상 모니터링(증상 있을 경우 즉시 보고 : 기관 및 인플루엔자바이러스과)

관련 기관	역 할	비 고
질병관리 본부	· 유전자 검사 및 분석 · 바이러스 분리 · 혈청검사 · 의뢰된 유전자 양성 검체 최종 확인 · 기술 및 물품 지원	인플루엔자바이러스과

※ 조류인플루엔자 인체감염 유전자진단체계와 동일한 방법으로 수행함

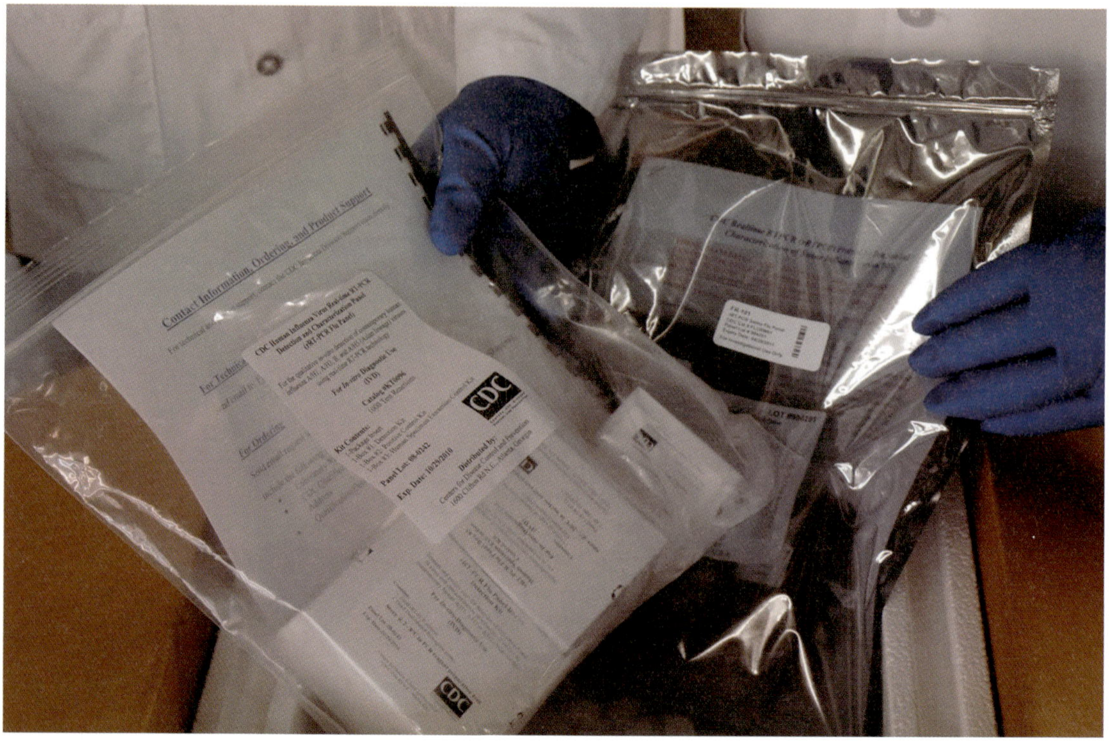

그림 2-16. 신형인플루엔자 진단 킷트(정량 PCR kit)

XII. 바이러스와 종양(Virus and tumor)

1. 바이러스에 의한 종양발생(viral oncogenesis)

바이러스 중에서 자연감염이나 실험적 접종으로 동물에서 종양 또는 암을 일으키거나, 시험관내에 배양된 조직세포에 접종하였을 때 세포전환(cell transformation)을 야기시킬 수 있는 것을 종양바이러스로 규정하고 그런 능력을 종양발생능이라고 한다.

이들 종양바이러스도 어떤 종류의 핵산을 가졌느냐에 따라 크게 DNA 종양바이러스와 RNA 종양바이러스로 나누어진다.

DNA 바이러스 중에서 종양발생능을 지닌 것은 파포바바이러스과, 아데노바이러스, 헤르페스바이러스, B형 간염바이러스, 폭스바이러스과의 바이러스들이다.

한편 RNA 바이러스 중에서 종양발생능을 지닌 것은 과거에 온코르나바이러스(oncornavirus)로 호칭되었으나 현재는 레트로바이러스(retrovirus)로 포칭되는 일단의 RNA 바이러스뿐이며 여기에는 조류 복합군, 마우스 복합군, 마우스 유방암바이러스(mouse mammary tumor virus), 고양이 복합군, 영장류 리트로바이러스 등이 포함된다.

1) 세포전환(cell transformation)

정상 세포를 시험관내에서 배양하게 되면 일정한 형태를 지닌 세포들이 증식하면서 배양용기의 표면에 부착하여 자라게 되는데 이때 세포와 세포사이에는 소위 접촉저지의 기능이 엄격히 집행되고 있어 배양이 잘 진행되고 난 뒤에 보면 플라스틱이나 초자배양기의 표면에 단층으로 깔린 세포의 배양을 얻게 되는데 이를 단층배양이라고 부른다. 이와 같은 조직배양세포의 단층배양은 일단 완성되면 그 뒤 한참동안을 지나더라도 그 세포배열이 흐트러지지 않고 잘 유지되는 법이다.

이렇듯이 시험관내에 배양된 정상세포에 종양바이러스를 접종하거나 그 바이러스로부터 추출된 핵산인 전염성 핵산으로 감염(transfection)을 시키면 소위 세포전환이 일어나게 되어 세포의 형태가 바뀌고 증식양상도 달라지고 , 더욱이 정상세포이었을 때 나타내었던 접촉저지의 기능이 없어지게 되어 세포끼리 서로 올라타면서 자라게 되고 이로써 시험관내에 국소적인 미세종양이 형성된 꼴이 되는 것이다.

종양바이러스의 감염으로 세포전환이 이루어진 세포에 있어서 종양바이러스이 행방은 어떻게 되었으며 어떤 기전으로 정상세포가 종양세포화 되었는지를 추적해 보면 대략 다음과 같다.

직설적으로 말하면 종양바이러스이 게놈, 즉 염색체가 숙주세포염색체내에 삽입되어 있으면서 거기에 함유되어 있는 여러 유전자 중에서 세포전환(또는 종양세포화)에 필요한 단백질, 즉 전환단백질에 대한 유전자인 전환유전자가 주로 표현됨으로써 세포전환효과를 내게된다. 많은 경우에 있어서 그런 세포전환단백질은 단백질키나제(protein kinase)의 기능을 지녔으며 이 효소의 기능이 세포막, 기타 세포의 미세구조에 영향을 미치고 나아가서는 전체적인 유전자표현에까지도 영향을 주게 되어 세포전환이 되는 것으로 풀이되고 있다.

이 세포전환유전자가 바로 종양유전자(oncogene)로서 이것이 종양바이러스이 게놈속에 있을 때에는 바이러스종양유전자(viral oncogene)라고 호칭하며 종양유전자 명칭앞에 v-자를 부가하여 표기한다(v-src, v-myb, v-mos 등).

DNA 종양바이러스에 의한 세포전환을 보면 원인바이러스 게놈 중의 일부가 숙주세포 염색체내로 삽입되어 있으며 그 삽입된 바이러스 게놈의 유전자 중에서도 전환단백질을 규정하는 유전자, 즉 전환유전자(또는 종양유전자)가 주로 표현되어 세포전환이 일어난다. DNA종양바이러스 게놈 중 이와 같은 세포전환유전자는 소위 조기유전자군에 속해 있어서 그 유전자표현은 바이러스에 의한 세포감염 성립후 극히 조기에 나타나게 된다.

이들 DNA종양바이러스에 의한 세포전환에 있어서 그 게놈의 일부가 세포의 염색체내로 삽입되는 과정에 관해서는 정확히 분자생물학적으로 밝혀진게 없지만 (1) 숙주세포의 염색체와 바이러스의 게놈이 다같이 이중나선 DNA로 이루어져 있으므로 바이러스이 게놈이 숙주세포 염색체내로 삽입되는데 크게 문제될 것이 없으며, (2) 파아지에 의한 용원화(lysogeny)의 성립 과정에서 그 게놈이 대장균의 염색체속으로 삽입되는데 관해서는 분자생물학적으로 대단히 깊숙히 규명되어 있다는 점 등을 감안할 때 우선 그 가능성을 이해할 수가 있으며 여러 가지 분자생물학적 수기로서 바이러스의 게놈의 일부가 실제로 숙주세포 염색체내에 삽입되어 있음이 증명된다.

2) 종양바이러스에 의한 종양형성

(1) DNA종양바이러스에 의한 종양발생

DNA종양바이러스가운데서도 파포바바이러스과에 속하는 유두종바이러스, 폴리오마바이러스 그리고 vacuolating virus(SV40)에 의한 종양발생이 가장 광범위하게 연구되어 왔었으나 이중 유두종바이러스의 경우에만 자연감염에 의한 종양, 즉 유두종 발생이 관찰되는 것이다.

유두종바이러스는 인간, 개, 소, 토끼에서 각각 유두종을 발생시키는 바이러스가 서로 다르며, 이들은 종특이성이 대단히 강한 바이러스들이다. 사람에서 유두종을 일으키는 인간 유두종 바이러스만 보더라도 유두종의 종류와 명칭이 다양(족척유두종 : plantar warts, 단순우종 : common warts, 편평우종 : flat warts, 첨규콘딜롬: condyloma acuminatum, 후두유두종 : laryngeal papilloma, 성기유두종 : genital warts)한 만큼 그 원인되는 인간 유두종바이러스의 형도 대단히 많아서 현재까지 약 50종 정도가 분리 · 동정되었다.

이들 인간 유두종바이러스 감염으로 야기되는 성기유두종의 환자발생수가 요즘들어 급격히 증가일로에 있으며 위에서 지적한 바의 수많은 인간 유두종바이러스이 형중에서 특정형들이 인간의 자궁경부암과의 연관성으로 크게 주목을 받게 되면서 그와 같은 인간 종양조직세포내에 존재하는 인간 유두종바이러스 DNA의 상태와 그와같은 인간유두종바이러스 DNA에 존재하는 종양발생유전자 성분에 관한 분자생물학적 연구가 활발히 진행되고 있다.

폴리오마바이러스와 SV40은 실험동물에 접종하면 강력하게 종양발생능을 나타내는 바이러스들이며 이들 바이러스에 의한 세포전환의 기전과그 분자생물학에 관해서는 대단히 많은 것이 알려져 있는 셈이다.

이들 바이러스에 의한 세포전환에서 보면 그 초기부터 나타나는 T항원이 바로 세포전환과 종양발생에 관여하는 물질임이 밝혀져 있으며 요즘에도 이들 T항원에 관해서 생체내종양발생시의 유전자 표현과 통제, 후술하는바 원형종양유전자(protooncogene) 산물과의 합동작용 등 중요한 연구가 지속되고 있다.

(2) RNA 종양바이러스, 즉 레트로바이러스에 의한 종양발생

1911년에 미국의 Rous가 발견한 닭의 라우스 육종바이러스(Rous sarcoma virus; RSV)가 첫 번째로 발견된 RNA 종양바이러스이며 이 뒤에 많은 종류의 RNA 종양바이러스가 분리동정되었다.

이들 레트로바이러스는 크기가 100 nm 정도이며 엔벨로프를 지닌 비리온으로 핵심은 20면체이다. 바이러스의 핵산은 단일나선 RNA이며 비리온입자에는 특징적인 역전사효소가 존재하며 이 효소의 작용으로 세포질내에서 바이러스의 핵산인 단일나선 RNA가 이중나선 DNA로 바뀌어지고 세포염색체내로 삽입이 가능해지고 그로서 유전자표현이 제대로 진행되기 때문에 이들 바이러스를 레트로바이러스로 호칭하게 됐다.

여러 레트로바이러스에 관해서 그 조직배양세포내 증식과 세포전환은 분석해 보면, (1) 라우스 육종바이러스처럼 증식과 세포전환을 다 같이 일으킬 수 있는 바이러스와 (2) 조류백혈병바이러스(ALV:avian leukemia virus)와 마우스백혈병 바이러스(MLV; murine leukemia virus)처럼 세포내증식은 활발 하지만 세포전환은 일으키지 못하는 부류와 (3) 세포전환은 가능하지만 혼자 힘으로는 증식할 수 없는 바이러스들(조류 골수모세포종 바이러스; avian myeloblastosis virus, 조류 적아구증바이러스; avian erythroblastosis virus)로 구분된다.

라우스 육종바이러스는 그 게놈의 염기총수가 약 10,000개이며 게놈의 처음과 끝부분은 말단 중복부위와 촉진유전자가 위치해 있는 LTR가 자리하며 그 중간에 네 개의 유전자, 즉 캡시드단백질을 규정하는 gag유전자, RNA중합효소(역전사효소)를 규정하는 pol유전자, 엔벨로프의 페플로머를 이루는 당단백질을 규정하는 env유전자 그리고 세포전환단백질을 규정하는 src유전자가 존재한다.

이들 네 개 유전자중 gag, pol 및 env유전자는 조류 백혈병바이러스나 마우스 백혈병바이러스이 게놈에 있는 것과 거의 동일한 것으로 이는 바로 레트로바이러스이 세포내증식에 소요되는 필수유전자들이다.

이 라우스 육종바이러스에서 확인된 src유전자처럼 레트로바이러스의 게놈속에 존재하며 그 유전자표현으로 세포전환이나 종양발생을 야기하는 유전자를 바이러스 종양유전자라고 호칭하는 것임은 이미 전술한 바와같다. 현재까지 여러 바이러스 종양유전자가 발견되었으며 그중 대표적인 것을 보면 표 2-25에 제시된 바와 같다.

표 2-25. 바이러스 종양유전자(viral oncogenes)

종양 유전자	바이러스	종양의 종류	동물	단백질 산물	세포성원형 종양유전자
v-src	Rous sarcoma virus, B77 ASV	육 종	닭	pp60$^{v\text{-}src}$	pp60$^{c\text{-}src}$
v-myb	Avian myeloblastosis virus(AMV)	백혈병	닭	p45$^{v\text{-}myb}$	p75$^{c\text{-}myb}$
v-myc	Avian myelocytomatosis virus(MC29)	암 육종, 백혈병	닭	p110$^{v\text{-}gas\text{-}myc}$	c-myc
b-erb-B	Avian erythroblastosis virus(AEV)	백혈병 육종		p45$^{v\text{-}erb\text{-}B}$	c-erb
v-fps	Fujinami sarcoma virus(FSV)	육종	닭	pp140$^{v\text{-}gag\text{-}fps}$	p98$^{c\text{-}fps}$
v-mos	Moloney murine sarcoma virus (Mo-MSV)	육종	마우스	p37$^{v\text{-}mos}$	c-mos
v-ras	Kirsten murine sarcoma virus Harvey murine sarcoma virus	육종 백혈병	백서 백서	pp21$^{v\text{-}ras}$	pp21$^{c\text{-}ras}$
v-abl	Abelson murine leukemia virus	백혈병	마우스	pp120$^{v\text{-}gag\text{-}abl}$	pp150$^{c\text{-}abl}$
v-fes	Feline sarcoma virus(FeSV)	육종	고양이	pp85$^{v\text{-}gag\text{-}fes}$	pp92$^{c\text{-}fes}$
v-sis	Simian sarcoma virus	육종	털원숭이	p28$^{v\text{-}sts}$	c-sis

*p : 폴리펩티드, pp : 인단백질

여기서 세포전환을 일으키는 레트로바이러스와 세포전환능력이 없는 레트로바이러스 사이에 그 게놈과 유전자간에 나타난 차이가 규명되어있다. 즉 레트로바이러스중에서 배양세포에서 증식도 잘하고 세포전환도 잘 일으키는 라우스 육종 바이러스 게놈의 유전자 배치를 다른 여러 레트로바이러스의 그것들과 비교한 즉 대단히 흥미로운 사실들이 밝혀지게 되었다.

우선 조류 백혈병바이러스와 마우스 백혈병바이러스는 조직배양 세포에서 활발한 증식은 하지만 세포전환은 못 일으키는데 이들 바이러스의 게놈을 라우스 육종바이러스의 게놈(조직배양세포에서 증식도 잘하고 세포전환도 잘 일으키는)과 비교해 보면 gag, pol 및 env유전자는 양자간에 거의 동일하게 자리잡고 있는데 반하여 세포전환이나 종양형성의 열쇄인 종양유전자(v-src)가 라우스 육종바이러스에는 있으나 조유백혈병 바이러스나 마우스 백혈병바이러스에는 없다는 것이 분명하게 되었다.

이어 다른 레트로바이러스이 게놈의 분석이 진행됨으로서 지금까지 밝혀진 바에 의하면 거의 모든 종양발생능을 지닌 레트로바이러스의 게놈에는 종양유전자가 위치하지만 레트로바이러스의 증식에 소요되는 gag, pol 및 env유전자들은 그 중 일부만이 있거나 있더라도 불완전유전자의 상태로 존재한다는 것이 밝혀지게 되었다.

3) 원형종양유전자(Protooncogenes)

레트로바이러스의 게놈에 존재하는 바이러스 종양유전자에 관한 연구가 진행되면서 다음과 같은 놀라운 사실이 밝혀지게 되었다. 즉 척추동물의 정상세포에는 그 염색체속에 바이러스 종양유전자와 상동인 뉴클레오티드 배열을 갖는 유전자구조가 존재하고 있다는 것이다. 예를 들면, 라우스 육종바이러스 게놈에는 v-src가 바이러스 종양유전자로서 존재하고 있는데 비해서 척추동물의 정상세포 염색체 속에도 그와 상동하는 뉴클레오티드 배열을 가진 유전자구조가 존재하는 것이다. 이렇듯 정상세포의 염색체내에 존재하고 바이러스 종양유전자와 상동하는 뉴클레오티드 배열을 갖는 유전자를 원형종양유전자(protooncogene)또는 세포종양유전자(cellular oncogene)라고 호칭한다.

라우스 육종 바이러스에 존재하는 v-src유전자는 단일나선 RNA이지만 정상세포에 있는 원형종양유전자인 c-src는 이중나선 DNA이며 그 유전자배열이 인트론(intron)과 엑손(exon)이 혼재하는 상태이다.

척추동물의 정상세포에서 염색체상에 원형종양유전가가 존재한다는 것이 밝혀짐으로써 Temin이 제창했던 원형바이러스학설(protovirus hypothesis)이 실질적으로 입증된 셈이 되었으며, 또 그로서 레트로바이러스에 의한 세포전환이나 종양형성에 있어서의 분자생물학적 기전의 이해가 크게 진전을 보게 되었다.

이런 원형종양유전자는 다른 원인으로 활성화되지 않는 한 정상세포의 증식과 분화와 밀접하게 연관되어 있는 것이다.

그러나 그런 원형종양유전자가 (1) 다른 레트로바이러스의 게놈속으로 자리를 옮겨가게 되든지, (2) 원형종양유전가가 자리한 근처에 외부로부터 침입해 들어온 어느 레트로바이러스이 DNA가 삽입됨으로써 원형종양유전자가 활성화되거나, (3) 원형종양유전자에 점돌연변이가 생기면서 원형종양유전자의 활성화가 일어나던지, (4) 염색체의 전좌(translocation)현상으로서 어느 한 원형종양유전자가 활성화되면 세포전환이나 종양이 형성되는 것이다.

4) 인간종양유전자(human oncogenes)

근년에 이르러 사람에서 발생한 몇가지 고형성종양(solid tumors)세포에서 추출한 핵산중에서 감염수기(transfection)에 의하여 시험관내에 배양된 특수세포를 세포전환시킬 수 있는 DNA분획이 분리되었으며 이를 인간종양유전자라고 명명하게 되었다.

더욱이 놀라운 것은 이들 인간종양유전자들의 염기서열이 흰쥐에 육종을 일으키는 바이러스 종양유전자인 v-ras와 대단히 유사하다는 것이 밝혀진 것이다.

여기서 한걸음 더 나아가서 바이러스 종양유전자와 그에 상동하는 원형종양유전자간의 관계와 비슷하게 사람의 고형성종양세포로부터 분리된 인간종양유전자에 대하여 상동체인 원형종양유전자가 정상세포 염색체상에 존재함이 증명되었다. 뿐만 아니라 종양세포에 존재하는 인간종양유전자와 정상세포에 존재하는 원형종양유전자의 염기배열을 비교했더니 방광암의 경우 쌍염기 하나가 서로 틀리는 것밖에는 상호간에 차이점이 없었다. 이로써 정상세포 염색체내에 존재하였던 원형종양유전자의 쌍염기배열에 점돌연변이가 일어나서 그 유전자표현으로 생산되었던 단백질에서 특정 아미노산 한 개가 대체된 비정상단백질이 만들어지게 되고 그 단백질이 바로 전환단백질의 역할을 담당하는 것으로 의견들이 모아지고 있다.

종양유전자의 해로 공인되는 1982년에 보고된 바 인간 방광암조직으로부터 바이러스 종양유전자인 v-ras와 대단히 유사한 DNA성분이 분리・동정되면서 소위 인간종양유전자가 그 모습을 들어내게 되어 학계에 커다란 관심사가 되어왔었다. 그러나 요즘에는 이와같은 방면의 일들은 그리 많지 않으며 그대신 현재까지 분리동정된 약 50종에 이르는 종양유전자 및 원형종양유전자에 관하여 정상세포의 성장, 분열증식, 분화 등에 미치는 영향에 관한 분자생물학적 연구가 활발하게 진행되고 있다.

동물에 대한 종양바이러스의 발견은 많이 되었지만 사람에 대한 악성종양에 관해서는 다음의 것들이 있다.

① EB 바이러스와 Burkitt 림프종이나 상후두암과의 관련성
② 단순헤르페스 2형이 인간자궁경부암에서 많이 분리되며 항체가도 높다.
③ 인간고형종양의 세포나 혈장중에서의 C형 입자의 발견
④ 유방암 환자의 유즙에서의 B형 입자의 발견
⑤ ALT 바이러스와 성인 T세포 백혈병
⑥ 인간 유두암 바이러스와 자궁경부암

바이러스의 발암기전에 대해서는 각종 연구가 진행되고 있지만 인간의 암에 관해서는 실험 불가능함으로 분석이 곤란하다.

XIII. 박테리오 파지(Bacteriophage)

특정의 세균을 숙주로 하여 살아가며, 숙주에 병원성을 발휘하는 바이러스이며, bacterial 바이러스를 박테리오파지 또는 파지라고 한다.

1. 형태(Morphological finding)

다음의 6가지 형태로 이루어져 있다(그림 2-17). 대부분 두부(head)와 미부(tail)로 구성되며 두부는 평면적, 길쭉한 6각형으로 보인다. 때로는 섬유상으로 되어 있는 것도 있다.

미부는 미부 core, collar, 미부 sheath, 미부 plate, 미부 pin, 미부섬유 등으로 구분되어진다.

크기는 다양하여 두부는 22 nm에서 65×95 nm 섬유상의 것으로는 1300까지에 달하는 것도 있다.

2. 생화학적 성상(Boichemical finding)

핵산은 두부에 존재하며 외피와 미부의 각 기관은 단백으로 이루어져 있다.

3. 항원성(Antigenecity)

동물혈청에 의한 중화반응으로 박테리오파지의 형별, 혈청학적 교차성에 의해서 구별되어진다.

4. 감염과 증식(Infection & growth)

미부가 있는 것이나 또는 없는 것이나 숙주세균세포와의 충돌 → 흡착 → 핵산의 주입후 2가지 양태를 보인다.

첫째로 세포내에서 외피합성 → 성숙 → 숙주세포를 용해 → 자손파지를 방출하는 양식으로 병독성 파지(Virulent phage)라고 한다(그림 2-18).

또 다른 하나는 파지의 핵산이 숙주세균세포내에서 숙주 DNA에 섭취되어 있는 용원화(lysogenization)의 과정을 취하는 양식이며 temperate phage라고 한다.

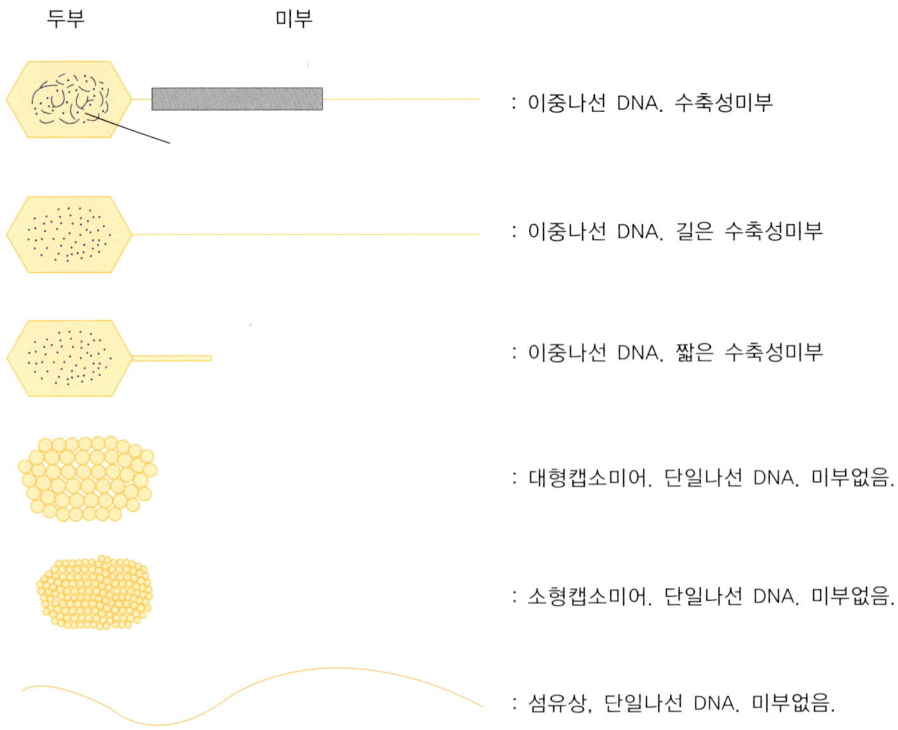

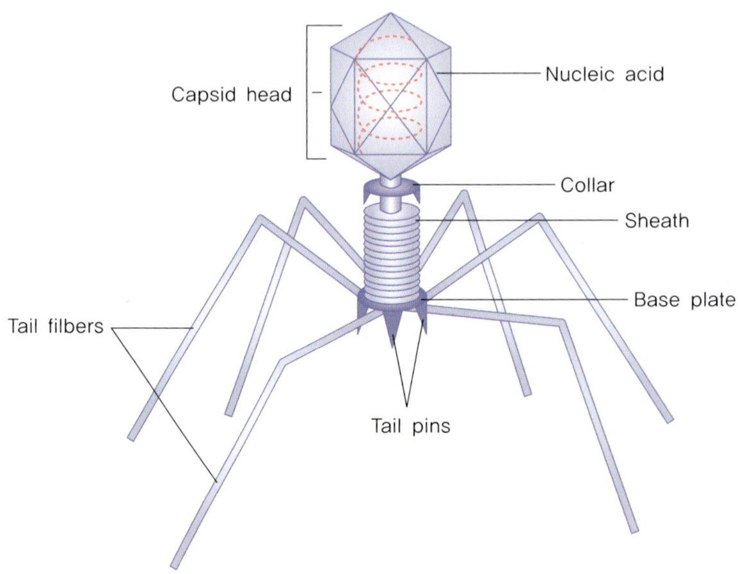

그림 2-17. 박테리오파지의 구조

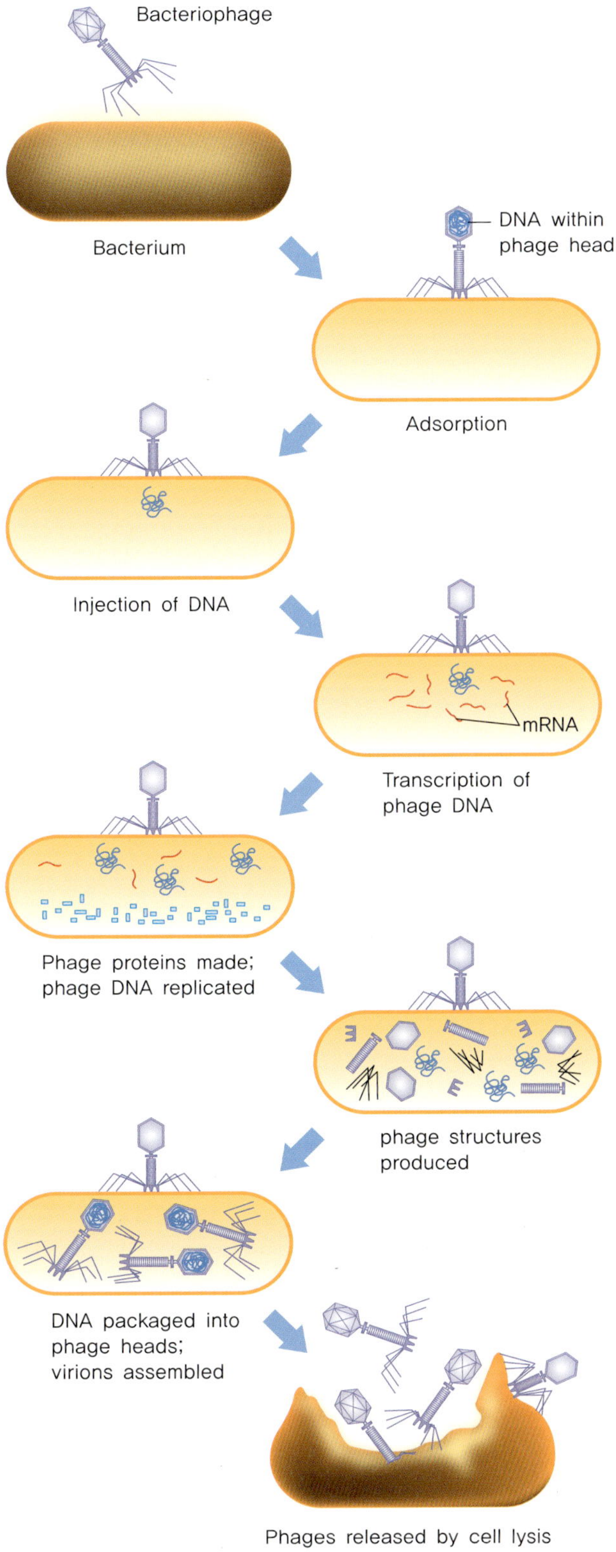

그림 2-18. 병독성 DNA 파지의 생활사.

5. 용균현상(Lysogeny)

발표자의 이름을 따서 d' Herelle현상이라고도 한다. 파지에 감염되었다고 해서 모든 숙주균이 다 용균되는 것은 아니다. 어떤 파지는 감수성이 있는 숙주균에 감염되어 그 파지 유전자 전체를 발현시키는 전사계획에 의하여 조절되는 전형적인 증식주기인 용균현상을 일으키는 것도 있고 숙주균의 염색체에 삽입되거나 또는 세포질내에 플라스미드와 같은 형태로 존재하면서 한 유전자외의 모든 파지유전자의 발현이 억제된 반응을 나타내기도 한다. 후자의 경우 파지유전자는 숙주균 염색체의 일부처럼 행동하고 이러한 프로파지(prophage)를 가지고 있는 세균도 완전히 정상적 생활을 하는데 삽입되었던 프로파지가 때때로 숙주균의 DNA에서 잘려나와 원성이라고 하는데 그러한 프로파지를 용원성 파지 또는 잠재성 파지라고 한다.

동물바이러스 중에서도 이와 비슷한 현상을 나타내는 바이러스가 있는데 이런 동물바이러스와 용원성 파지와의 유사성이 알려졌다. 종양바이러스와 용원성 파지 사이에는 그들의 숙주세포와의 반응양식에 차이가 있지만 용원파지에 대한 연구 결과들이 종양바이러스에 관한 연구에 많은 영향을 미치고 있다.

CHAPTER 3

임상병리 진단법

I. 바이러스성 질환의 임상병리 진단법

바이러스 감염증은 임상진단만으로 진단이 불가능한 경우가 많다. 그 이유로 임상증상이 다양하다는 것, 중감염, 혼합 혹은 2차 감염도 적지 않다는 것, 또한 병원성이 다분하다는 것 등을 들 수 있다.

바이러스 검사는 바이러스의 분리 동정, 혈청학적 검사, 병리조직학적 검사, 형광항체 염색법이 있고, 원인바이러스의 확인 또는 추정을 하는 것이다. 그리고 지역이나 집단의 항체보유사항을 혈청학적으로 검사하여 바이러스의 종류, 침입로를 밝혀냄으로써 유행 예상이나 예방대책에 이용할 수 있다.

1. 검체 채취의 시기

바이러스 분리용 검체는 발병 후 가능한 한 조기의 것이 좋다. 혈청학적 진단을 위한 혈청은 2회 이상의 채취가 필요하며, 이로 인하여 특이항체 유의는 상승되는 것을 지표로 확인한다.

발증초기의 급성기 혈청과 발증 2~3주 후의 회복기 혈청을 채취한다. 필요에 따라 또 다시 3회 이상 채취하여 항체의 변동을 검사한다. 이들의 혈청을 조혈청(paired sera) 혹은 페어혈청이라고 한다(그림 3-1).

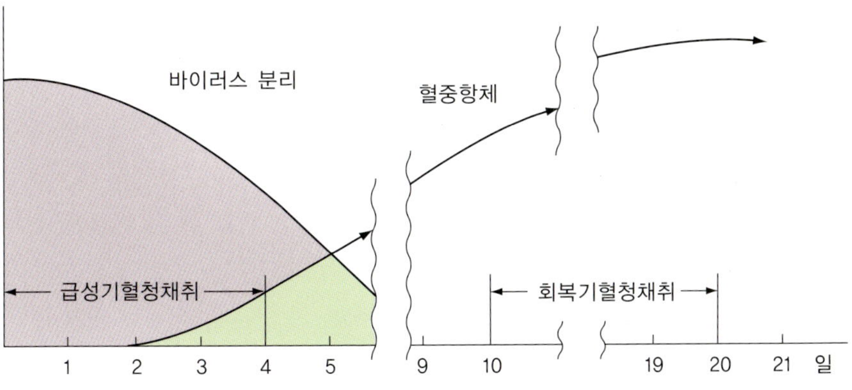

그림 3-1. 검체 채취의 시기

2. 보존 · 수송

채취한 검체는 즉시 바이러스 검사실에 가져간다. 부득이한 경우 냉장 또는 동결보존한다. 수송이나 시간이 지체되어 옮기는 경우는 가급적 저온으로 보전하도록 노력한다. 얼음. 보온병, 드라이 아이스, 휴대용 쿨러 등을 이용한다.

3. 바이러스의 보관

1) 동 결

반쯤 드라이아이스로 채워진 단열된 용기를 바이러스가 들어있는 것을 운반하거나 보관하는데 사용할 수 있다. 드라이아이스를 당장 구할 수 없을 때는 검체를 얼음에 채워서 차갑게 유지시켜 운반하다. 드라이아이스가 채워진 저장고는 -78℃ 정도가 된다. 최저온냉동고는 -50~-130℃를 유지할 수 있다. 액체질소는 -196℃를 유지할 수 있다.

2) 동결건조

동결건조는 낮은 온도로 급속냉동시키는 과정(보통 알코올과 드라이아이스가 들어있는 용기에서 시행함)과 진공하에서 동결상태에서 건조시키는 과정으로 되어있다. 액체용매에 10~50%의 정상 혈장이나 혈청을 넣어주면 동결건조과정에서 바이러스를 보호할 수 있다. 혈장이나 혈청에는 바이러스중화항체가 들어있으면 안된다. 탈지분유도 좋은 보호용제가 될 수 있다.

4. 접종액의 준비

뇌척수액, 전혈, 혈장 또는 혈청과 같이 세균의 오염이 없는 검체는 직접 또는 인산완충용액(pH 7.6)에 희석하여 배양된 세포, 동물 또는 부화란에 접종할 수 있다.

1) 조직의 준비

배양할 조직을 떼어 배양액이나 멸균된 증류수로 세척하고 가위로 잘게 자른 후 갈아서 동질화시킨다. 여기에 희석액을 충분히 넣어 10~20% 세포부유액이 되게 만든다. 이 부유액을 저속으로 원심분리하여 불용성의 세포찌꺼기를 침전시킨다. 이 상청액을 직접 또는 오염된 경우에는 세균을 제거한 후에 접종한다. 조직을 트립신 처리하여 나온 세포부유액을 단층배양된 세포에 접종하든지 기존에 바이러스가 존재하지 않은 것으로 확인된 다른 세포부유액과 동시 배양할 수도 있다.

2) 세균의 제거

구강세척액, 대변, 소변, 감염된 조직 또는 곤충 등 검체가 세균으로 오염되어 있는 경우 접종하기 전에 세균을 불활성화하든지 제거하여야 한다.

- 살균제 : 흔히 분별원심분리한 후
- 항균제 : 바이러스는 항균제에 영향을 받지 않으므로 항균제를 사용한다.
- 에테르 : 장내바이러스나 투진(Vaccinia) 등과 같이 에테르에 영향받지 않는 것이라면 10~15% 되도록 에테르를 첨가한다.

(1) 물리적인 방법

- 여과 : 도기, 자기, 석면여과는 흡착작용에 의해 바이러스농도를 감소시키므로 흔히 사용되지 않는다. 셀룰로즈아세테이트나 그와 유사한 내성물질로 된 Millipore형 여과방법이 더 많이 쓰인다.
- 분별원심분리 : 이 방법은 세균이 많이 오염된 검체로부터 세균을 제거하여 작은 바이러스를 비교적 쉽게 분리하는 간편한 방법이다. 바이러스가 가라앉지 않을 정도의 속도로 세균을 원심분리한다. 그 후 고속으로 원신분리하여 바이러스를 침전시킨다. 바이러스가 함유된 침전물을 적은 양의 용액으로 부유시켜서 사용한다.

5. 바이러스 분리용 검체의 채취법

- 혈액 : 0.02% 헤파린이 첨가된 시험관에 채혈하며, 사이토메갈로 바이러스는 헤파린으로 불활화함으로 혈청을 이용한다.
- 수액 : 무균적으로 채취
- 요 : 카테터로 채뇨하여 분주 보존한다. 사이토메갈로 바이러스는 무동결로 한다.
- 수포내용 : 주사기로 흡인 또는 면봉으로 비벼서 보존액에 넣는다.
- 인두세척액 : 멸균면봉으로 인두후벽, 편도부를 충분히 비벼서 보존액을 넣는다. 보존액에는 0.5% 소알부민 첨가, Veal infusion broth, Hank's BBS 50% 글리세롤 등을 이용한다.
- 인두분비액 : 기침을 강요시켜서 10 ml의 보존액과 인두액을 유리 플레이트에 받아 시험관에 넣어서 보존한다.
- 안결막세척액 : 면봉으로 결막을 강하게 비비거나, 메스로 찰과하여 보존액에 넣는다.

6. 혈청학적 검사를 위한 혈청

급성기, 회복기 공히 혈청분리는 무균적으로 조작하고, 방부제 등을 첨가하지 않는다. 저장시는 -20℃ 이하로 보존한다.

7. 형태학적 검사용 검체

장기, 조직은 무균적으로 채취하여, 일부는 포르말린 고정한다.

8. 부검장기

바이러스 분리용 검체의 채취에 준한다.

9. 검사의 진행방법

일반적인 진행방법을 그림 3-2에 제시한다.

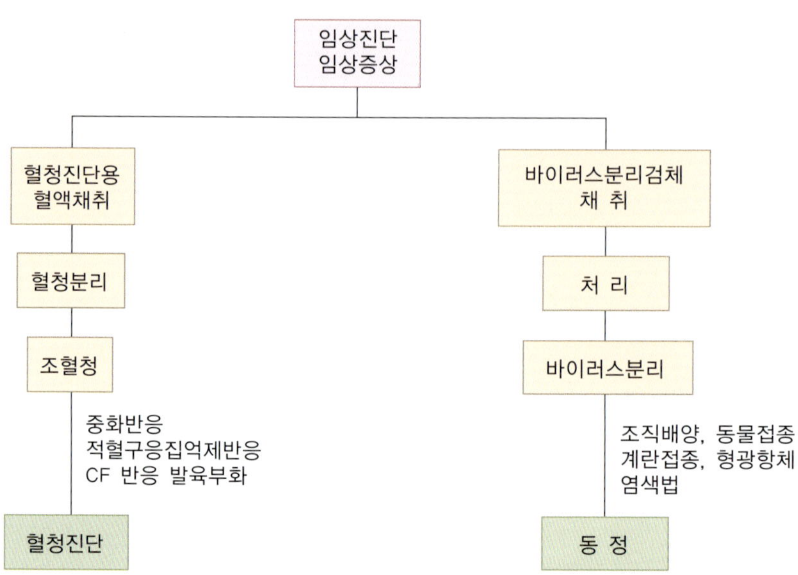

그림 3-2.

II. 바이러스의 분리(Viruses isolation)

어떠한 질병의 원인이 되는 바이러스를 분리하고 진단하는 것은 그 질병발생의 원인이 되는 병원체를 증명하기 위해 필요한 작업으로 그 지역에서 유행하는 야생형의 strains를 확보하고 특성을 규명하여 그에 따른 예방대책의 수립과 원인 바이러스에 대한 백신 및 진단제의 개발을 위한 기초적인 작업이다. 따라서 발병초기에 바이러스 분리에 적합한 가검물을 동물, 발육란 또는 세포에 접종하여 바이러스를 분리하는 것이 최선의 방법이나 실질적으로 경제적, 기술적인 경우 등 여러 가지 어려운 요인이 많다.

1. 조직배양법(Tissue culture)

1) 조직배양의 종류

① 장기배양(organ culture)

② 조직배양(tissue culture)

③ 세포배양(cell culture)

(1) 세포배양

1885년 Wilhelm Roux가 식염수에서 수일동안 계배(chick embryo)의 medullary plate를 유지하는데 성공함으로써 시작된 세포배양은 1903년 Jolly가 도롱뇽의 백혈구를 hanging drops 방법으로 한 달간 유지하며 세포분열을 상세히 관찰하는데 성공하였다. 그 후 1949년 Enders 등이 poliovirus를 in vitro에서 Gey's Hela cell line에서 배양될 수 있음을 증명함으로써 세포배양기술이 본격적으로 발전할 수 있는 근원이 되었고 또한 이를 이용하여 보다 용이하게 보다 경제적으로 바이러스를 증식시킬 수 있는 기틀을 마련하였다.

바이러스의 분리와 증식을 위한 세포배양은 실험동물을 사용하는 것에 비해 실험자가 취급하기에 보다 편리하고 경제적이다. 또한 동물 개개의 조건에 따라 달라질 수 있는 결과를 최소화할 수 있다. 세포를 배양하는 방법은 배양세포의 조직유래에 따라 단층배양(monolayer culture)과 부유배양(suspension culture), 배양조건에 따라 정체배양(stationary culture)과 회전배양(rotationary culture), 세포의 조직에서의 적출시기에 따라 초대배양(primary culture)과 고정 또는 연속배양(Established or continuous culture)로 구분할 수 있다.

(2) 단층배양

신경세포나 표피세포 등과 같은 세포들은 배양용기 표면에 세포들이 부착되어 단층(monolayer)을 형성하며 자라고 이러한 특성을 갖는 세포들을 배양하는 방법을 단층배양이라고 한다. 배양용기에 부착하며 분열하는 세포들은 각기 고유의 세포형태를 갖게 되는데 그 형태는 표피세포양 세포(epitherial- like cell)와 섬유아세포양 세포(fibroblast-like cell)로 크게 두 가지 분류할 수 있다.

(3) 부유배양

백혈구와 같이 혈액이나 체액에 존재하는 세포들은 배양용기 바닥에 부착하지 않고 배양액에 부유된 상태로 분열하게 되는데 이러한 세포들을 배양하는 방법을 부유배양이라 한다. 배양액에서 부유된 상태로 분열하는 세포들은 기본적으로 원형의 형태를 갖는다.

(4) 정체배양

세포를 함유하고 있는 배양용기를 정체된 상태에서 배양하는 방법이다. 대부분의 바이러스를 분리, 증식시키기 위하여 주로 사용된다. 단층배양은 이 정체배양 방식을 많이 이용한다.

(5) 회전배양

세포를 함유하고 있는 배양용기를 회전시키면서 배양하는 방법이다. 이러한 방법은 정체배양으로는 바이러스를 증식시킬 수 없는 바이러스－예로 이것은 rhinovirus나 rotavirus 등－의 분리 및 배양에 필요하며 대량의 바이러스 항원의 생산이 필요할 때 roller drum 장치에서 대용량의 회전용기에서 대량으로 배양한다.

(6) 초대배양

동물의 기관이나 조직으로부터 직접 세포를 적출하여 배양하는 방법으로 in vitro에서 오래 배양이 되지 않으며 보통 2~3대 계대 후 사멸된다. 초대배양에 주로 사용되는 기관으로는 병아리태아, 원숭이의 신장, 사람의 양막, 사람태아의 신장, 소, 돼지, 개 등의 신장 등이 쓰인다. 세포배양을 위한 세포의 준비 순서는 우선 원하는 세포가 있는 장기를 적출하고 불필요한 조직잡물을 제거한 다음 가위나 칼, homogenizer 등을 이용하여 조직을 잘게 자른다. 이것을 trypsin으로 소화하여 세포들을 하나하나 분리시켜 세포부유액을 만든 다음 배양용기에 주입하여 배양한다. 이대배양(secondary culture)이란 초대배양에서 유래된 세포로서 형태가 여전히 초대배양과 차이가 없는 상태이다. 일반적으로 이대배양세포주는 지속적인 계대배양이 가능하며 확립된 세포주보다 광범위한 감수성을 갖고 있다.

(7) 고정 또는 연속배양

초대배양 중인 세포에 돌연변이유발물질을 처리하여 계속 계대배양하여 지속적으로 생존하는 세포를 세포주(cell line)라 하며 이러한 세포주를 배양하는 것을 말한다. 세포주는 장기간 계대배양이 가능하여 바이러스의 분리와 증식을 위하여 널리 사용된다. 돌연변이유발물질을 처리하면 세포의 염색체에 이상이 나타난다. 최소한 75%의 세포가 원래의 세포와 같은 핵상을 가지면 diploid cell line이라고 하며 보통 15회 정도 계대하면 사멸한다. 그리고 75% 이하로 나타나면 heteroploid cell line이라 한다. 확립된 세포주는 바이러스별로 특이한 감수성을 가지며 일차조직에 의존하지 않아도 되는 장점을 갖고 있다.

2) 배양세포의 준비(그림 3-3, 표 3-1)

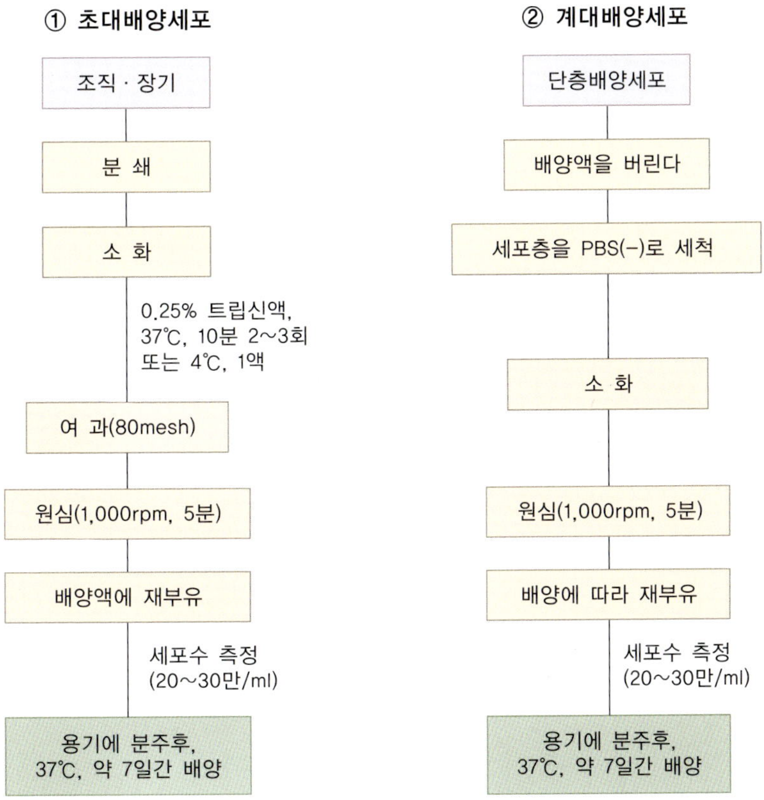

그림 3-3.

표 3-1. 주요 바이러스와 분리용 세포

바이러스	분리용 세포	핵산
Cytomegalovirus	HEL	DNA
EB virus	인간 제대혈 림프구	
Herpes simplex virus	발육계란, RK-13, Vero	
Human adenovirus	HeLa, Hep2, FL	
Vaccinia virus	발육계란	
Varicella-zoster virus	HEL	
Variola virus	발육계란, MK, Vero	
Corona virus	인간태아선 유아세포	RNA
Coxsackie A virus	인간태아선 유아세포, 젖먹이 생쥐의 복강, 뇌내	
Coxsackie B virus	인간태아선 유아세포, 젖먹이 생쥐의 복강, 뇌내	
Dengue fever virus	젖먹이 생쥐의 뇌내	
Echo virus	MK, HeLa, Hep2, FL	
Enterovirus type 70	MK, HEK, HeLa	
Enterovirus type 71	MK, HEL, Vero	
Enterovirus type 72	BGM, HEL	
Human rota virus	MA104	
Influenza virus	발육계란, MDCK	
Japanese encephalitis virus	BHK-21, 젖먹이 생쥐의 뇌내	
Measles virus	발육계란	
Poliovirus	VK, HeLa, Hep2, FL	
Rabies virus	젖먹이 생쥐의 뇌내	
Reovirus	MK, FL, HeLa, Vero	
Rhinovirus	HEK, HEL	
RS virus	Hep2, HeLa	
Rubella virus	BHK-21, PK-13	
Yellow fever virus	젖먹이 생쥐의 뇌내	

3) 바이러스 접종과 증식의 판정(그림 3-4)

4) 바이러스의 50% 감염가

50% tissue culture infective dose; $TCID_{50}$

바이러스를 0.50 log 또는 1.0 log의 계단희석하여, 단층배양세포에 접종한다. CPE를 지표로 하여 매일 관찰하고, 동물의 LD_{50}과 동일 방식으로, Reed-Münch법에 의거 $TCID_{50}$을 구한다.

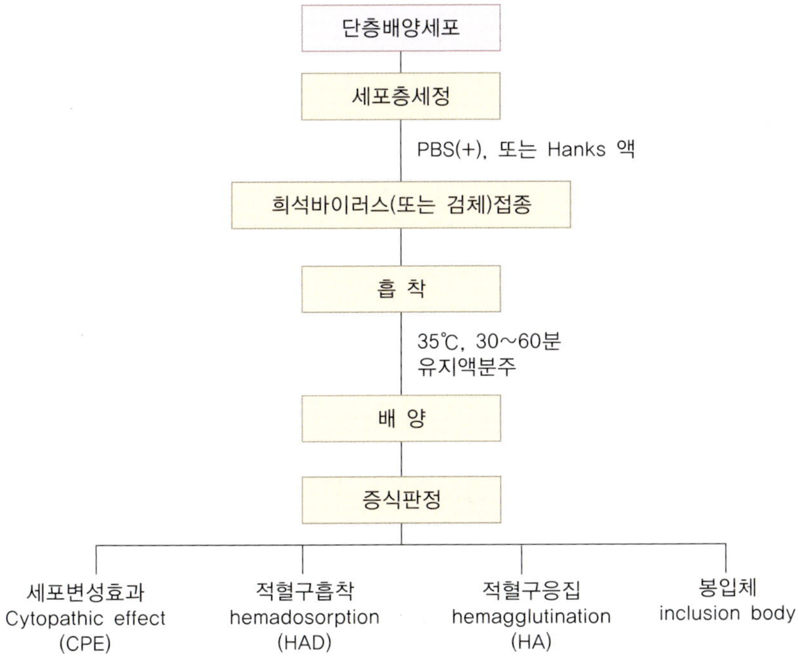

그림 3-4. 바이러스의 접종과 증식의 판정

2. 발육계란법(Embryonated egg virus culture)(표 3-2a,b)

바이러스의 증식과 분리를 위하여 실험동물과 세포배양법과 더불어 사용되는 숙주계는 발육난을 이용하는 것이다(그림 3-5).

표 3-2a. 주요 감염 부위에 따른 가검물의 종류

	가 검 물		
	분리용	직접검사용	혈청실험용
호흡계	인후도포물 nasopharyngeal aspirate	nasopharyngeal aspirate(IFA) 인후세척물(EM)	급성 및 회복기 혈청
중추신경계	분변, 혈액(Arbovirus 분리용 CSF) 뇌생검, 인후도포물 직장도포물	뇌생검(IFA 및 EM) CSF(IFA 및 EM) 각막도말(IFA)	급성 및 회복기 혈청
심장혈관계	분변	무	급성 및 회복기 혈청
간	혈 액	혈청	혈청
선천적 감염	인후도포물 임신생산물	무	단일혈청
원인불명의 열	heparin 처리 혈액 인후도포물, 분변	무	급성 및 회복기 혈청

IFA : Immunofluorescence(면역형광실험), EM : Electron microscopy(전자현미경)
CSF : Cerebrospinal fluid(뇌척수액)

표 3-2b. 발육계란법에 의한 주요 바이러스의 분리(리케치아, 크라미디아)

접종부위	성숙(일)	분리되는 바이러스
양막강내	6~11	인플루엔자 바이러스 멈프스 바이러스 뉴카슬병 바이러스
요막강내	10~11	인플루엔자 바이러스
요 막 강	10~13	벡시니아 바이러스 단순헤르페스 바이러스
난황배 내	5~ 7	Rickettsia Chlamydia

사용되는 발육난은 각각의 바이러스마다 수정 후 발육일수가 각기 차이가 있는 발육난을 사용하며 암실에서 candler를 이용하여 정상적으로 발육이 진행되는 난을 선택하는 검란과정을 거쳐 사용해야 한다. 검란과정에서 발육난의 발육상태, 생사여부, 혈관의 위치 및 air sac 위치를 확인한다.

3. 동물접종법(Animal inoculation)(표 3-3)

표 3-3. 실험동물에 의한 주요 바이러스의 분리 예

바이러스	검체	동물접종부위	병변	확인
Japanese encephalitis virus	뇌유제 문유제	젖먹이 생쥐, 뇌내 복강내	뇌염	뇌유제 HA, HI
Coxsackie A virus	분 변 인두세척액	젖먹이 생쥐, 생후 3일 이내, 뇌내, 복강내	이완성 마비	횡문근의 괴사, NT
Coxsackie B virus	수액뇌유제	젖먹이 생쥐, 생후 1일 이내, 뇌내, 복강내	강직성 마비	지방조직의 변성
Rabies virus	타액뇌유제	젖먹이 생쥐, 뇌내	뇌염	뇌세포질내의 Negri 소체

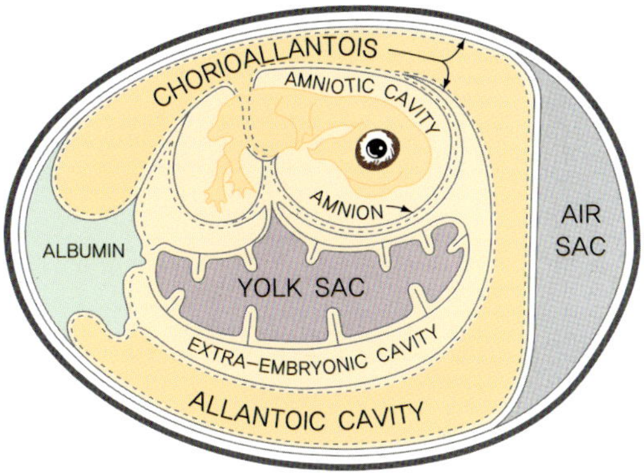

그림 3-5. 발육계 태아와 여러 가지 접종 부위로 되어 있는 체강과 기타 구조물의 모식도.

III. 혈청학적 진단(Serological diagnostics)

1. 적혈구 응집억제 시험 : Hemagglutination inhibtion test(HIT)

어떤 종류의 바이러스는 어떤 종류의 동물 적혈구를 응집한다. 이 반응은 그 바이러스에 대한 면역혈청, 특이항체를 함유한 회복기의 환자 혈청으로 특이적으로 억제된다. 이 응집반응과 특이적 억제반응에 의해서 환자혈청의 HI 항체가의 상승을 측정하여, 감염바이러스의 종류를 추정하거나, 응집성을 지표로 하여 바이러스의 증식을 검사하거나, 특이혈청에 의해 바이러스를 동정하거나 하는 것이 가능하다(그림 3-6a,b).

2. 보체결합반응 : Complement fixation test(CFT)

세균학으로 행하는 보체결합반응과 원리적으로 전부 동일하며, 바이러스로는 항체감량법에 의한 50% 용혈법이 마이크로화되어 있다(그림 3-7).

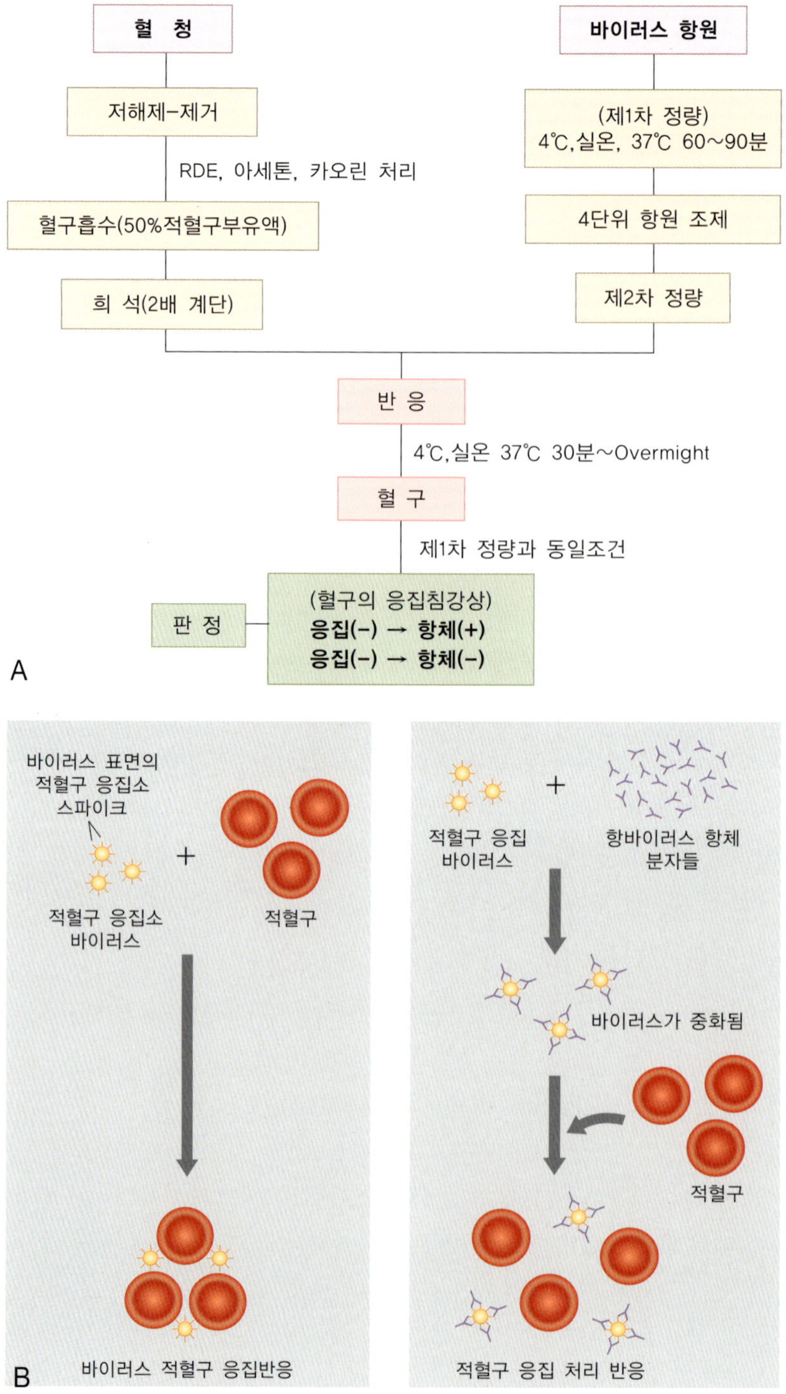

그림 3-6. A. 적혈구응집억제 시험법. B. 적혈구응집억제반응. 적혈구응집소를 지닌 바이러스는 적혈구끼리 반응하여 결합하여 응집을 일으킨다. 바이러스에 대한 항체가 존재시 저지시킨다.

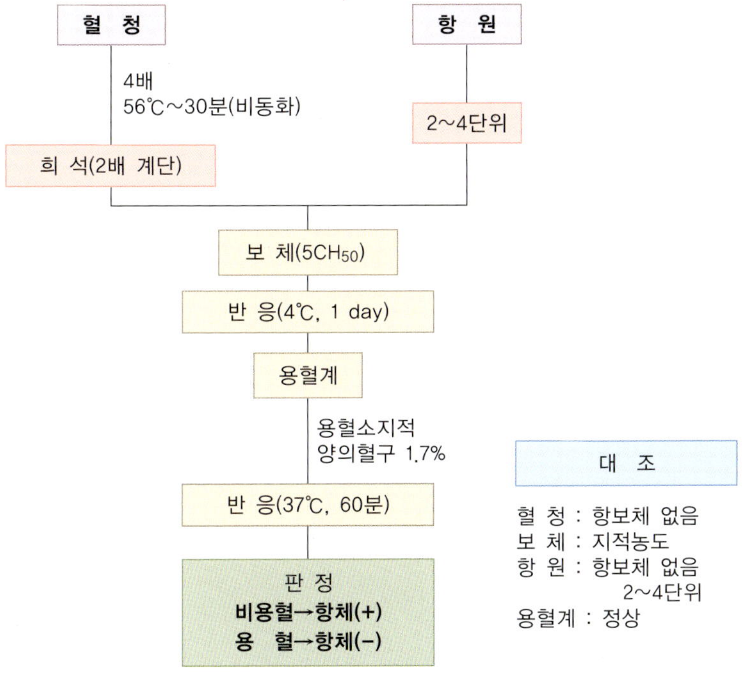

그림 3-7. 보체결합반응

3. 중화시험 : Neutralization test(NT)

환자혈청을 희석하여, 감염성이 있는 알고 있는 바이러스 입자를 첨가한다. 환자혈청 중에 바이러스 중화항체가 존재하면, 특이적으로 성립되어 바이러스의 감염력이 저하한다.

이것을 배양세포에 접종하면 CPE가 보이지 않게 되고, 감염성 동물에 접종하면 동물에 오래 산다. 만약 환자혈청의 대신으로 알고 있는 바이러스의 면역혈청을 이용하면, 분리바이러스의 동정이 가능하다(그림 3-8a,b).

4. 간접적혈구 응집시험 : Passive hemagglutination test(PHA)

간접적혈구 응집시험 Indirect hemagglutination test(IHA)이라고도 하며, 항원성분을 감작시킨 적혈구를 항원으로 하여 적혈구 응집반응을 행하여 혈중항체가를 측정한다.

감작혈구는 양의 혈구 또는 인간의 O형 혈구를 포르말린 고정 후, 탄닌산처리로 하여 바이러스 항원을 감작시켜 만든다.

반응 : 혈청(항체)+감작혈구(고정혈구+항원) 응집(그림 3-9)

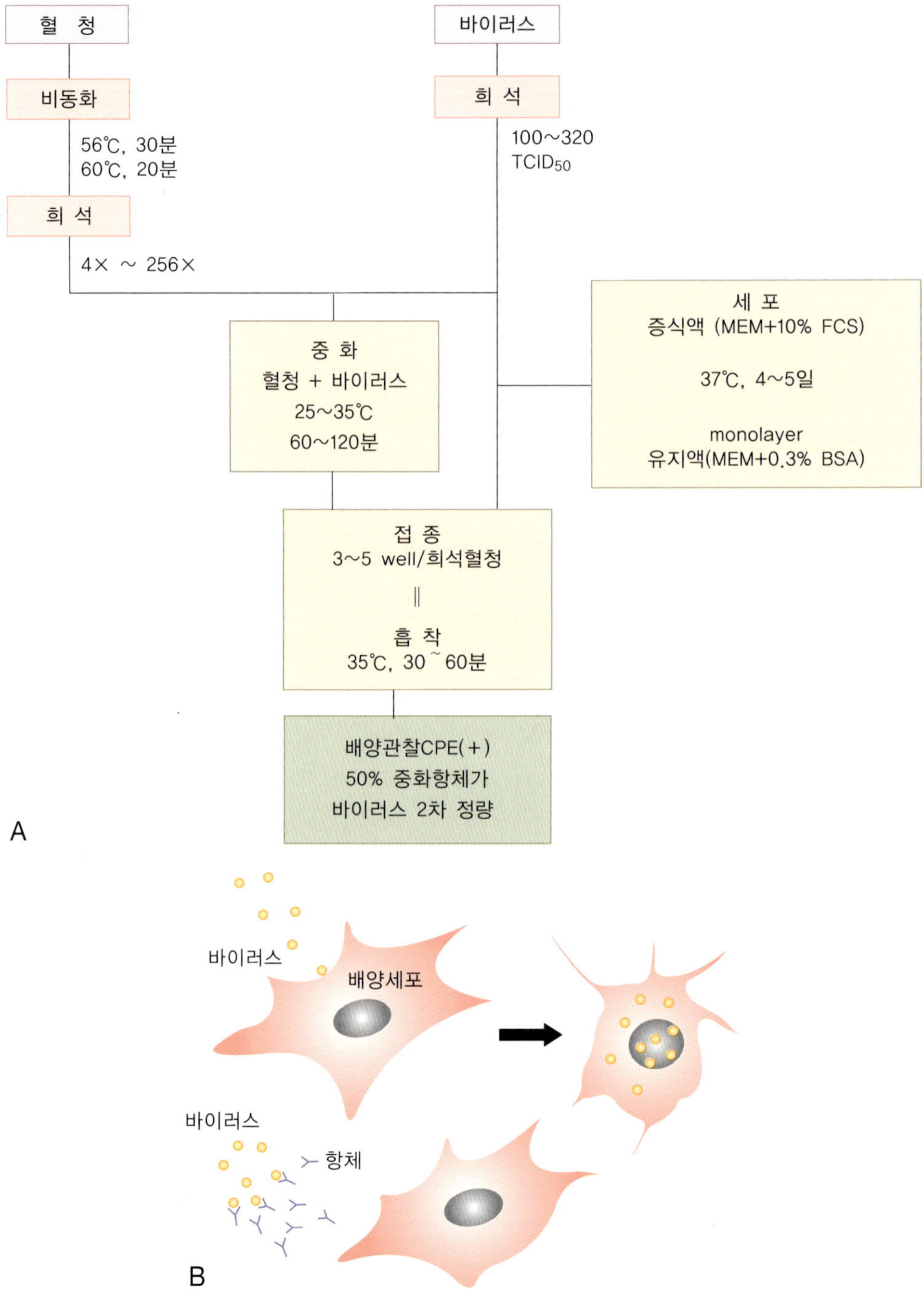

그림 3-8. A. 중화시험법. B. 바이러스 중화 시험. 바이러스의 감염을 받은 배양세포는 형태상으로 변화를 일으킨다.(cytopathogenic effect)바이러스에 대한 항체(중화항체)가 있어서 저지시킨다.

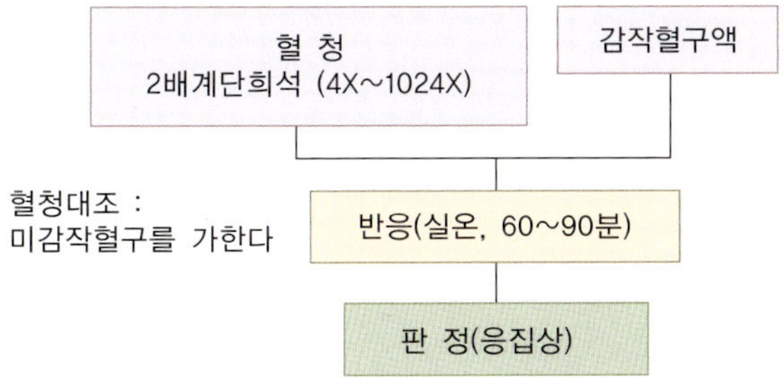

그림 3-9. 간접혈구응집시험법

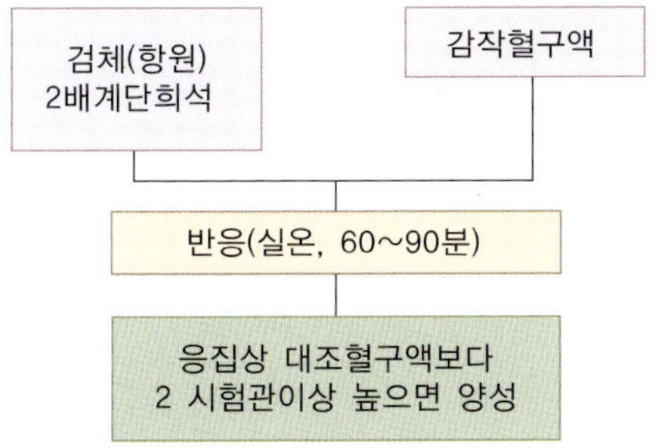

그림 3-10. 역간접혈구응집시험법

5. 역간접혈구 응집시험 : Reversed passive hemagglutination test(RPHA)

감작혈구는 양의 고정혈구에 특이항원혈청 글루불린을 감작시킨다. 이것은 항원을 검출한다.
반응 : 항원+감작혈구(고정혈구+항체) 응집(그림 3-10)

6. 면역점착시험 : Immune adherence hemagglutination test(IAHA)

항원과 항체와의 복합물이 보체의 존재하에 특정한 세포에 부착하는 현상이다. 이때의 반응은 적혈구 응집에 의해서 관찰한다.

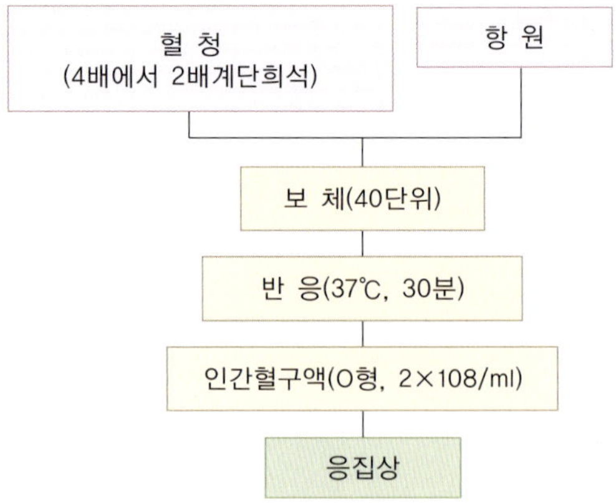

그림 3-11. 면역점착시험법

7. 효소항체법 : Enzyme-linked immunosorbent assay(ELISA · EIA)

미리 효소를 표지한 항체를 이용하여 항원항체반응을 시킨다. 이 효소에 대한 기질을 가하여 반응시키고, 생성물을 정색반응 등으로 검출한다. 바이러스항원의 검출과 항체의 검출에 이용된다(그림 3-12a,b).

- 항원 : 정제 바이러스의 최고 효소활성을 지닌 지적항원농도
- 항체 : 면역글로불린 분량(IgG, IgM, IgA)의 지적농도
- 효소 : peroxidase 또는 alkaline phosphatase
- 기질 : peroxidase-H_2O_2, 5-aminosalicylic acid, alkaline phosphatase -4- nitrophenyl phosphate
- 고정체 : polystyrene제 microplate
- 반응정지액 : 3M-NaOH 또는 2M-H_2SO_4
- 효소부착면역글로불린 : 상품화되어 있음

8. 겔내 침강반응 : Agar gel precipitation test

1) 옥테로니법(Ouchterlony method)

슬라이드 유리상－한천겔－천공－표식항원, 검사혈청, 대조혈청(양성, 음성) -37℃, 18시간－확산에 의한 침강선으로 판독한다.

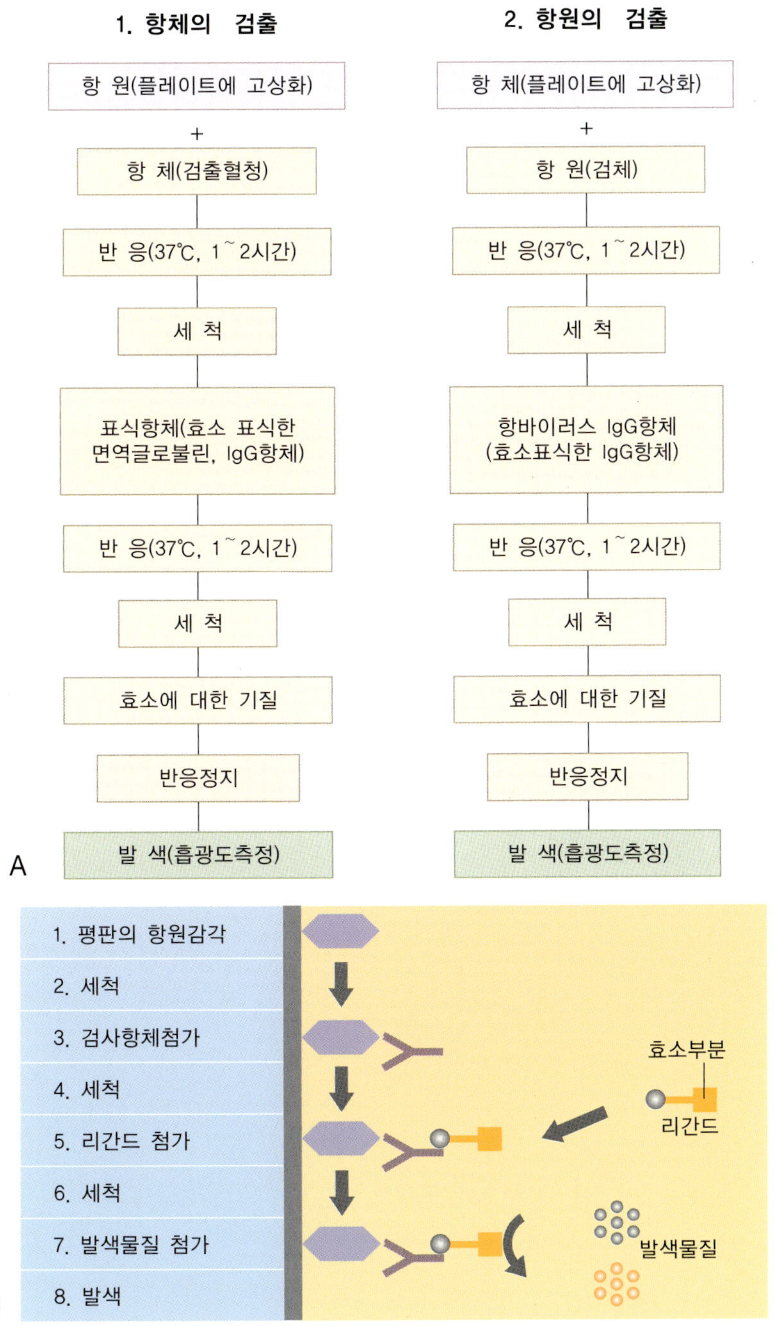

그림 3-12. A. 효소항체법. B. ELISA법에 의한 측정 모식도

2) 면역 전기 영동법

슬라이드상－한천겔－혈과 구－항원(바이러스)－전기영동－항원성분 분리－구에 항혈청－침강반응－호상의 침강선

3) 일원방사상확산 용혈반응(single radial hemolysis(SRH))

적혈구＋항원(바이러스)＋보체 한천겔내에 혼합－플레이트 제작＋검사혈청(항체)－용혈대－직경을 측정

IV. 형태학적 검사법(Morphological diagnostics)

1. 광학 현미경에 의한 방법

봉입체, Negri소체 등의 증명에 이용한다.

2. 형광항체법 : Fluorescent antibody technique(FA)

1) 직접법

항원 또는 바이러스 입자의 검출에 이용한다. 환자검체를 슬라이드에 도말한 다음 냉(cold) 아세톤으로 고정, 형광 표식한 항체로 직접 염색하여, 형광현미경으로 관찰한다(그림 3-13a).

2) 간접법

항체의 검출에 이용한다. 항원 또는 바이러스 입자와 항체를 사전에 반응시켜 두고, 항원에 결합한 항체를 형광표식한 타 동물의 항체를 염색하는 방법으로 간접적으로 검출한다. 직접은 감도가 낮으나 특이성이 우수하며, 간접법은 그와 반대라고 한다(그림 3-13b).

3. 전자현미경에 의한 방법 : Electronmicroscopy test

1) 바이러스 입자의 관찰

로타 바이러스의 관찰 예를 도시한다(그림 3-14a,b).

바이러스에 의해서 환자 분변의 10% 유제를 3,000 rpm, 30분 2회, 동일 보존액으로 세정 원심하여,

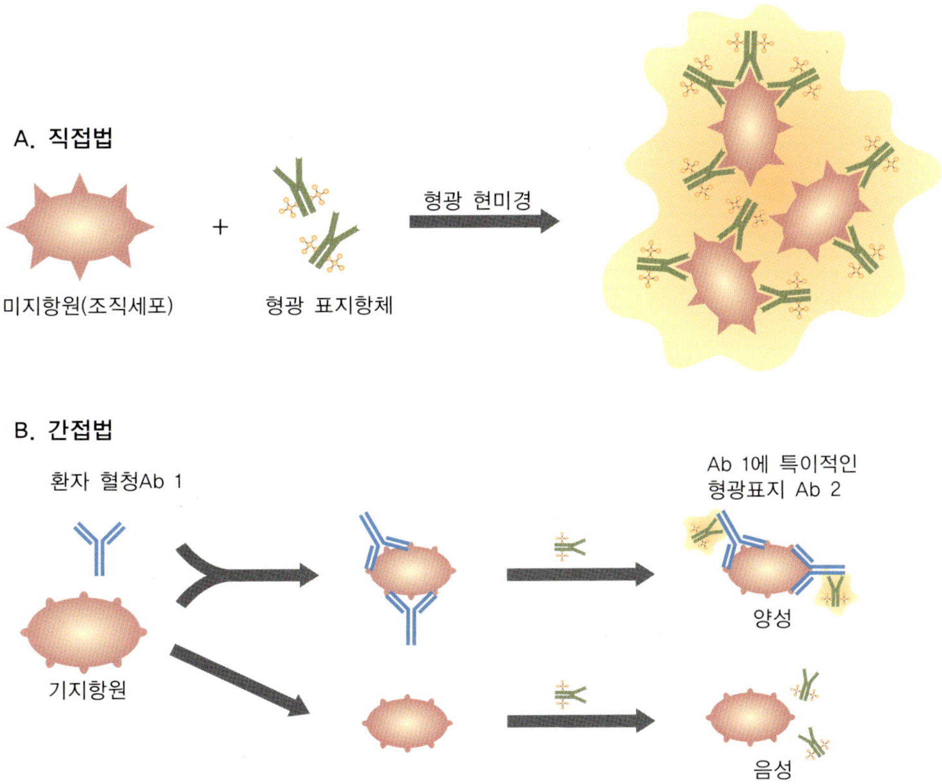

그림 3-13. 형광항체법

그 상청을 분리용 세포에 접종하여 증식후, 전자현미경으로 관찰하는 방법이 취해지는 수도 있다.

2) 면역 전자현미경법

주로 소형 바이러스의 관찰에 이용된다. 검출한 바이러스 입자에 면역혈청 또는 회복기 환자혈청을 가하여, 바이러스 입자를 응집괴로 하여 관찰한다.

환자 분변의 10% 부유액

↓

원심(10,000rpm, 30분) → 침전부

↓

상층 : 다이프론처리(1회)

↓

원심 (3,000rpm, 20분) → 침전부

↓

상층 : polyethylene glycol 6,000처리

↓

4℃, over night

↓

원심(10,000rpm, 60분) → 상층

↓

침사, 2ml의 Tris HCL 완충액(pH 0.2)에 부유

↓

45% sucrose 중에서 원심(35,000rpm, 150분) → 상층

↓

침사, 0.1ml의 Tris-HCL 완중액에 부유

↓

현미경 관찰

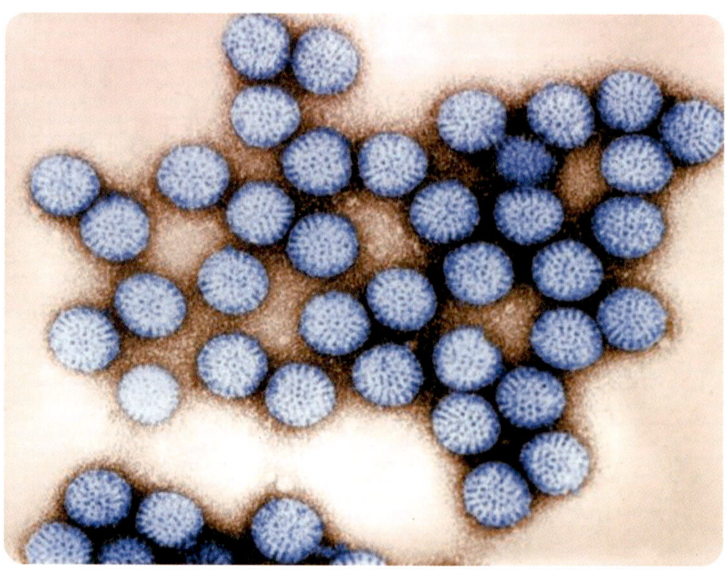

그림 3-14a. 전자현미경관찰법

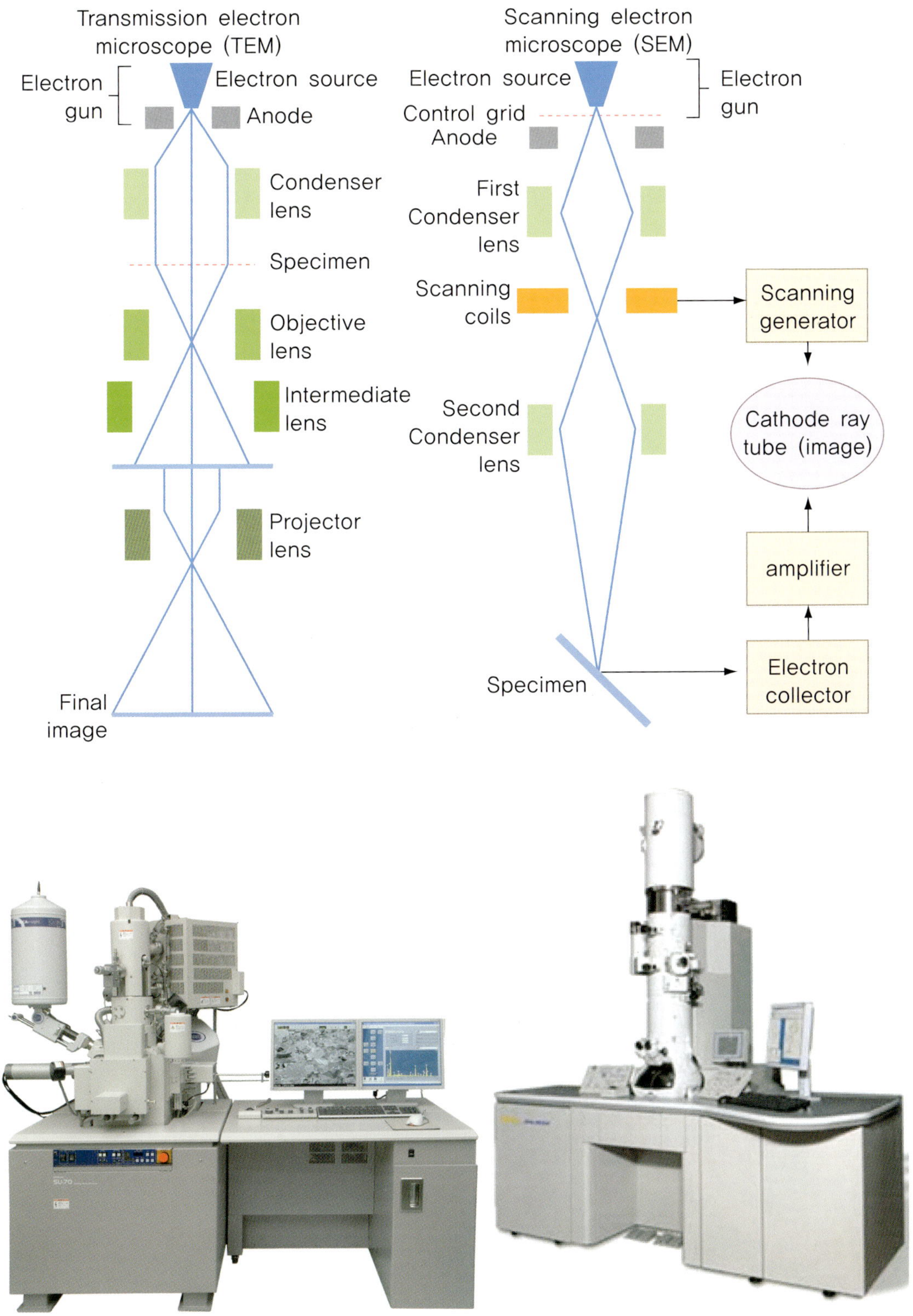

그림 3-14b. TEM과 SEM의 원리

V. 분자생물학적 진단법(Molecular Diagnostics)

분자 진단 검사는 감염병의 치료와 밀접한 관련이 있다. 미생물학적 배양기법과 다르게 분자 진단법 검사는 굉장히 신속하며 환자 개개인에게서 병원체에 관한 정보에 바탕을 근거로 하여 치료법에 대한 신속한 결정을 가능하게 한다. 분자적 기법은 전통적인 방법 즉, 배양, 항원 검출이나 혈청학적 기법에서는 쉽게 검출 할 수 없던 병원체를 검출하게 해준다. 분자적 기법은 임상 검체에서 병원체의 핵산을 정량화할 수 있게 할 뿐만 아니라 병원체의 유전자의 구성을 알아내어서 (예를 들자면, 항균제에 대한 반응) 결과 등을 예측할 수 있게 해준다. 이 기법은 치료법의 효과를 예측할 수 있게 하고 추적 관찰할 수 있게 해주며, 질병의 진행 위험도를 평가할 수 있게 해주고, 예후에 대해서 알 수 있게 한다. 분자 검사기법을 통해서 검출할 수 있는 병원체의 범위가 굉장히 넓고 현재로도 급격하게 증가하고 있다는 점은 놀랍지 않다.

1. 핵산의 분리(Nucleic acid extraction)

1) DNA 추출

모든 세포가 가지고 있는 DNA는 두 가닥으로 이루어져 있으며 각 가닥은 인산 디에스테르 결합에 의하여 연결된 수백만 개의 뉴클레오타이드로 이루어져 있다.

이 두 개의 가닥은 뉴클레오타이드 간의 수소 결합에 의하여 서로 결합되어 있다. 가장 안전한 수소결합은 구아닌(G)과 씨토신(C), 아데닌(A)과 티민(T)이 수소결합을 이루는 경우이다. A와 T, G와 C 간의 결합으로서는 대단히 약한 결합이지만 집합적으로는 안정한 고분자를 이룰 수도 있다. A와 T, G와 C 간의 짝짓기에 의하여 이루어진 두 가닥의 DNA는 염기서열에 있어서 서로 상보적이라고 한다. DNA는 양쪽 가닥이 상보성을 이루고 있으나 서로 역평행(anti-parallel)의 상태에 있다. 또한 서로 두 가닥은 나선형태를 이루는 것이 특징이다.

DNA는 일반적으로 이중 가닥으로 이루어져 있으나 일부 바이러스의 경우 단일가닥으로 이루어진 DNA 형태를 갖는 경우도 있다. DNA의 분석에 있어 가장 먼저 수행되고, 그 결과에 가장 많은 영향을 미치는 것은 DNA를 목적 세포로부터 얻는 일이다. 더구나 세포 내 수많은 물질들로부터 DNA 만을 순수하게 얻는 것이 더욱 중요하다. 왜냐하면 DNA를 분석하기 위해 여러 효소반응이나 물리 화학적 실험을 진행시킬 때 세포 내 물질들로 인해 방해받을 수 있기 때문이다. 사람의 genomic DNA는 매우 커다란 분자로서 가벼운 물리적 힘에 의해 쉽게 끊어지기 때문에 온전한 크기의 DNA를 얻는다는 것은 매우 어렵다. DNA가 잘게 끊어지면 정확한 결과를 얻는데 실패할 수 있으므로 분리 정제 도중 끊어지지 않도록 하는 것이 무엇보다도 중요하다. 통상 말초혈액 20 mL (약 1 × 108 WBC)

에서 약 250 μg DNA를 얻을 수 있으며 우리가 필요한 DNA의 양은 최소한 100 μg이므로 최소한 5 × 107 WBC가 있어야 한다. 따라서 환자의 WBC count에 따라 검체량이 조절될 수 있다.

2) RNA의 추출

(1) mRNA

어떤 유전자가 세포에서 발현되기 위하여서는 핵내에 존재하는 염색체의 genomic DNA에서 해당 유전 정보를 세포질 내의 단백질 제조 공장인 라이보좀으로 전달해 주어야 하는데, 이 역할을 하는 RNA를 전령 RNA(messenger RNA, mRNA)라고 하고 genomic DNA의 염기서열에 따라 전령 RNA를 만드는 과정을 전사(transcription)라 한다. 전사된 RNA는 여러 가지 처리과정(processing)을 거쳐서 성숙 mRNA(mature mRNA)로 변화되는데, 5 '쪽 맨 앞에 마치 모자처럼 G 뉴클레오타이드를 달게되는 capping, 3' 쪽 끝에 수백 개의 adenine 뉴클레오타이드로 된 긴 꼬리를 달게 되는 polyadenylation, 그리고 genomic DNA의 intron에 의해서 전사된 부분을 잘라내어서 exon에 의해서 전사된 부분만으로 mRNA를 만드는 splicing이 대표적인 처리과정들이다. mRNA가 라이보좀에 부착되고 mRNA에 실려온 정보를 해독한 후 각 코드에 해당하는 아미노산을 운반 RNA가 운반하여 오는 대로 계속 연결시켜 단백질을 만드는데 이 과정을 해독(translation)이라 한다.

RNA는 기능에 따라 라이보좀 RNA(ribosomal RNA, rRNA), 운반 RNA(transfer RNA, tRNA), 전령 RNA(messanger RNA, mRNA)의 3가지 종류로 분류된다. 라이보좀 RNA는 라이보좀을 구성하는 RNA로서 세포 내에 존재하는 RNA의 약 85% 정도를 차지한다. 운반 RNA는 mRNA가 가져온 정보에 따라 해당 단백을 라이보좀에서 생산할 때 정보에 맞는 각각의 아미노산을 라이보좀으로 운반해 오는 역할을 하는데 전체 RNA의 약 15% 정도를 차지한다. mRNA는 유전자가 가지고 있는 정보를 세포질 내의 단백 제 조 공장인 라이보좀으로 전달해 주는 역할을 하는데 전체 RNA의 약 1% 정도뿐이다.세포나 조직에서 RNA를 추출하는 방법은 CsCl에서 centrifuge를 하는 방법, phenol 등으로 추출하고 alcohol로 침전시키는 방법, 그리고 RNA만 특이적으로 결합하는 column을 이용하는 방법 등이 있다.

우선 조직이나 세포를 균질화(homogenization)하는 것이 필요한데, 세포간 매질을 파괴하고 세포막과 핵막을 용해시키며 세포내외의 모든 물질이 골고루 섞인 혼합액을 만드는 것이다. 조직은 대개 액체 질소에서 glass-Teflon 이나 Polytron 등을 이용하여 기계적으로 세포간 매질을 파괴하고 세포를 균질화하는 guanidine solution과 같은 chaotropic reagent로 처리한다. 배양한 세포는 이러한 과정이 필요 없이 직접 chaotropic reagent로 세포를 용해시키면 된다. 이렇게 조직이나 세포를 균질화한 용액은 RNA, DNA, protein과 같은 macromolecule들의 혼합물이 된다. 이를 saturated phenol로 extraction하면 nucleic acid는 수용액 층에 모이고 protein은 유기용매 층에 모이게 된다. 특히, pH 4.0 정도의 산성 phenol을 사용하면 DNA는 수용액 층과 유기용매 층의 경계부에 집중되고 수용액

층에는 주로 RNA만 존재하게 되는데, 이 성질을 이용하여 RNA를 DNA와 protein으로부터 분리해낼 수 있다. 이렇게 분리한 수용액에 salt의 농도를 높이고 alcohol을 첨가하면 RNA는 침전하게 되는데 이를 고속으로 원심분리하면 RNA pellet을 얻을 수 있다.

TRIzolTM은 chaotropic reagent인 guanidine isothiocyanate, acidic phenol 그리고 salt를 혼합한 용액으로 RNA를 추출하는 동안 pipetting 횟수를 최소화하도록 고안된 용액이다.

(2) 역전사(reverse transcription)

어떤 종류의 바이러스는 DNA에서 RNA를 만드는 전사 과정과는 반대로 RNA로부터 DNA를 만들어 내는 역전사(reverse transcription) 능력이 있다. 이들은 이렇게 역전사해서 생성한 DNA를 숙주 세포의 genomic DNA 속에 삽입시켜 자신의 유전자를 증폭시킬 수 있는 능력을 지니고 있는데 그 대표적인 것이 avian myoblastosis virus(AMV)와 Molony murine leukemia virus (M*m*V)이다. 이러한 RNA 바이러스의 역전사 효소(reverse transcriptase)를 이용하여 시료 RNA와 상보적인 DNA(complementary DNA, cDNA)를 만들어 내고 이를 template로 하여 PCR을 시행하게 된다. Reverse transcriptase가 작용하기 위해서는 single strand인 RNA의 어느 부분에 RNA-DNA double strand가 존재하여야 하며, reverse transcriptase는 이 double strand 부분에서 DNA 조각의 5'에서 3' 방향으로 역전사를 하게 된다. 따라서 시료 RNA와 적당한 single-stranded DNA 조각들을 섞어서 reverse transcriptase가 작용할 수 있는 RNA-DNA double stranded portion을 만들어 주어야 하는데, 이 과정을 priming이라고 하며 이 때에 사용될 수 있는 DNA 조각(primer)들은 대략 세 가지 종류가 있다.

첫째, gene-specific primer는 PCR에 사용될 primer들 중 antisense primer를 사용할 수 있고, 둘째, mRNA의 3' polyadenylated 부위에 부착되는 oligo(dT) primer를 사용할 수도 있다. 셋째로는 random hexamer primer를 사용하여 random하게 reverse transcription이 되도록 하는 방법이 있다.

첫 번째 방법은 역전사 과정에서부터 특이적으로 원하는 유전자 mRNA만을 역전사할 수 있는 장점이 있는 반면 민감도가 떨어지는 단점이 있다. 두 번째 방법은 모든 mRNA들을 역전사해서 특이도를 향상시키면서 민감도도 유지할 수 있는 방법이지만 mRNA의 polyA에서 5' 쪽으로 멀리 떨어진 부분을 PCR할 경우에는 민감도가 떨어지는 단점이 있다. 마지막 방법은 민감도는 좋지만 random primer가 PCR과정에서도 작용할 수 있는 문제가 있다.

2. 유전자 재조합(Recombination DNA)

1970년에 들어서면서 제한효소의 발견과 더불어 분자생물학의 발전이 급속해지고 계속해서 DNA cloning 및 hybridization기법이 개발됨으로 인하여 인간의 질병에 대한 도전에 한걸음 더 나아가게 되었다.

최근에는 소량의 recombination DNA를 신속히 분리하여 분석하는 방법들이 많이 개발되어 여러 실험실에서 사용하게 되었다. 예를 들면 hybrid DNA를 함유하고 있는 E. coli 배양액 1.5 ml 정도에 특정의 제한효소를 이용하여 절단한 후 아가로스 겔 전기영동법을 이용하여 분석하게 된다.

플라스미드(plasmid)를 분리하여 분석하는 것은 이 플라스미드에 대한 제한 효소 유전자 지도를 구축하고자 하는 것이다. 제한효소지도는 플라스미드를 절단하는 몇 가지의 제한효소를 이용하여 만들 수가 있다.

먼저 plasmid를 한 개의 제한 효소로 일차 절단한 다음 분자량을 아는 DNA를 표준으로 하여 아가로스 겔 전기 영동으로서 분자량을 결정한다. 이와 같이 몇 개의 제한 효소로 일차 절단을 하고 분자량을 구한 뒤, 각 제한 효소로 일차 절단된 plasmid를 다시 다른 제한 효소로 처리하여 전기 영동으로 분석한다. 이러한 과정을 통해 얻어진 결과를 가지고 restriction map을 그리는데, 그 방법은 마치 여러 단백질 분해 효소를 가지고 단백질을 절단하고, 각 조각들의 서로 겹치는 부위를 찾아내 peptide map을 결정하는 방법과 흡사하다.

제한 효소에 의해 절단된 DNA 조각은 전기영동으로 첫째 분자량을 대충 알 수 있고, 제한 효소에 의해 절단되는 곳이 일정하기 때문에 절단된 양끝의 염기를 쉽게 알 수 있다. 분리된 조각을 다시 Sanger 또는 Maxam-Gilbert법에 의해 핵산 염기 배열순서를 결정할 수 있다.

이런 recombinant DNA에 대한 실험은 처음 분자생물학을 배우는 학생들에게는 그리 쉽지 않다. 이런 일련의 실험은 실험자체가 매일 몇 시간씩 계속해서 해야 하고 숙련의 기술을 요하기 때문이다.

최근 바이러스가 분자생물학의 중요한 연구수단이 되고 있음에 따라 분자생물학적 실험 기법을 습득함으로써 임상진단에 가능한 DNA cloning, 제한 효소 처리법, 전기영동법, DNA 염기서열 분석법, 중합효소연쇄 반응법 등의 분자생물학의 기본 기법들을 소개하기로 한다.

3. 재조합 유전자 클로닝(Gene cloning)

원하는 유전자의 일부를 제한 효소로 자르고 벡터가 되는 플라즈미드(plasmid)나 박테리오파아지(bacteriophage)의 DNA와 연결시켜 만든 재조합 유전자(recombinant gene)를 적당한 세포에 주입시켜 배양한 다음 세포를 파괴시켜 세포속에 증폭된 재조합 유전자를 분리함으로써 원하는 유전자를 대량으로 얻는 작업을 재조합 유전자 클로닝이라고 한다(그림 3-15).

재조합 유전자를 클로닝하기 위하여는 4가지의 기술이 필요한데, 첫째는 DNA를 제한효소를 이용하여 의도하는 위치에서 절단하는 일이고, 둘째는 절단된 DNA의 5' 말단에 있는 인산기(phosphoryl group)와 3' 말단에 있는 수산기(hydroxyl group)를 포스포디에스터 결합(phosphodiester bond)으로 연결시키는 일이다(ligation). 셋째는 재조합된 유전자를 적당한 세포에 주입(transfection)시켜 그 세포의 형질을 변형시키는 형질전환(transformation)과정이다. 마지막으로 형질전환된 세포를 대량으로 배양한 후 파괴시켜 세포 속에 대량 증폭되어 있는 재조합 유전자를 추출하여 분리하는 과정이다.

4. 방사성 동위원소를 사용한 핵산의 표식(Radiolabeling of nucleic acid probes)

핵산의 혼성화(hybridization) 실험은 분자생물학에서 특히 분자클로닝 과정에서 가장 기본이 되는 실험방법이라 할 수 있다. 실제로 유전자의 cloning 및 분석 등의 모든 과정에서 핵산의 혼성화를 통한 실험이 수행되어진다.

예를 들어 첫째로 cDNA 혹은 genomic DNA library로부터 특정한 clone을 찾아내는 방법으로 흔히 방사성 동위원소로 표식된 oligonucleotide나 cDNA를 probe로 사용하여 colony 혹은 plaque hybridization 방법이 이용된다. 그 다음 Genomic DNA의 특정 부위의 구성을 밝히기 위하여 cloning된 DNA의 일부를 probe로 사용하여 cloning된 DNA의 일부를 probe로 하여 Southern hybridization을 시행한다.

이러한 실험 방법들의 성공 여부는 특정 DNA에 얼마나 효과적으로 방사성 동위원소를 표식시키느냐에 달려 있다고 할 수 있다. 최근 많이 사용되고 있는 DNA의 방사성 동위원소 표식 방법인 nick translation 방법과 random oligonucleotide primer를 사용하는 방법 등이 있는데 여기서는 nick translation법을 소개하기로 한다.

1) DNA의 nick translation

E. coli DNA polymerase I을 사용하는 방법으로 이중 가닥의 DNA에 nick 부위에 생성된 3'-hydroxyl terminus에 방사성 동위원소를 함유한 nucleotide residue를 첨가시킴으로써 표식하는 방법이다. DNA polymerase I 5'→ 3' exonuclease 활성이 있어서 nick 부위의 3' 쪽에 nucleotide를 첨가하게 된다. 즉 동시에 일어나는 제거와 첨가 반응으로 초기에 형성되었던 nick는 DNA 가닥을 따라 이동하게 된다. 기질로서 강한 활성도의 [32P] 방사성 동위원소를 함유한 nucleotide를 첨가함으로서 10^{8} cpm/μg 이상의 특이활성도(specific activity)를 갖는 [32P]가 표식된 DNA를 제조할 수 있다(그림 3-16).

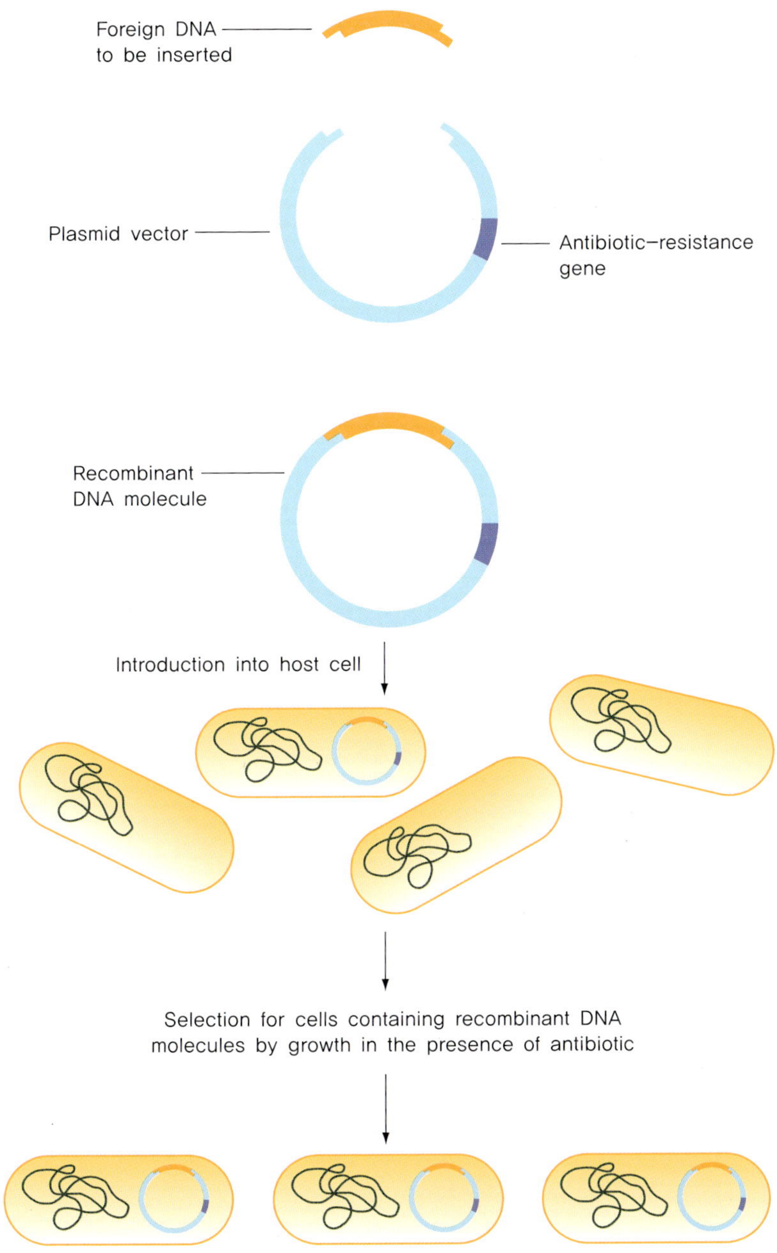

그림 3-15. 플라스미드의 DNA 클로닝

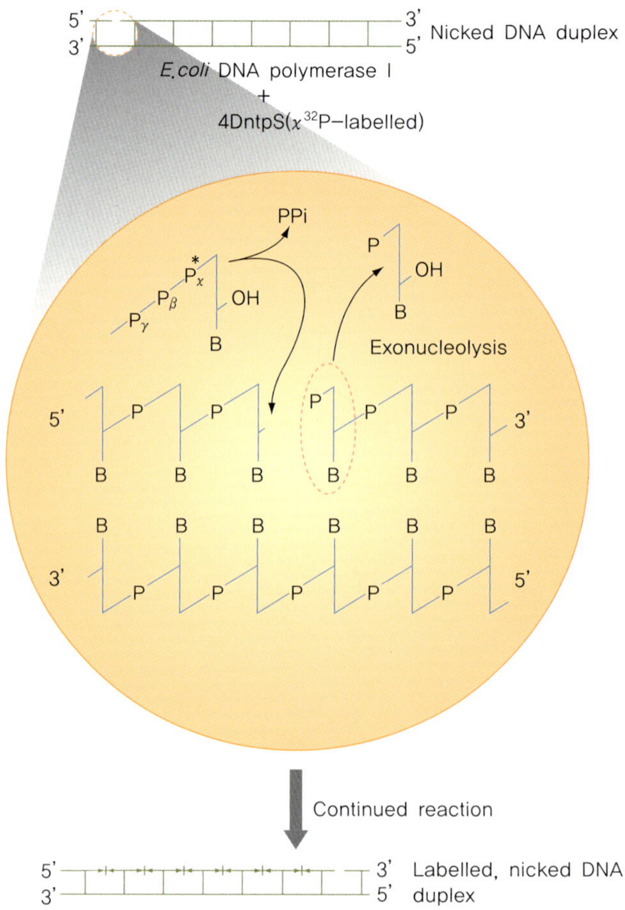

그림 3-16. Nick translation

5. 서던 블럿(Southern blot 실험)

Genomic DNA 상에 존재하는 특정 유전자의 위치는 흔히 Southern(1975)이 고안한 transfer방법을 통하여 결정된다. Genomic DNA를 하나 혹은 여러 가지 종류의 제한 효소로 절단한 후 생성된 각 조각을 agarose gel에서 전기영동하여 그 크기별로 분리하고 gel로부터 solid support(흔히 nitrocellulose 혹은 nylon membrane)에 이동될 때 DNA 조각들의 상대적인 위치는 유지되게 된다. Membrane에 부착된 DNA는 방사성 동위원소로 표식된 DNA 혹은 RNA와 hybridization되고 자가방사법을 통해 그 위치를 가시화하게 된다(그림 3-17). 이러한 기술들은 genomic DNA뿐만 아니라 plasmid의 분석, cosmid, bacteriophage 등의 분석에도 적합한 방법이 될 수 있다.

Agarose gel로부터 solid support로 DNA의 이동방법은 흔히 capillary transfer 방법이 사용된다.

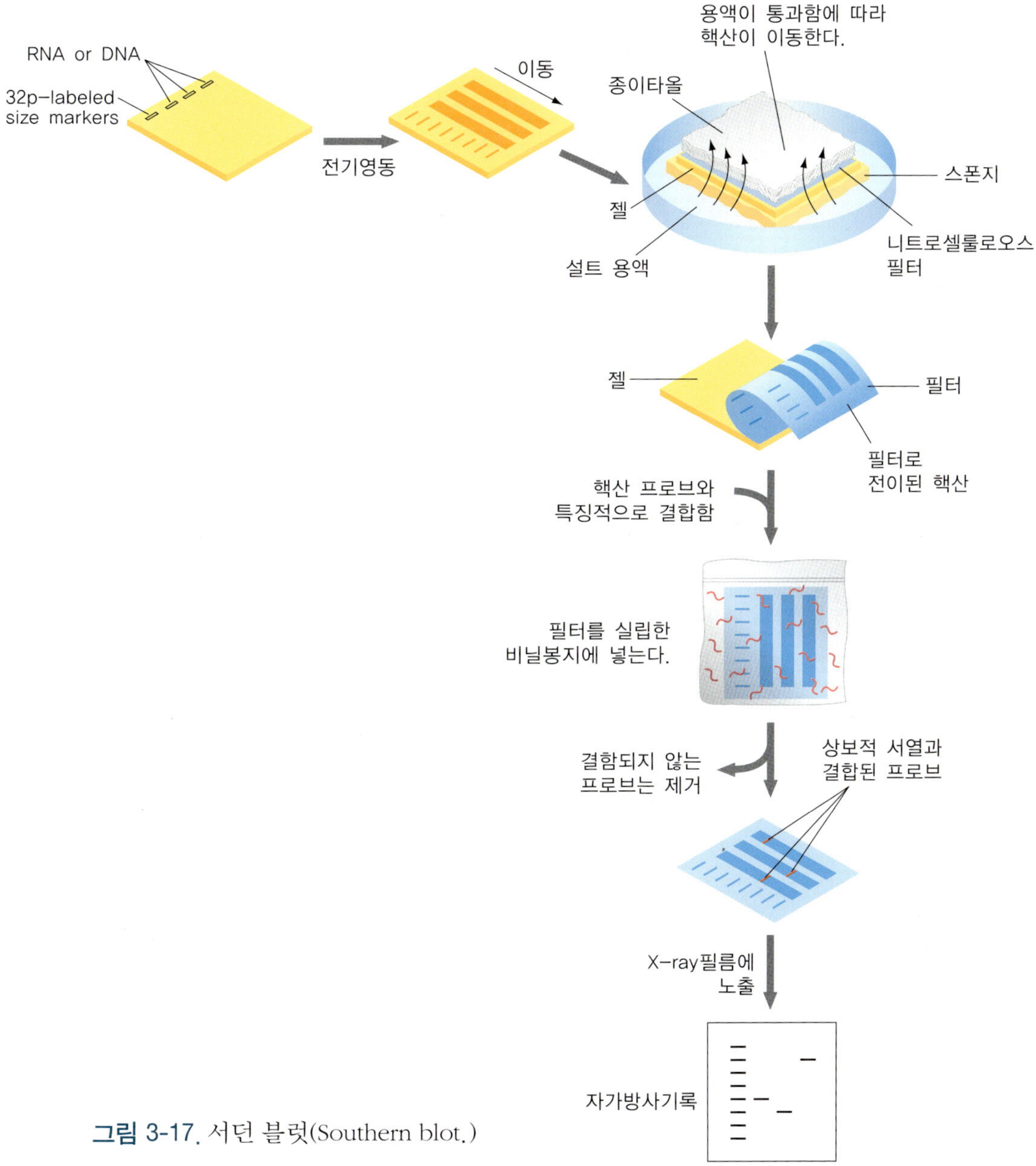

그림 3-17. 서던 블럿(Southern blot.)

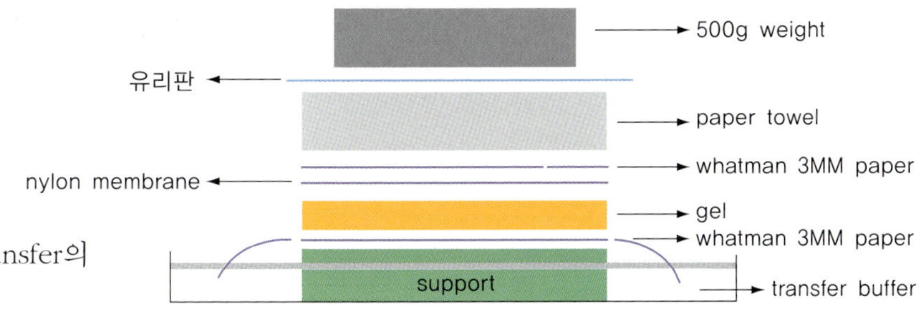

그림 3-18. Capillary transfer의 모식도

1) 모세관(Capillary transfer)

흔히 Southern blot 혹은 Southern hybridization이라 불리우는 방법으로 Southern(1975)에 의해 고안되었다. Agarose gel내에서 크기별로 분류된 DNA 조각들이 모세관현상에 의한 용액의 흐름을 타고 유출되어 solid support의 표면에 축적되도록 하는 방법이다. 모세관현상은 여러 겹의 종이 흡수지를 타고 용액이 흐르게 되어 형성되게 된다(그림 3-18). 이때 DNA의 이동 효율은 DNA 조각의 크기와 agarose gel의 농도에 따라 변하게 된다. 1 kb 이하의 작은 크기의 DNA의 이동은 이동속도가 늦고 그 효율도 떨어지게 된다. 예를 들어 15 kb 크기 이상의 DNA를 모세관현상을 이용하여 이동시키기 위해서는 18시간 이내에 수상의 이동시간이 필요하며 그나마 그 이동도 완전히 이루어지지는 않는다. 이러한 큰 크기의 DNA 조각의 이동은 gel이 탈수되기 전에 얼마나 gel로부터 유출되느냐에 따라 결정되는데, 자체에 있던 용액이 흘러나와 탈수되면 gel은 더욱 단단해져서 DNA가 유출되기 더욱 힘들어지게 되기 때문이다. 이러한 문제는 DNA를 이동시키기 전에 부분적으로 가수분해시킴으로써 감소시킬 수 있다. DNA를 산에 노출시키게 되면 부분적인 depurination 현상이 일어나게 되며 다시 염기에 노출시키면 depurination된 곳의 phosphodiester 결합의 DNA 골격이 가수분해 된다. 그 결과 DNA 조각의 크기가 1 kb 정도로 되어 따라서 gel로부터 쉽게 유출되어 이동될 수 있다. 그러나 이러한 depurination과 가 수분해과정을 거치면 자가방사법상 나타나는 결과의 band가 뚜렷하지 못하고 퍼지는 양상을 보일 수도 있다. 이는 DNA의 이동중에 DNA의 diffusion이 일어나기 때문으로 생각된다.

6. 노던 블럿(Northern hybridization)

특정 유전자 호르몬같은 특정 생체분자에 의해 전사가 어떻게 조절되는지를 알아내는 방법으로 hybridization 반응을 이용한 이런 기법은 분자생물학 연구에 중요하며 실험실에서 많이 이용되고 있다.

Northern hybridization 분석 기법은 DNA probe를 가지고 이 probe와 상보적으로 hybridization 반응을 일으키는 RNA를 찾아내는 기법으로써, 예를 들어 설명하면 혈액내 알부민 농도가 낮은 생쥐와 정상 생쥐의 간장에서 표현되는 알부민에 대한 mRNA를 분석 비교하는 경우를 들 수 있다. 알부민은 간장 세포에서 합성되어 혈액으로 분비된다. 알부민을 소량 생산하는 생쥐에서 알부민에 대한 유전자의 표현에 이상이 있어서 이런 현상이 초래되는지를 확인하기 위해 우선 정상 생쥐와 알부민 생산에 이상이 있는 실험 생쥐의 간장으로부터 강한 변성제로 세포내 ribonuclease를 불활성화시킨 상태로 소정 방법에 따라 완전한 형태의 RNA를 nitrocellulose 또는 nylon membrane에 옮긴다. Membrane에 옮겨진 RNA를 [32P]로 표식한 DNA probe와 hybridization반응을 유도하고 자가방사법을 통해 알부민에 대한 mRNA의 크기와 그 양을 분석할 수 있다. 크기를 아는 표준 RNA를 동시에 전기 영동해서 표준 RNA가 이동된 거리와 비교하여 알부민에 대한 RNA의 크기를 결정할 수 있다.

이와 같은 기법으로 실험쥐에서 간장 세포내 알부민을 합성하는 RNA 양에 차이가 있는지 혹은 RNA의 크기에 차이가 있는지를 분석할 수 있다.

Northern blot은 이상과 같은 여러 유전 질환의 연구 외에도 많은 다른 응용 분야에서 유익하게 사용되고 있다.

7. Dot 혹은 slot hybridization

이 방법과 적은 양의 RNA(혹은 DNA) 시료를 nitrocellulose membrane에 점을 찍듯이 가하여 붙인후 방사성 동위원소로 표식된 특정 DNA 혹은 RNA probe와 hybridization을 시행하고 X-ray film에 노출시켜 시료내 특정 RNA(혹은 DNA)를 정량하는 방법이다. 비록 정확한 정량은 아니지만 특정 조직이나 배양된 세포에서 특정 유전자의 발현을 쉽게 관찰할 수 있는 방법이다. 최근 이 방법은 두가지 면에서 개선되어 사용되고 있다.

(1) 여과기구의 개량으로 많은 수의 시료를 동시에 일정한 크기와 모양으로 membrane에 가함으로써 densitometer를 사용하여 보다 정확한 정량이 가능해졌다. 이러한 여과기구들은 시료를 가하는 일정수의 dot 혹은 slot 형태의 well이 있는 합성수지로 된 block과 이 block이 맞물려 흡입력을 가해주는 platform으로 구성되어 있다. 이 platform과 well이 있는 block 사이에 membrane을 장치한 후 흡입력을 가하면 시료가 membrane에 침착될 수 있게 고안되어 있다.

(2) 분획되지 않은 세포질내 특정 RNA의 농도를 측정하는 방법으로 slot blot이 개발되어 새로이 배양되거나 냉동되었던 세포나 조직으로부터 신속한 연구를 용이하게 수행할 수 있게 되었다.

8. 전기 영동(Electrophoresis)

세포내 단백질이나 핵산을 분리하기 위하여 이들의 구성성분이 가지는 전기적 성질을 이용한 방법으로써 DNA인 경우 인산기가 (−)의 전하를 가지므로 전기를 (−)에서 (+)로 걸어주게 되면 전하의 차이와 입자의 분자량에 비례하여 각 성분을 분리하게 된다.

여기에는 아가로스 겔이 사용되는데 이것의 함량에 따라 분자량의 크기별로 구분이 되어진다. 보통 0.7~2.0%의 Agarose gel이 이용된다. 특히 작은량의 분자량을 보기 위해서는 polyacrylamide gel이 사용이 되기도 한다. 그리고 주로 사용되는 전기 영동방법은 수평형 전기 영동법이고 목적에 따라 수직형 전기영동법이 쓰이기도 한다.

UV-transilluminator에서 그림 3-19와 같이 확인을 할 수가 있다.

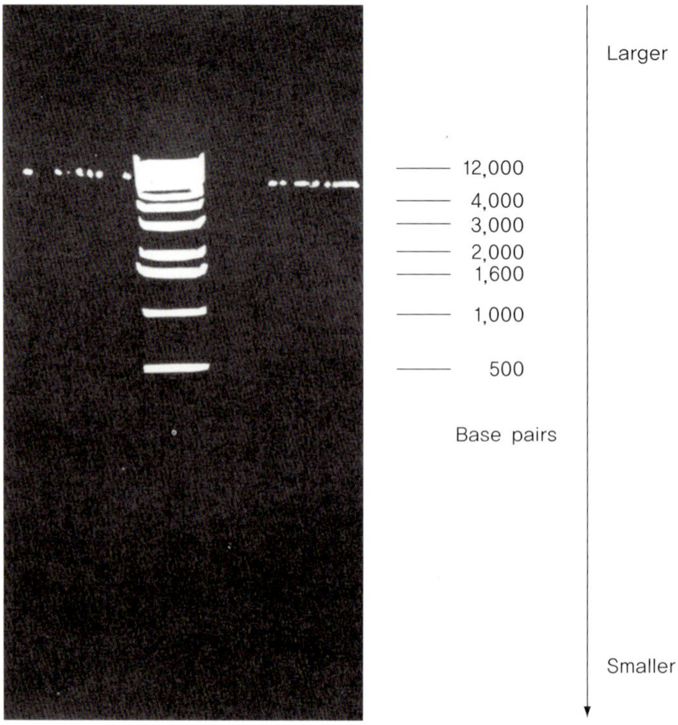

그림 3-19. DNA의 전기 영동상

9. 중합효소연쇄반응법(Polymerase chain reaction, PCR)

이 방법은 DNA 중합효소(polymerase)의 연속적인 반응을 이용하여 단기간에 소량의 DNA를 대량으로 증폭하는 방법이다. DNA 중합효소(polymerase)는 한 가닥의 DNA를 합성하는데, 이 반응의 시작을 위하여 시발체(primer)라고 하는 작은 DNA 조각이 필요하다.

따라서 적당한 시발체를 이용하면 목적하는 DNA 영역을 합성, 증폭할 수 있다.

생체의 DNA는 두 가닥으로 되어 있으므로 분석하려고 하는 DNA 영역을 한쪽 끝의 짧은 서열을 포함하는 2개의 시발체가 필요하다. 1회의 DNA 중합효소 반응으로 DNA가 2배로 되며 n회의 반응을 반복하면 이론적으로 2n 분자수의 DNA를 증폭할 수 있음이 PCR의 원리이다(그림 3-20). PCR법을 이용하면 검체 중의 분석하려는 DNA 영역을 수 십만 배로 증폭할 수 있으므로 분석의 감도를 높일 수 있으며, 극미량의 검체로 분석이 가능하다. PCR법의 감도는 매우 높아 1분자의 DNA에서도 검출이 가능하며 실제로 정자 한 개(DNA 1분자)에서 분석이 가능하다고 보고된 바 있다.

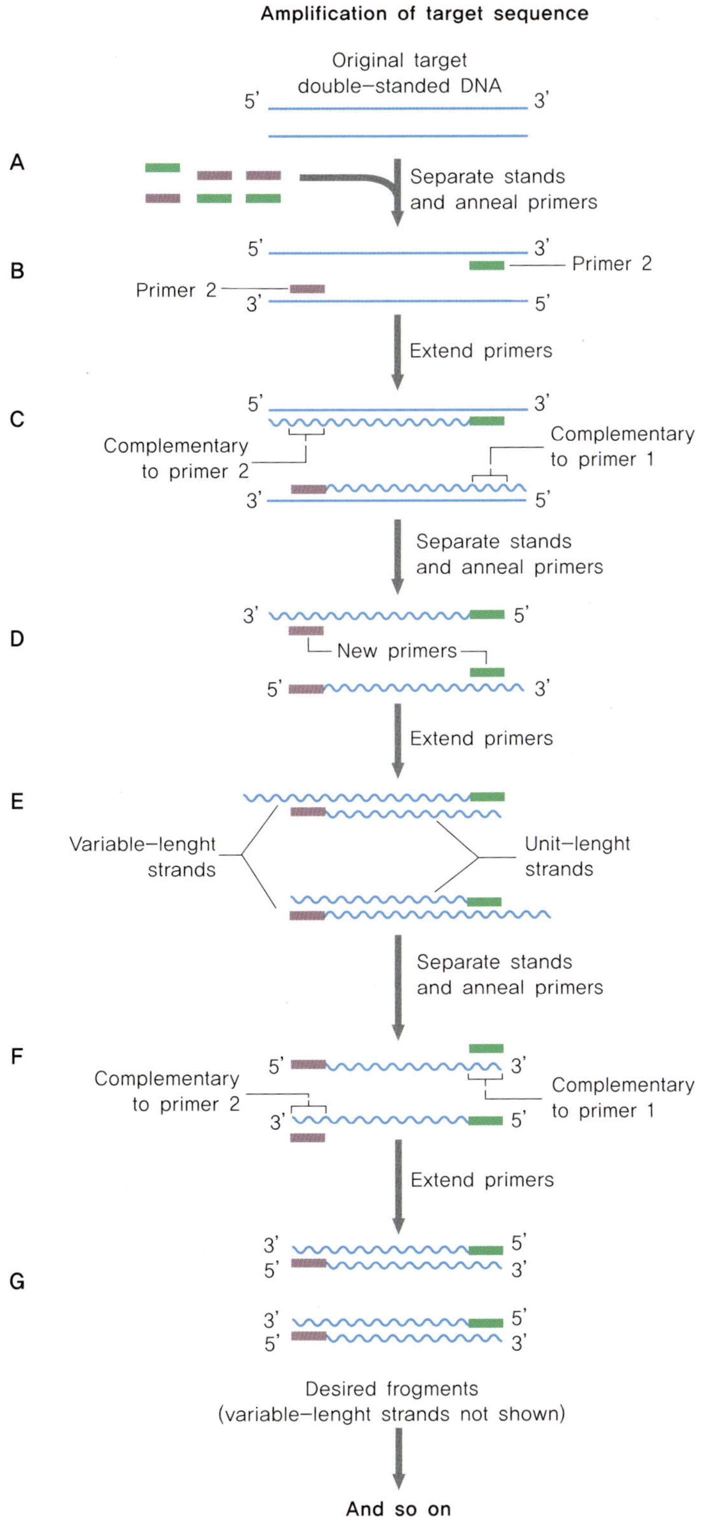

그림 3-20. 중합효소 연쇄반응

10. PCR-SSCP법을 이용한 유전자 다형성 검출

세포는 주형 DNA손상이 없는 한 정확한 복제가 일어나지만, 사람의 게놈이 양친에서 자식에게 전달될 때 수 백개의 돌연변이가 일어나는 것으로 추정된다. 이러한 돌연변이의 대부분은 치사 효과가 있는 DNA 영역에서 일어나면 개체 발생이 되지 못하고 소실되지만, 일부는 치사효과가 없는 DNA 영역에서 발생하게 되면 집단 중에 상당한 부분을 차지하게 되며 개체간 DNA 배열 차이의 원인이 된다. 이러한 DNA 다형성의 일부는 표현형으로 나타나 멘델의 법칙을 따라 유전되고, 염기배열의 차이는 유전적지표(genetic marker)로 이용된다. 고전적 유전학에서는 여러 다형성의 조합빈도를 이용하여 유전적 거리를 결정하여 특정 유전 질환과의 관계를 검토하여 왔다. 이러한 방법으로 유전질환을 일으키는 유전자를 찾아낼 수 있으나 당뇨법이나 고지혈증 등의 유전적 경향을 가지는 대부분의 질환에서 원인이 되는 유전자를 찾아내기는 쉽지않다. 따라서 특정한 유전자에서 다형성을 검출하고자하는 시도가 시작되었다.

DNA의 다형성을 검출하기 위한 방법으로 가장 흔히 사용되는 방법은 인체의 DNA를 추출하여 제한효소로 절단하고 특정 배열을 가진 소식자와 써던 절단편의 길이가 달라져 전기영동상 이동거리가 달라지는 것을 검출하는 방법이다. 이러한 방법을 제한 효소 절단 길이 다형성(restriction fragment length polymorphism, RFLP)라고 한다.

PCR을 이용하여 DNA 다형성이나 구조상의 변화를 검출할 수 있는 다른 방법으로 단일쇄 형태변환 다형성(single strand conformation polymorphism, SSCP) 방법이 있다. PCR-SSCP법은 게놈 DNA 중의 돌연변이나 다형성을 미량의 시료에서부터 출발하여 신속하고 간편하게 검출할 수 있는 새로운 방법이다. 이 방법은 (1) 표지된 시발체를 이용하여 특정 부위를 PCR로 증폭하고 표지하며, (2) 얻어진 표지 DNA 단편을 변성시켜 한가닥 DNA로 만든 후 폴리아크릴아마이드 겔에서 전기영동하여 분리한 후 자가방사기록으로 밴드의 위치를 검출하는 두 단계로 구성된다.

두 가닥의 DNA는 염기쌍을 형성하여 구조적 안정화를 이루고 있으나 한 가닥의 DNA는 분자내 상호작용에 의해 배열 특이적인 구조를 유지한 이중구조(secondary structure)의 변화를 일으킨다. 즉 단일나선 핵산의 이차구조는 온도, 양이온농도, 분자내 상호작용에 영향을 받으며 용질의 존재에 의해 변화되므로 폴리아크릴아마이드 겔 전기영동으로 염기의 변화 검출한다.

최근 PCR-SSCP법은 Alu 반복배열의 다형성 검출이나 당뇨병에서 인슐린수용체나 당수송체 유전자변이의 진단 및 암유전자의 진단 등에 이용되고 있다.

11. 정량 중합효소 연쇄반응 검사법(Quantification of Real Time PCR)

1) 개요

유전자의 정확한 양을 측정하고 이를 실험이나 임상연구에 이용하는 것은 매우 중요하다. 지금까지는 서던 블럿(Southern blot)이나 노던 블럿(Northern blot), RNAse 보호분석법, 영상분석기(Image Analyser)를 이용하여 내재표준유전자(internal control gene)과 증폭주기를 조절한 준정량 증폭반응법(semi-quantitative PCR) 등의 방법들이 유전자의 양을 측정하는데 이용되어 왔으나 이러한 방법들은 민감도(sensitivity)가 떨어지고 시간이 오래 걸리며 오염의 가능성이 높으며 부정확하다는 단점 등이 노출되어 실험에 적극 활용하기에는 일정의 한계가 있어왔다.

1992년 Higuchi 박사 등이 기존의 중합 효소 연쇄반응인 비정량적 측정법의 단점을 극복하기 위하여 염색액(ETBR; ethidium bromide) 를 첨가하여 자외선(UV;ultra violet ray)를 조사한 후 발광하는 형광을 측정함으로써 증폭되어진 이중가닥핵산(dsDNA)의 양을 CCD(charge coupled device) 카메라를 이용하여 측정하는 방법을 개발하였다.

현재까지의 중합효소 연쇄반응법(Polymerase Chain Reaction:이하 PCR로 표기)은 주로 PCR 반응 후의 산물을 젤(gel) 상에서 식별하는 종말점 분석(end-point analysis)로 그 결과를 확인하는데 그쳤으며 그 결과 정확한 정량 자료를 얻는 데는 한계점을 가지고 있었다. PCR 과정은 DNA 증폭률이 일정하고 재현성이 높은 기하급수기(Exponential Phases)를 지나 PCR에 필요한 성분이 점점 고갈되어 증폭률이 감소하기 시작하여 DNA의 양이 산술적으로 증가하는 직선기(Linear Phases)를 거쳐 PCR이 멈추는 시기로 재현성이 가장 낮은 안정기(Plateau phase)로 진행된다.

PCR법은 실험재료내의 목적하는 DNA를 극미량 단위까지 검출할 수 있다. 특히 RT-PCR은 미량의 RNA의 검출 등에 그 위력을 발휘한다. 그러나 통상 PCR을 정량에 이용하기에는 증폭산물이 반드시 원래의 주형량(Amount of template)을 반영하는 것이 아니기 때문에 단순하게 증폭된 산물로부터 주형의 양을 측정하기는 곤란한 점이 있다. 그 첫 번째 이유로 plateau효과(그림 3-21)이다. Plateau 효과의 주요한 원인으로는 ① Taq DNA Polymerase의 활성 저하, ② 기질의 고갈, ③ primer의 고갈, ④ 반응 부산물이 pyrophosphate에 의한 합성반응 저해, ⑤ 생산된 DNA 가닥의 재결합에 의한 프라이밍(priming) 저해 등을 들 수 있다. 결국 반응이 충분히 진행이 되면 plateau에 도달하여 초기의 주형량에 관계없이 같은 양의 PCR반응 생성물만을 얻을 수 있다. 통상 PCR로 정량하는 경우 PCR의 증폭산물의 전기영동 등으로 검출 할 수 있는 충분한 생성량이면서 지수적으로 생성물이 증가하는 조건을 설정하여 그 범위 내에서 정량 해야만 한다. 여러 농도의 주형에 대해 전체의 시료의 다양한 조건을 만족시키는 것은 어렵다.

그림 3-22에서 보는 바와 같이 종말점분석(end-point analysis)의 한계점이 해결되지 않은 상태에서 이 결과물을 가지고 상대적, 절대적으로 비교, 분석하는 것은 실제 정량 data와 매우 다른 결과를

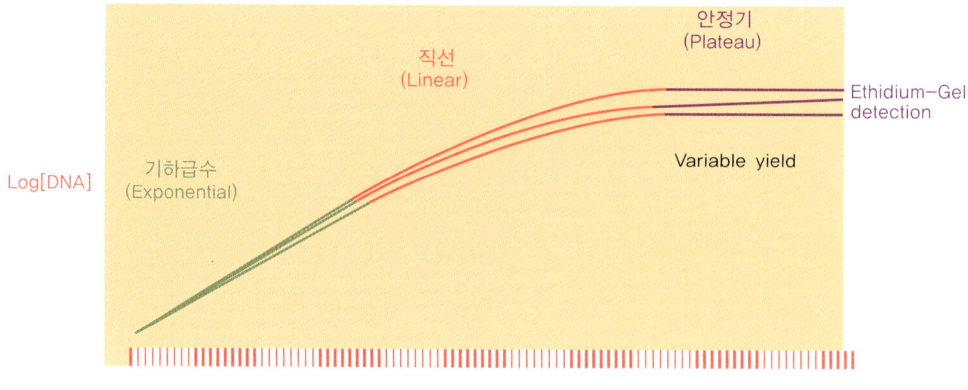

그림 3-21. PCR Phases : Exponential : 매 사이클시 마다 product가 정확히 2배가 되는 기간(정확도 및 특이도)
Linear(high Variablity): 반응물질이 소모되어 점점 약화됨. 생산물이 파괴된다.
Plateau(End-point:Gel Detection for traditional methods): 반응이 정지됨. 더 이상 생성이 안되며, 생성물이 분해되기 시작함.

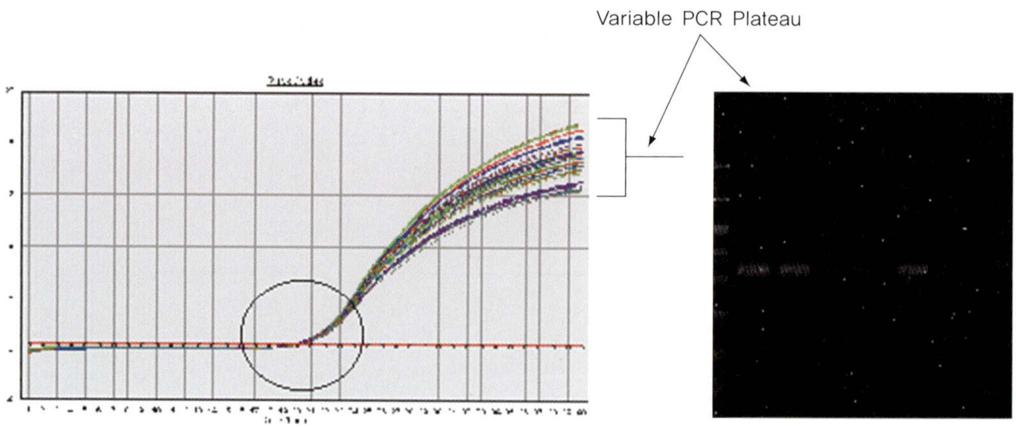

그림 3-22. 종말점분석 문제들

얻을 가능성이 크다고 볼 수 있는 것이다.

이러한 점을 해결하기 위해 변동이 거의 없고 재현성이 높은 exponential phases에서의 data를 얻을 수 있는 방법 개발로 인해 단순히 DNA증폭을 목적으로 하던 기존의 PCR 방법에서 벗어나 DNA와 RNA를 사용한 상대적 절대적 정량이 가능하고 그 증폭량을 real time으로 모니터 하면서 PCR 하는 방법(Real-Time Quantitative PCR)이 개발되었다(그림 3-23).

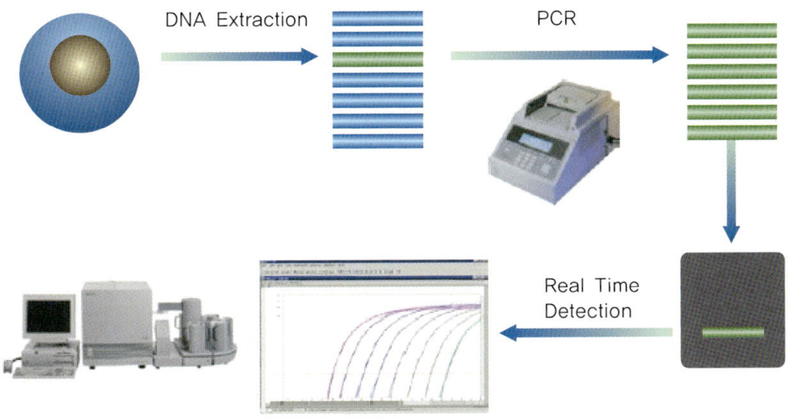

그림 3-23. Real Time PCR의 개략도. 정량 Real Time PCR은 End-point PCR에서 사용하는 gel 전기영동법을 이용하여 증폭된 결과를 보는 것과는 달리 증폭되는 초기의 반응을 실시간으로 detection하여 kinetic분석이 가능하다.

2) 정량 PCR 의 분석 원리

Real Time PCR법은 형광 보고자(reporter)물질(TaqMan Probe, SYBR Green I 등) 의 chemistry를 PCR 기법에 응용한 것으로 반응 중 검체내에 존재하는 목적유전자(Target gene)의 증폭과 함께 형광 reporter물질의 emission이 증가되는 양을 실시간으로 검출, 정량 분석 하여 target gene의 증폭 유무 및 그 양상을 신속하고 정확하게 정량 및 정성 분석을 할 수 있는 방법으로 specific nucleic acid sequence를 증폭하고 그 농도를 측정하기 위해 fluorescence -detecting thermocyclers를 이용하며, monitor는 형광 reporter 물질에 의해 가능하다.

이는 사용하는 물질 즉, nonspecific reporter (EtBr, SYBR Green I)와 specific reporter(TaqMan Probe, Molecular beacon)의 사용에 따라 구분된다.

(1) 이중가닥 핵산 결합 염색액－비특이 리포터 사용(ds DNA binding dye－Nonspecific reporter)

ds DNA에 결합하여 형광물질을 나타내는 시약(Interchelator : SYBR Green I, EtBr 등)을 첨가하여 PCR 함으로써 목표유전자의 증폭과 함께 발광이 증가되는 화학반응을 이용한 방법으로 인터킬레이팅(Interchelating) 법이라고도 한다(그림 3-24).

Interchelator가 ds DNA와 결합하면 EtBr 경우 형광량은 25배 증가하나 SYBR Green I 은 200배 정도 증가하므로 더 유용하게 사용되고 있다.

장점은 어떠한 PCR 반응에도 적용 할 수 있으므로 간단하다는 것이다.

단점은 non-specific product나 primer dimmer 등에 의한 원하지 않는 signal의 증폭을 배제할 수

없으므로 이러한 경우에는 아주 정확한 정량 결과를 얻기에 부적합하다. 이를 보완하기 위해서는 우선 target gene에 매우 specific 한 primer sets를 design하는 것이 가장 중요하다. 이러한 primer sets를 PCR에 사용하는 것이 필수이며 이러한 non-specific product를 확인하기 위하여 melting curve analysis(또는 Dissociation curve analysis)를 통해 확인할 수가 있다. 그러나 적정한 primer 농도 및 annealing 온도를 찾아야 하는 번거로움이 있으며 매 분석시 마다 멜팅 커브를 분석해야 한다는 점이 다소 불편한 점으로 인정된다.

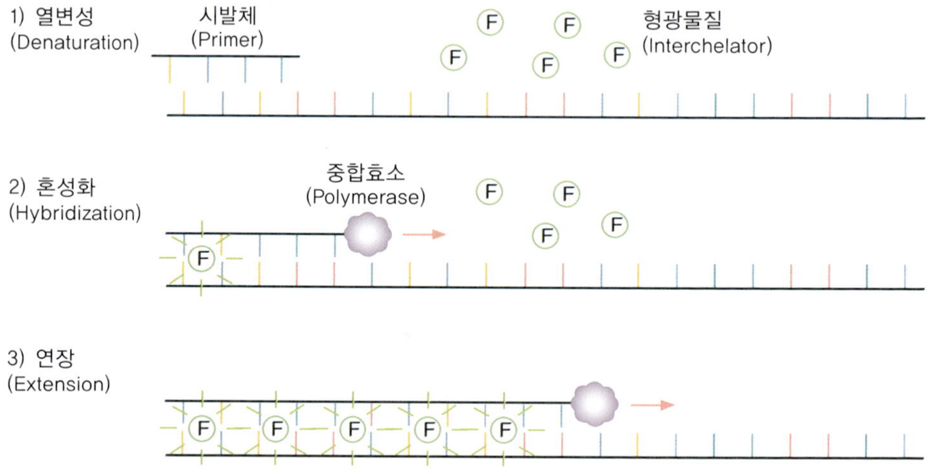

그림 3-24. Interchelator의 chemistry를 이용한 검출 과정

(2) 형광 탐침자 특이 리포터(Fluorogenic probe−Specific reporter) 사용

형광물질로 labeling된 oligonucleotide를 probe로 사용하는 방법으로 TaqMan Probe법과 Molecular beacon법이 있다.

장점은 원하는 target gene의 product에 대한 signal만 받아들여 정확한 정량 결과를 얻을 수 있다. 단점은 labeled-probe가 제작, 합성소요시간 및 비용이 약간 소요된다.

① 택맨 탐침자(TaqMan Probe)법

이는 탐침자의 5'-end에 reporter dye로 FAM(6-carboxy-fluorescein), VIC, JOE, TET 등 을, 3'-end에는 quencher dye인 TAMRA(6-carboxy-tetramethyl-rhodamine)로 labeling한 올리고뉴클레오티드(oligonucleotide)를 PCR 반응에 첨가하여 사용한다.

TaqMan Probe는 target gene에 specific한 oligonucleotide로서 양방향 primer의 중간에 위치하도록 design된 것으로 PCR의 annealing 조건 하에서 template DNA와 특이적으로 hybridization 한다. 이때 reporter dye의 형광은 quencher dye에 의해 억제되어 있어 발광하지 않는다.

이는 reporter dye와 quencher dye가 20-30 bp 정도 길이의 probe 양쪽 끝에 붙어있는 경우 light source로부터 빛을 받아 excite 되어도 reporter dye로부터 발산된 형광은 quencher dye에 의해 흡수되어 측정되지 않는 것이다.

PCR에서 중합반응효소 기능을 가진 Taq polymerase는 5' → 3' exonuclease 기능도 가지고 있으므로 PCR의 확장반응조건에서 이미 목적 유전자와 결합되어 있는 TaqMan Probe가 잘려 나가면서 reporter dye가 quencher dye로부터 분리되므로 quencher dye에 의한 억제가 해소되어 나타나는 reporter dye로부터의 형광 방출이 측정되는 원리이다(그림 3-25).

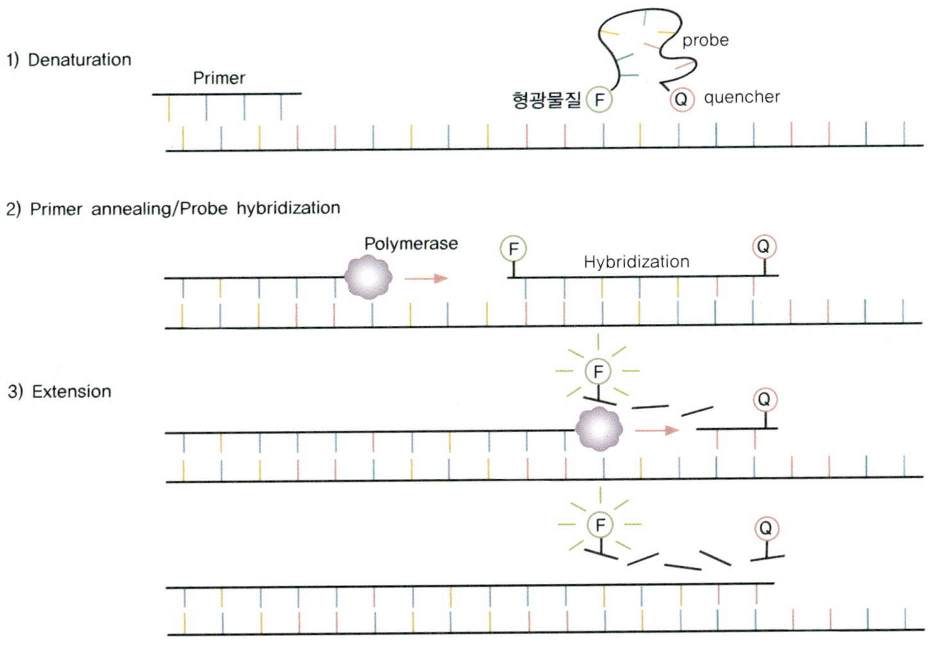

그림 3-25. TaqMan Probe의 chemistry를 이용한 검출 과정

② 분자 비콘(Molecular beacon)법

이 방법은 hairpin 구조를 가지는 25-40 bp정도 길이의 oligonucleotide 를 Probe로 이용한 것으로 TaqMan Probe와 마찬가지로 5'-end에는 reporter dye를, 3'-end에는 quencher dye로 labeling하여 PCR에 첨가 사용한다. 탐침자 제작 시, hairpin loop에 해당하는 부분이 target sequence 의 15-30 bp 에 해당하는 부분에hybridization 될 수 있도록 하고 양쪽 끝 의 5-6 bp 가 서로 stem 구조를 만들 수 있도록 한다.

상온에서는 molecular beacon은 hairpin 구조를 가지므로 reporter dye 와 quencher dye가 근접해 있어 reporter dye의 발광이 억제된다.

PCR의 결합단계에서 molecular beacon이 주형 DNA와 상보적으로 혼성화하면 이때 reporter dye

와 quencher dye의 거리가 멀어져 quencher dye에 의한 억제가 해소되어 reporter dye로부터 형광 방출이 측정되는 원리이다(그림 3-26).

매 cycle이 진행 될 때 마다 target gene에 결합되었다가 떨어지는 molecular beacon이 내는 형광양은 증가하며 이는 PCR product 의 양에 비례한다. 또한 hybridization하지 않았던 molecular beacon은 2차 구조를 가지고 있어 quencher dye에 의해 억제되어 있으므로 형광을 나타내지 않는다. 그러므로 결과에 미치는 영향은 거의 없다.

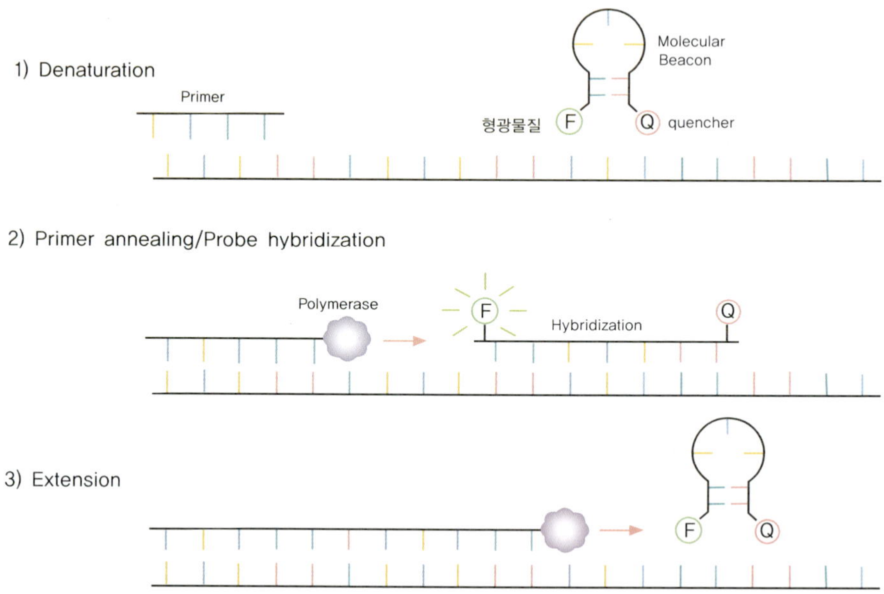

그림 3-26. Molecular beacon의 chemistry를 이용한 검출 과정

3) Real Time PCR 분석장비

Real time PCR 에 사용되는 기기는 검체로부터 직접 반응되어 나오는 여기된 상태의 형광을 전달하고 정리하는 장치와 통합하는 형광분석기로 구성이 된다. 주로 사용되는 장비로는 ABI 7000, Light Cycler등이 이용되고 있다. 대표적으로 ABI 7000은 block-based cycler를 채택하고 있으며, Light Cycler는 air based heating /cooling medium을 채택하고 있다. 특히 air를 통한 가장 큰 장점중의 하나가 속도가 빠르다는 점에서 block based cycler보다 성공적으로 수행할 수가 있다는 점이다. 그러나 열전달에 있어서 정확하게 전달한다는 점에서 block based cycler가 여러 회사에서 채택을 하고 있다. 최근에는 장비에 부가된 기능이 월등하고 여러 파장의 형광을 동시에 검출하는 장비 등이 출시되고 있어 다중검체를 동시에 분석할 수가 있다. 자세한 기기의 사양은 표 3-4와 같다.

주로 여기에서는 ABI 7000에 대하여 다루고자한다.

4) 정량 PCR의 분석

분석에서 가장 중요한 것은 위와 같은 원리에 의해 모아진 data를 정량적으로 분석하기 위해 기본적으로 설정해야 하는 threshold line의 위치이다.

앞서 제시한 바와 같이 variation이 거의 없고 재현성이 높은 Exponental Phases에 threshold line 설정하여 data를 얻는 것이 가장 이상적이라 할 수 있다. 이에 따라 sample의 Ct(Cycle Threshold)가 설정되고 그로 인한 정량 data를 얻을 수 있는 것이다.

TaqMan Probe와 SYBR Green I을 사용하여 PCR 한 결과는 Amplification plot(Log)과 Standard curve를 이용해 분석 할 수 있다(그림 3-27. A, B).

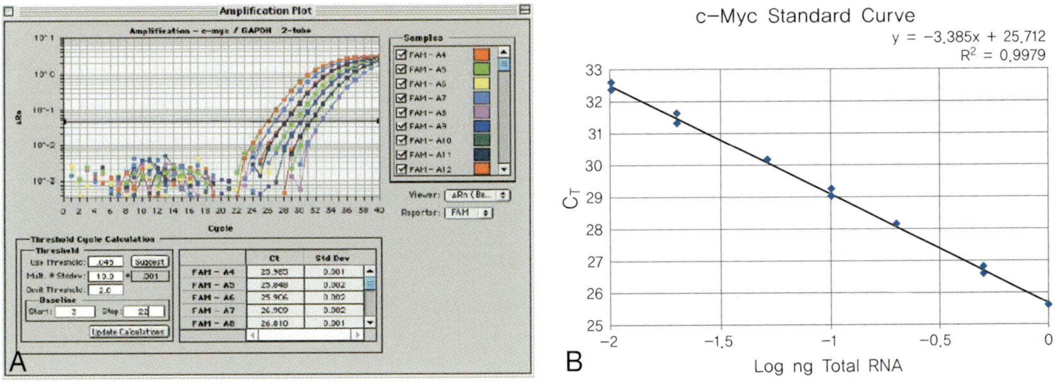

그림 3-27. A. Amplification plot(Log). B. Standard curve

단 SYBR Green I으로 실험했을 경우에는 amplification product가 non-specific product나 시발체 간 결합등에 의한 원하지 않는 결과일 수 있으므로 해리곡선(dissociation curve(melting curve)) 분석를 통한 특이산물 검증이 꼭 필요하다. 해리곡선을 그린 후 원하는 멜팅 값에 피크가 보여지는지 확인하여 실험결과를 해석한다 보이는 그림은 목표유전자의 곡선과 비특이적 산물의 곡선을 보여준다(그림 3-28).

SYBR Green I 으로 분석한 경우에는 결과 해석 시 주의가 필요하다. RT-PCR의 효율이 낮은 경우에도 증폭이 될 수 있는 여러 가지 조건이 있으므로 반드시 cDNA의 상태를 확인해 볼 필요가 있다. 필요한 경우 cDNA를 단계 희석하여 각 희석배수별로 증폭비율이 일정한지를 가늠할 수 있다. 이때 일정배수로 증폭량을 유지하지 않는 경우에는 발현량을 상대적으로 비교하는 것은 매우 위험하다. 재실험시 검토사항으로는 시발체 디자인, RT-PCR의 조건 및 시약의 조건, RNA의 순도 및 target amplicon의 Tm값, Dissociation curve등을 검토하여 시행하여야 한다.

최근에는 Bio-analyzer(Aagilant technology)의 lab-on-a-chip을 이용한 RNA micro-electrophoresis를 이용하여 RNA의 농도를 측정할 수가 있어 PCR efficiency는 물론 유전자의 발현량을 측정하는데 많은 도움이 되고 있다.

표 3-4. Real-Time PCR platforms의 비교

Company Model	Applied biosystems ABI 7000	Roche Light cycler
Laser/Lamp	Tungsten halogen Lamp	LED
Detector	CCD camera	3 photodetection diodes
Thermocycling	Peltier element 9700 block	Heated air
Excitation spectrum	350~750 nm	470+/- 10 nm
Filter/detection channels	4 position fixed filter wheel, FAM/ SYBR green/VIC/JOE, TAMRA & ROX	3 channels; 530, 640, 710 nm
Format	96 well plate or 0.2 ml tubes	32 glass capillaries
Time(40cycles)	1.75 hours	30 mins
Reaction volume	25~50 ul	20 ul
Flourescence chemistry	Hydrolysis probes, SYBR Green I, other chemistries possible but not supported	Hybridisation probes, hydrolysis probes, molecular beacons, SYBR Green I
Multiplexing supported	2-plex hydrolysis probes	20plex hybridisation probes
Passive reference	ROX	Not required
Dimensions (H × W × D)	39 × 51 × 53 cm	45 × 30 × 40 cm
Weight	34 Kg	20 Kg
Other features	Primer/probe design software included PCR mastermix kits Parameter Specific kits Assay by design and assay on demand services	Primer/probe design software available PCR mastermix kits Parameter specific kits Relative quantification software available

LED, light emitting diode
PMT, photomultiplier tube
JOE, carborxy-4',5'-dichloro-2,7'-dimethoxyfluorescein
ROX, carboxy-X-rhodimine
CCD, charge-coupled device
FAM, carboxyfluorescein
TAMRA, carboxyteteramethylrhodamine

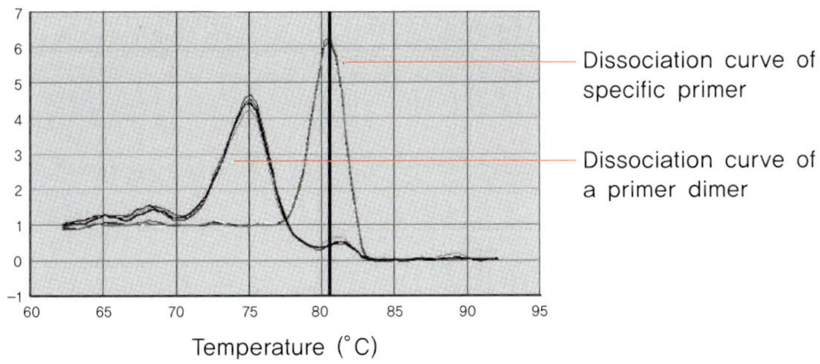

그림 3-28. dissociation curve(melting curve) 분석

5) 정량방법

(1) 절대정량(Absolute quantification)

절대정량은 세포당 또는 일정크기의 조직당의 유전자 copy수를 측정하는 방법으로 이미 알려진 표준검체로부터 얻어진 표준곡선(standard curve)에 정량을 하고자하는 검체의 CT값을 대입하여 양을 결정한다.

DNA/cDNA quantification, virus 정량

RNA Quantification using one step or two step RT-PCR

(2) 상대정량(Relative Quantification)

상대정량법은 주어진 검체(given sample)간의 특정유전자 발현양의 차이를 측정하는 방법으로 untreated 검체와 treated 검체간의 발현량을 비교한다. 이때는 검체에서 발현이 일정하게 유지되는 housekeeping gene을 사용하여 normalization을 하여 값의 차이를 보정하여야 한다.

(3) Calculation Methods for Relative Quantification

① 표준곡선법(Standard curve method)

목적유전자와 내부조절유전자 증폭이 각 튜브에서 반응시키며 적어도 적정반응이 이루어져야 하며 validation 표준곡선을 가져야 한다.

② 비교 Ct 법(Comparative Ct(threshold cycle) method)

Ct값의 차이를 이용하여 분석하므로 매번 분석시 마다 표준곡선이 필요치 않으며(comparative Ct method) 다량의 검체를 분석하기에 적당하며, 두 검체간의 target gene과 endogenous control gene간의 증폭에 대한 efficiency가 대략 같아야 하며 이때 slope차이가 0.1이 하이면 사용해도 무방하나

그렇지 않을 경우에는 표준곡선을 함께 그려야 한다.

6) 적용분야

위에서 설명한 바와 같이 Real-Time PCR의 장점을 이용하여 기존 실험과 차별화 된 data를 얻을 수 있는 연구 분야는 상당히 많다.

기존의 유전자 발현(gene expression) 연구(특정 유전자 발현 분석)에 유용하게 적용될 수 있으며, 에레이 기술(array technology)에 의해 검출된 유전자의 발현 차이(differential expression), 임상과 산업검체에서 특정 유전자(DNA or RNA) 의 측정, 제약 치료, DNA 손상, 바이러스 정량, 유전자전이 연구 분야에서 널리 적용 할 수 있다. 또한 대립유전자 돌연변이검출과 단일 유전자 다형성(SNPs) 검색에도 매우 유용하게 적용된다.

또한 현재 대유행이 되고 있는 변종 바이러스의 유행이 진해되고 있는 이때 가장 정확하고 신속한 진단법으로 사용되고 있다. 신형바이러스의 조기 진단은 가금류 등 목축업의 질병 제어를 위하여, 그리고 사람에게 전이 또는 사람간의전파를 조기 차단하기 위하여 그 중요성이 크게 증대되고 있으며, 그 진단대상도 가금류전염병의 조기 발견 및 확진을 위한 수의학적 진단 뿐 아니라, 사람에 대한 진단으로 확대되었으며, 병원 등 실험실적 검사 뿐 아니라, 공항 또는 항만에서의 검역요구등, 현장성이 특히 요구되고 있다.

현재 조기 진단법은 계란을 이용한 바이러스 배양법, 혈구응집억제시험법(Hemagglutination Inhibition, HI), 면역형광법(Immunofluo-rescence Assay, IFA), 효소면역시험법(Enzyme Linked Immuno-sorbant Assay, ELISA), 중합효소연쇄반응법(PCR) 등이 적용되고 있다. 이중 바이러스 배양법과 HI는 민감도가 높고 정확하지만 상대적으로 많은 시간을 필요로하고, IFA와 ELISA는 빠르지만 바이러스 배양법에 비해 민감도와 특이성이 떨어지는 것으로 알려져 있다. 이들에 반해 PCR 방법은 높은 민감도를 가지고 다량의 검체를 특이적이고 신속하게 진단할 수 있다는 장점이 있고 또 multiplex PCR, Real-time PCR, NASBA, PCR-ELISA 등 PCR 기술이 발달함에 따라 다양하게 바이러스의 진단이 가능하게 되었다.

현재 가장 보편적으로 사용하는 방법은 Real time PCR 법으로 종합병원에서 시행되고 있다.

그 외에 식품 ,혈액 의약품 등에서 pathogen detection, gene therapy & monitoring, 및 농업 분야 -특정 유전자 (DNA) 의 존재 여부 및 정량(GMO) 등 응용 분야가 넓다.

최근에는 siRNA, DNA methylation분석도 용이하게 할 수가 있다.

12. 핵산 염기서열분석법(DNA sequencing)

핵산 염기서열분석법(DNA sequencing method)의 근간은 고해상도의 denaturing polyacrylamide gel을 이용한 전기영동법에 있다. 즉 이러한 sequencing gel에서는 그 길이가 nucleotide 1개씩 차이

가 나는 single- stranded oligonucleotide들을 전기영동으로 전개하여 서로 구별할 수가 있다.

실제 어떤 부위를 sequencing하고자 하면 한쪽 끝은 고정되어 서로 같고(fixed end), 다른 한쪽 끝은 sequence에 따라 한 nucleotide씩 점차 길어지는(variable end) labeled single-stranded의 set를 만들어야 하는데, 4개의 서로 다른 반응(효소적 또는 화학적)을 시행하여 variable end가 A, T, G 혹은 C로 끝나는 oligonucleotide들을 sequencing gel의 인접 4 lanes에 각각 loading oligonucleotide의 ladder를 얻게 되고 이로부터 DNA sequence를 읽을 수 있다.

현재 핵산 염기서열분석법에는 크게 두 가지의 방법이 널리 쓰이고 있는데 그것은 효소를 이용한 dideoxy법(Sanger법)과 화학물질을 이용한 chemical법(Maxam-Gilbert법)이다. 통상 사용되는 방법이 핵산 중합효소(polymerase)를 사용하는 Sanger법이므로 여기서는 이 방법을 소개하기로 한다.

1) 다이디옥시(Dideoxy)법; Sanger법

이 방법은 DNA polymerase를 이용하여 DNA 주형(template)에 대한 labeled, complementary copy를 합성하는 방법이다. 중합효소(DNA polymerase) 등이 사용된다. DNA polymerase는 DNA chain의 합성을 시발(initate)시키지는 못하고 single-stranded template DNA에 anneal된 시발체(primer) DNA fragment의 3' 말단부(end)에서부터 chain elongation을 일으킨다. 이같은 chain growth는 5'→3' 방향으로 진행하며 growing end deoxynucleotide의 3'-hydroxyl group과 새로 첨가되는 deoxynucleotide의 5'-phosphte group 간에 phosphodiester 결합이 일어난다. 만일 growing chain에 2', 3'-ddNTP를 반응시켜 이 ddNTP가 growing chain의 3' 말단부에 붙으면 이 ddNTP에는 3'-hydroxyl group이 없기 때문에 다음 dNTP가 붙지 못하고 결국 chain elongation이 중단된다. 즉 한 시험관내에 single-stranded template DNA와 primer DNA, 4 종류의 dNTPs 및 DNA polymerase를 섞어주면 DNA polymerase에 의해 template DNA의 3' 말단부 쪽에 anneal되어 있는 primer DNA의 3' 말단부에서부터 template DNA에 complementary한 chain이 자라 나가는데, 만일 이 시험관내에 한 종류의 ddNTP(예를 들어 ddATP)를 첨가하면 dATP가 붙어야 할 자리에 dATP와 ddATP가 서로 competition하게 되고 이때 dATP가 붙는다면 chain growth가 계속되지만, 만일 ddATP가 붙게 된다면 그 chain은 더 이상의 growth가 중단되게 된다. 이때 dATP와 ddATP간의 경쟁은 무작위적이므로 각 chain마다 ddATP가 붙은 부위가 서로 달라 3' 말단부는 공히 A이지만 그 길이는 각각이다. 결국 이 시험관에서 5' 말단부는 annealed primer 즉 fixed 말단부이고, 3' 말단부는 A로 서로 종류를 달리한 ddATPs를 첨가하면 그 3' 말단부가 A, T, G 또는 C로 끝나는 4 set의 sample을 얻을 수 있게 된다. 이것은 폴리아크릴아마이드 겔 상에서 전기영동하여 자가 방사기록을 하게 되면 각 시험관속의 반응된 절편들을 모두 관찰을 할 수 있게 되어 전체 DNA의 염기서열을 알 수 있게 되는 것이다(그림 3-29).

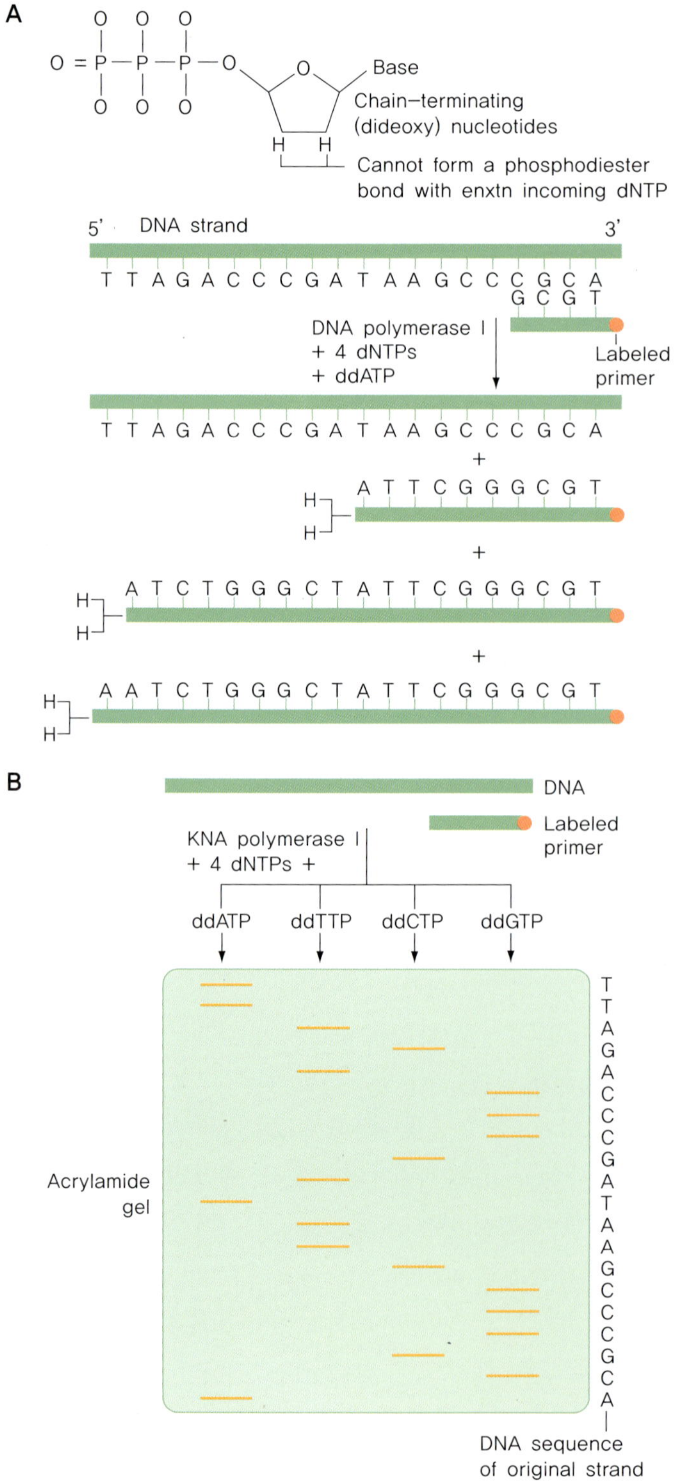

그림 3-29. Sanger의 핵산 염기서열분석법웅

VI. 임상병리진단결과 및 해석

1. 일반적 상황

임상진단과 대비해서 결정한다.

2. 판정기준

1) 바이러스가 분리된 경우

① 수액, 혈액, 수포, 부검재료-대개 확정적이다. 또한 급성기, 회복기의 폐아혈청으로 4배 이상의 항체상승이 있으면 확정해도 좋다.

② 분변, 인두세척액, 뇨, 결막찰과상-불현성 감염도 있을 수 있다. 이 경우는 바이러스의 건강보유자 혹은 중감염이 있으면 신중한 판단이 필요하다. 특히, 엔테로 바이러스, 아데노 바이러스, 헤르페스 바이러스 등의 경우는 혈청진단으로 4배 이상의 항체상승을 확인하는 것이 필요하다. 다만, 인플루엔자, 무균성 수막염의 유행 등에서는 일부에 있어서 혈청진단이 이루어졌으면 대체로 단정하여도 좋다.

2) 바이러스 항원 또는 봉입체가 검출된 경우

전항 ①과 동일하게 판정한다.

3) 바이러스가 분리되지 않은 경우

① 폐어혈청에서 4배 또는 그 이상의 항체의 유의상승이 진단의 근거가 된다.

② 감염 조기에 출현하는 IgM 항체를 검출한 경우는 감염이 강하게 의심된다. IgA 항체는 2머캅토 에탄올 처리로 불활성화 함으로 항체가 미처리 혈청보다 1/8 이하로 저하한 경우, 단일 혈청이라도 최근의 감염으로 생각해도 좋다. 그리고 ELISA에서 IgM 항체보다 높은치의 IgM 항체를 검출한 경우(풍진의 예)도 마찬가지로 생각된다.

3. 바이러스 분리와 그 의의에 대한 문제점

1) 분리가 안되고 끝난 경우의 검사사항

① 검체채취 시기가 부적당

② 적절성이 결여된 검체의 채취
③ 검체수송, 보존상의 잘못
④ 분리기술의 부적당

2) 바이러스의 동정의 문제

① 분리주가 표준주보다 변이해 있다.
② 2종 이상의 바이러스의 중감염
③ 세균, 마이코플라즈마의 오염
④ 알려지지 않은 바이러스

4. 분리바이러스와 질환과의 관련

① 수액, 수포 등에서의 바이러스 분리는 질환과 연계되지만, 분변, 인두세척액 등의 경우는 신중하지 않으면 안된다. 이 경우 확정적으로 혈청진단과의 관련성을 중시할 필요가 있다.
② 감기증후군에서는 인플루엔자, RS, 아데노 바이러스 등의 중감염이 있다.
③ 엔테로 바이러스는 무증상감염으로서 가끔 분리된다.
④ 무균성 수막염 환자의 경우, 분변만이 아니고 수액에서의 분리도 시험해 본다.
⑤ 아데노 바이러스도 인두부에 상재함으로 주의가 필요하다.
⑥ 인플루엔자 바이러스는 항원변이가 매우 심하기 때문에 동정에는 유의할 필요가 있다.

VII. 바이러스실험실의 안전 관리

1. 개요

바이러스를 다루는 실험실에 근무하는 연구자나 , 실험실 주위의 사람들은 바이러스성감염질환에 이환될 수 있다. 실험실 감염은 미생물학의 역사를 통해 수세기 동안 발생하였는데 보고된 예들은 장티푸스, 콜레라, 점막마비저(粘膜馬鼻疽, glanders), 브루셀라증, 파상풍 등이다.

1949년, Sulkin과 Pike는 처음으로 222례의 바이러스 감염증으로 대표되는 실험실 관련 감염을 발표하였는데, 적어도 1/3에서 가능한 감염된 동물이나 조직이었다. 1951년, Sulkin과 Pike는 5,000여개의 실험실로 보낸 질문서에 근거를 한 실험실 관련 감염 요약서를 발표했는데 전체 1,342례의 감염 중 1/3만이 조사보고서에 보고되었다. 브루셀라증은 가장 흔한 실험실 감염증이었고, 결핵, 야토병, 장티푸스, 연쇄상구균 감염증과 함께 모든 실험실 세균감염증의 72%, 전체 실험실 감염증의 31%를 차지했다. 치명률은 3%이었다. 보고된 감염증의 16%만이 원인이 알려졌다. 원인의 대부분은 입으로 피펫(Pipet)을 조작하는 것과 부주의한 주사기 사용이었다. 이 조사는 1976년에 더 추가가 되어 전체 3,921명의 발생을 요약 보고하였는데, 브루셀라증, 장티푸스, 야토병, 결핵, 감염, 베네수엘라 마뇌염(Venezuelan Equine Encephalitis) 등이 흔히 보고되었고, ahes urddn의 20% 이하에서만 원인이 알려졌다.

1967년 Hanson등은 arbovirus의 실험실 감염 428례를 보고하였다. 감염성 에어로졸에의 노출이 가장 흔한 감염원으로 간주되었다.

1974년 Skinhoj는 덴마크의 임상화학 연구실 사람이 보통사람보다 7배나 높은 감염 발생을 보였다고 보고했다(1년에 1,000명당 2~3명). Harrington과 Shannon은 영국의 의료실험 종사자들이 일반인과 비교해 볼 때, 결핵의 위험이 5배 높다고 보고하였다. 결핵은 B형 간염, 이질과 함께 영국에서 직업 관련 감염 중 가장 흔한 질병이었다.

Q열을 연구하는 실험실에서 나온 아마포(linen)와 가운세탁과 관련된 6례의 Q열 발생 보고가 있었다. 1례는 실험실을 방문한 사람이었고, 2례는 리켓치아학자의 가족과 접촉한 사람들이었다. 이런 예들은 감염원을 다루는 실험실 사람에서 감염이 산발적으로 일어난다는 것을 보여준다.

이처럼 미생물을 취급하는 실험실은 종사자나 주위사람들에서 감염증이 발생할 수 있다는 점에서 특수한 작업환경이다. 본 지침서는 실험실 감염을 방지할 목적으로 작성되었으며, "Laboratory Safety Priciples and Practices" 1995 2nd Edition, ASM Press 중 Boisafety in Microbiological and Biomedical Laboratories 일부분을 발췌하여 정리한 것이다.

2. 실험실 안전의 원칙

1) 봉쇄

봉쇄는(containment)라는 용어는 실험실에서 감염원을 다루기 위한 안전한 방법을 기술하기 위해 사용한다. 봉쇄의 목적은 실험실 종사자나 외부인, 외부환경 등이 위험요소로부터 노출되는 것을 줄이거나 차단하는 것이다. 일차봉쇄는 감염원의 노출로부터 실험실 종사자 및 실험실 환경을 보호하는 것이다. 일차봉쇄는 올바른 미생물 취급방법의 적용과 적절한 안전장비의 사용에 의해 이루어진다. 백신의 사용은 개인보호의 수준을 높여준다. 이차봉쇄는 감염물질의 노출로부터 실험실 외부환경을 보호하는 것이다. 이차봉쇄는 적절한 시설설계 및 운용에 의해 이루어진다. 봉쇄의 세 가지 요소는 표준 미생물 실험지침 준수, 적절한 안전장비, 적절한 시설설계이다. 특정병원체를 다루는데 있어 먼저 위험평가를 시행하고, 이러한 세 가지 요소를 적절히 배합 사용하여 실험실 안전을 유지한다.

(1) 표준 미생물 실험지침

봉쇄에 있어 가장 중요한 점은 감염원을 다루는데 있어서, 표준 미생물 실험 지침을 엄격하게 지키는 것이다. 감염원이나 감염원으로 작용할 우려가 잇는 검체 등을 다룰 때에는 검체의 위험정도를 알아야 하고, 위험정도에 합당한 검체 취급방법에 의거 실험을 시행해야 한다. 실험실 책임자는 실험실원에게 적절한 취급방법을 알려주고 교육시킬 의무가 있다.

각 실험실마다 다루게 될 검체의 위험도와 위험을 줄이거나 제거할 수 있는 취급방법을 정리한 소책자를 비치하여야 한다. 실험실을 통제하는 사람은 위험도를 파악하고 적합한 취급방법, 안전한 기술 등에 대한 지식을 가지고 있어야 한다.

(2) 안전장비(일차방책; primary barrier)

안전장비에는 생물안전 캐비넷(BSC;Biological Safety Cabinet). 폐쇄용기, 위험한 생물학적 물질에 대한 노출을 제거 또는 최소화하기 위한 기타 봉쇄 장치 등이 있다. 생물안전 캐비넷은 미생물을 다루는 실험에 감염원의 튐, 에어로졸 형성을 통한 위험을 봉쇄하기 위해 사용하는 중요한 장비이다. 미생물학적 실험실에서 사용되는 생물안전 캐비넷의 종류는 Class I II, III의 세 가지이다(표 3-5 참조). 실험실에서 올바른 미생물 취급방법을 이용할 때, 앞의 노출된 Class III 생물안전 캐비넷은 실험실 종사자와 실험실환경의 일차방책이된다. 캐비넷안에서 작업이 이루어지면 Class II 생물안전 캐비넷은 또한 세포배양, 미생물 배양주 등이 외부환경으로부터 오염되는 것을 막아준다. 밀폐된 Class III 생물안전 캐비넷은 실험실 종사자와 실험실 환경에 대한 가장 높은 수준의 일차봉쇄이다.

다른 안전장비의 예로는 원심분리기 안전컵을 들 수 있다. 원심분리 안전컵은 원심분리동안 에어로졸이 발생하는 것을 막기 위해 고안한 폐쇄용기이다. 에어로졸에 의한 노출로 전염될 수 있는 감염원을 다룰 때에는 위험을 최소화하기 위해, 생물안전 캐비넷 또는 원심분리 안전컵과 같은 봉쇄 장치를 사용해야 한다.

안전장비에는 또한 장갑, 외투, 가운, 구두덮개, 장화, 호흡기(respirator), 얼굴 보호장비, 보호안경과 같은 개인보호장비들이 포함한다. 개인보호장비는 때때로 생물안전 캐비넷, 다른 안전장비와 같이 사용된다. 생물안전 캐비넷에서 작업하는 것이 불가능한 상황(동물실험, 동물부검, 병원체 생산실험, 실험시설의 유지, 보조관련 작업 등)에서 개인보호장비들은 사람과 감염원 사이의 일차방책으로 작용한다.

(3) 시설설계

시설의 설계는 실험실 내부와 외부에서 일하는 사람들을 보호하고, 실험실로부터 우연히 방출될 수 있는 감염원으로부터 실험실 외부환경을 보호하기 위해 매우 중요하다.

권장되는 이차봉쇄는 실험실에서 다루는 특정한 병원체의 감염 전파위험에 따라 다르다. 예들 들면, 생물 안전 수준 1과 2로 운영되는 시설의 실험실에서 위험은 병원체와 직접 접촉 및 오염된 작업환경에 주의 하게 접촉할 때 발생한다. 이런 실험실에 적용되는 이차봉쇄에는 일반인의 실험실 출입 통제, 가압증기 멸균기(autoclave)와 같은 멸균시설, 손씻는 시설등이 포함된다.

에어로졸에 의해 감염전파가 이루어진다면, 환경오염을 방지하기 위해 더 높은 수준의 일차봉쇄와 여러 가지 이차봉쇄가 필요할 것이다. 이러한 실험시에는 공기흐름의 방향을 일정하게 유지하는 특별한 환기장치, 배기가스에서 미생물을 제거하는 공기처리장치, 실험실 출입구의 기실(氣室, airlock), 격리된 건물에서 실험실 운영 등의 시설설계가 필요할 것이다.

2) 생물안전 수준(BSL; Biosafety Level)

표준 미생물 실험지침의 적용, 적절한 안전장비, 적절한 시설설계의 세 가지 요소를 조합하여 네 가지의 생물안전 수준이 구성된다. 후반부에는 미생물별로 안전하게 다루어질 수 있는 생물안전 수준을 제시하였다. 실험실 책임자는 우선적으로 위험판정 및 권장되는 생물안전 수준을 적절히 적용하는 책임이 있다. 알려진 병원체를 다룰 때에는 일반적으로 후반부에 병원체별로 기술된 생물안전 수준에서 실험을 시행한다. 하지만, 다루고자 하는 미생물의 독력, 병원성, 항균제 내성양상, 백신 유용성 및 치료, 기타 다른 요소들이 많이 변화되었음을 알고 있을 때에는, 변화에 따라 더 혹은 덜 엄격한 취급방법을 이용한다.

표 3-5. 생물안전 캐비넷의 비교

등급(Class)	유속 (face velocity) -(lfpm)	공기흐름의 형태	방사성물질/독성화학물	생물학적 안전수준 (Biosafety levels)	작업내용물 보호 (Product Protection)
Class I; 전면개방 (open front)	75	HEPA filter를 통하여 앞측에서 유입, 뒷측과 윗측으로 배출	×	2.3	×
Class II; A형(Type A)	75	HEPA filter를 통하여 70%를 재순환 시키고 HEPA filter를 위하여 배출	×	2.3	O
Class II; B1형(Type B1)	100	HEPA filter를 통하여 30%를 재순환 시키고 HEPA filter와 하드덕트(Hard duct)를 통하여 배출	O (저준위/휘발성)	2.3	O
Class II; B2형(Type B2)	100	순환없음, HEPA filter와 하드덕트(Hard duct)를 통하여 배출	O	2.3	O
Class II; B3형(Type B3)	100	Class II A형과 동일하나 실내에 대하여 음압을 유지하며 덕트(duct)를 통하여 배출	O	2.3	O
Class III	해당 없음	내부로 공기를 공급하며 2중 HEPA filter를 통하여 배출	O	2.3	O

(1) 생물안전 수준 1

생물안전 수준 1의 미생물 취급, 안전장비 및 시설들은 교육용 실험실, 건강인에게 질병을 일으키지 않은 미생물로 작업을 하는 시설들에 적절하다. Bacillus subtilis, Naegleria gruberi, 감염성이 있는 canine hepatitis virus는 이러한 기준을 만족하는 대표적인 미생물들이다. 하지만, 사람들에게 질병발생을 흔히 일으키지 않는 병원체들도 아이, 노인, 면역 결핍 환자들에서 기회감염을 일으킬 수 있다. 수많은 생체계대(in vivo passage)를 통한 백신주들은 백신주라는 이유만으로 독력이 없다고 간주하면 안된다. 생물안전 수준 1은 표준 미생물 실험지침을 준수하면, 싱크대에서 손 씻는 것 이상의 일차 혹은 이차봉쇄가 필요없는 안전수준을 말한다.

(2) 생물안전 수준 2

생물안전 수준 2의 미생물 취급, 안전장비 및 시설들은 지역에 존재하는 여러 중증도의 질병과 관련된 중등도의 위험을 지닌 다양한 미생물을 다루는 임상시설, 진단시설, 교육시설에 적용된다. 이러한 병원체는 튀거나 에어로졸 형성 가능성이 낮다면, 올바른 미생물 취급방법으로 개방된 실험대에서 안전하게 다루어 질 수 있다. B형 간염 바이러스, 살모넬라, 톡소플라스마속 spp.는 이러한 봉쇄 수준에 맞는 대표적인 미생물들이다. 생물안전 수준 2는 감염원 존재 여부를 알 수 없는 사람에서 얻은 혈액, 체액, 조직 등을 다룰 때 적합하다.

이런 병원체를 다루는 사람들에게 일차적 위험들은 우발적인 경피 또는 점막노출, 감염원 섭취 등이다. 오염된 주사기 또는 날카로운 기루를 다룰 때에는 매우 조심해야 한다. 비록 생물안전 수준 2에서 일상적으로 다루어지는 감염원들은 공기전염을 일으키지 않지만, 에어로졸 형태를 다루거나, 실험 중 많이 튈 것으로 예상되면, 생물안전 캐비넷 또는 원심분리기 안전컵과 같은 안전장비를 이용해야 한다. 또한 튀어짐으로부터의 보호장비, 얼굴 보호장비, 가운, 장갑등의 안전장비들을 적절히 사용해야 한다. 또한 환경오염을 막기 위해 손씻기시설, 폐기물 오염제거시설과 같은 이차봉쇄들을 사용해야 한다.

(3) 생물안전 수준 3

생물안전 수준 3의 미생물 취급, 안전장비 및 시설들은 호흡기 전염 가능성이 있고, 중증 혹은 치명적 감염증을 일으킬 수 있는 미생물을 다루는 임상시설, 진단시설, 교육 및 연구시설, 생산시설 등에 적용될 수 있다. Mycobacterium tuberculosis, St. Louis encephalitis virus, Coxiella burnetii는 생물안전 수준 3에서 다루어져야 할 대표적 미생물들이다.

이런 병원체를 다루는 사람에게 일차적 위험들은 자가접종(autoinoculation), 섭취, 에어로졸 노출 등이다. 생물안전 수준 3에서는 실험실 주변의 사람들, 주변환경을 감염원 노출로부터 보호하기 위한 일차방책 및 이차방책에 더욱 주의해야 한다. 예를 들면, 모든 실험실 조작은 생물안전 캐비넷 또는 밀폐 에어로졸 발생실 등에서 이루어져야 한다. 생물안전수준 3에 필요한 이차봉쇄에는 실험실로부터 감염원의 에어로졸이 방출되는 것을 최소화하는 특별한 환기장치 설치, 실험실 출입관리 등이 포함된다.

(4) 생물안전 수준 4

생물안전 수준 4의 미생물 취급, 안전장비 및 시설들은 에어로졸로 전파되고, 적절한 백신이나 치료가 없는 생명을 위협할 수 있는 미생물을 다루는 작업에 적용될 수 있다. 또한 생물안전 수준 4가 적용되는 병원체와 가깝거나 동일한 항원을 갖는 병원체들은 생물안전 수준 4에서 다루어져야 한다. 충분한 자료가 얻어지면, 이런 병원체 작업은 수준 4 또는 더 낮은 수준에서 행해질 수 있다. Marburg, Congo-Crimean hemorrhagic fever의 원인 바이러스는 생물안전 수준 4에서 다루어지고 있다.

생물안전 수준 4 병원체를 다루고 있는 사람에게 일차적 위험은 감염성 에어로졸의 호흡기 노출과 감염성 비말의 점막노출, 자가접종 등이다. 감염성 진단검체, 분리균주, 자연적 혹은 실험적으로 감염된 동물의 취급은 실험실 종사자를 감염시키고, 주위환경 및 사회에 대해 감염위험을 내포하고 있다.

실험실 종사자가 에어로졸 감염성 병원체로부터 완전히 격리되기 위해서는 Class III 생물안전 캐비넷을 사용해야 한다. 생물안전 수준 4 시설은 일반적으로 주위환경으로 살아있는 병원체가 방출되는 것을 막기 위해서, 독립된 건물이거나 특별 환기시설과 폐기물 관리체계를 갖춘 완전히 격리된 지역에 위치해야 한다.

실험실 책임자는 우선적으로 실험실의 안전운영에 대해 책임이 있다. 실험실 책임자는 위험도를 평가하여 적절한 생물안전 수준을 적용해야 한다. 사용되는 병원체의 특징, 실험실 종사자의 훈련 및 경험, 실험실의 특성 및 기능은 이런 권장사항을 적용하는 데에 영향을 미친다.

3) 동물 실험실과 임상검사실에의 적용

(1) 동물 실험실

4가지 생물안전 수준은 또한 감염질환을 다루는 동물 실험시에도 적용된다. 표준 실험지침과 안전장비, 시설들의 조합으로 동물 생물안전 수준 1, 2, 3, 4가 결정된다.

(2) 임상 검사실

임상 검사실에서는 임상검체들을 이용한 다양한 진단검사들이 시행된다. 보통 임상검체들의 감염성을 모르는 채 여러 가지 미생물학적 검사의뢰를 받게 되는데, 실험실 책임자는 검체의 감염위험을 실질적으로 막을 수 있는 조치사항을 강구해야 한다.

예외적 상황(예 : 출혈열이 의심될 때)을 제외하고, 임상검체의 조작과 미생물의 분리동정은 생물안전 수준 2에서 안전하게 수행될 수 있다. 생물안전 수준 2는 B형 간염 바이러스, 인간면역 결핍바이러스(Human Immunodeficiency Virus; 이하 HIV로 표기)와 같은 혈행성 병원체를 다룰 때의 수준이다.

생물안전 수준 2 권장사항은 경피 또는 점막을 통한 감염원 노출을 방지하는데 초점을 맞춘다. 비말이 튀거나 분무될 우려가 있을 때에는 생물안전 캐비넷(Class I 혹은 II)과 같은 안전장비를 사용해야 한다. 생물안전 캐비넷은 또한 감염성 에어로졸에 의해 쉽게 전파될 수 있는 병원체(예 : M. tuberculosis)가 존재할 가능성이 있을 때, 또는 생물안전 캐비넷(Class II)의 사용이 검체의 안정성을 보존할 수 있을 때 사용한다. 임상 검사실을 격리시키는 것과 출입제한을 하는 것은 실험실 감독자의 책임이다.

3. 병원체별 실험실 위험 및 권장 생물안전 수준

(1) A형 및 E형 간염바이러스

A형 및 E형 간염바이러스는 실험실 종사자에게 중요한 감염위험은 아니다. 하지만 감염된 동물, 감염된 침팬지나 영장류를 다루는 사람들에게는 위험이 된다. E형 간염바이러스는 임신기간을 제외하고는 A형 간염바이러스보다 더 큰 위험이 되지는 않는다.

① 실험실 위험 : 병원체는 감염된 사람이나 영장류의 대변, 타액 및 혈액에 존재할 수 있다. 대변과 그 부유물, 그 외 오염물질의 섭취가 실험실 사람들의 일차적 위험이 된다. 에어로졸노출의 중요성은 증명되지 않았다.

② 권장 주의사항 : BSL 2가 권장된다. 동물을 다루는 사람들은 가능한 항문-구강 노출을 피하기 위해 적절한 주의사항을 숙지하고 장갑을 착용해야 한다. A형 간염바이러스에 대한 비활성화 백신(inactivated vaccine)이 유럽 및 미국에서 사용되고 있고, 실험실 종사자에게 권장된다. E형 간염바이러스에 대한 백신은 없다.

(2) B형, C형 및 D형 간염바이러스

B형 간염바이러스 감염은 가장 흔한 실험실 관련 감염의 하나이며, 실험실 종사자들은 B형 간염의 고위험군이다. B형 간염바이러스에 감염된 사람들은 D형 간염바이러스 감염위험이 높은데, 이 바이러스는 불완전 바이러스로 증식할 때 B형 간염바이러스의 도움이 필요하다. C형 간염바이러스 감염도 실험실에서 발생할 수 있다. C형 간염바이러스는 주로 비경구적 경로에 의해 전파된다.

① 실험실 위험 : B형 간염바이러스는 사람의 혈액, 혈액제제, 요, 정액, 뇌척수액 및 타액에 존재할 수 있다. 비경구적 접종, 점막 또는 상처난 피부가 비밀에 노출되는 것이 일차적인 실험실 위해가 된다. 바이러스는 건조한 혈액이나 혈액성분에서도 수일간 살 수 있다. 약독화

또는 무독 균주는 아직 확인되지 않았다. C형 간염 바이러스는 주로 혈액과 혈청에 있고, 타액에는 약간 존재하고 드물게 요와 정액에 있다. 실온 및 반복되는 동결-해동에 비교적 불안정하다.

② 권장 주의사항 : BSL 2가 권장된다. 다량의 고농도 병원체를 포함한 작업시 BSL 3에서 기술된 추가적인 일차 봉쇄와 개인 주의사항을 적용한다. 감염된 침팬지 등 영장류의 실험에는 ABSL 2를 적용한다. 감염원과 피부가 접촉할 가능성이 있을 때, 감염동물을 다룰 때 장갑을 껴야 한다. 실험실 종사자는 B형 간염바이러스에 대한 재조합 백신을 맞아야 한다. C형 및 D형 간염바이러스에 대한 백신은 없다.

(3) 원숭이 헤르페스바이러스(Herpesvirus simiae(B-virus))

B-virus는 마카크원숭이(Macaca mulatta, M. fasicularis)종을 감염시키는 alphaherpesvirus이다. 급성 수포성 구강질환 및 잠복, 재발과 관계 있다. 25례의 인체감염이 보고되었는데, 보통 뇌염과 같은 심각한 후유증을 보이거나 치명적 경과를 보였다. 비록 B-virus가 그 병원체를 다루는 실험자에게 위험을 준다 하더라도, B-virus 등의 실험실 감염은 마카크원숭이와의 직접 접촉에 한정되어 왔다. 레소스원숭이 신장세포를 포함하는 일차 마카크원숭이 세포 배양체는 때때로 B-virus에 감염되어 있고, 이와 관련된 1명의 발병례가 있다.

① 실험실 위험 : B-virus 감염의 가장 큰 위험은 감염된 원숭이로부터 물리는 경우이다. 상처난 피부, 점막에 감염된 원숭이의 입, 눈 및 생식기 분비물이 접촉되는 경우도 위험하다. 무증상 감염 또한 위험하다. 에어로졸 노출시 감염 위험은 크지 않다. 약독화 또는 무독성 균주는 확인되지 않았다. 자연감염된 마카크원숭잉의 흉부 및 복부 장기, 신경조직에도 병원체가 존재할 수 있다. 이러한 조직 및 그 배양체는 위험가능성이 있다.

② 권장 주의사항 : 마카크원숭이의 조직, 체액, 일차조직 배양체 물질을 포함한 작업에 BSL 2 실기, 시설이 권장된다. BSL 3의 추가적인 실기와 개인주의사항은 Herpesvirus simiae가 포함된 검체 작업시 권장된다. 실험실내 바이러스 증식, 배양은 같은 기준 하에서 수행될 수 있으나, 높은 역가의 바이러스 배양작업은 실험실 책임자의 판단에 따라, class III 생물안전 캐빈넷 또는 BS.L 4 시설에서 하는 것이 좋다. 생물안전 수준 4는 다량의 농축된 H. simiae 작업시 권장된다. 영장류를 다루는 모든 사람들(특히 마카크원숭이와 다른 Old World species)과 영장류 동물실로 출입하는 사람들은 모두 장갑, 마스크, 실험복을 입는 것이 권장된다. B-virus 감염이 없다고 확인되지 않은 마카크원숭이는 자연적으로 감염된 것으로 간주해야 한다. 활동성 B-virus 감염이 의심되는 구강질환이 있는 동물들은 격리시켜 주의 깊게 취급해야 한다. H. simiae에 실험적으로 감염된 동물의 연구는 ABSL 3에서 수행되어야 한다. 사람에게 사용되는 백신은 없다. 사람간 전파가 1례 있었으므로 감염된 사람의 수포액, 구강분비물, 결막분비물을 다룰 때 주의해야한다. 항바이러스 제제는 H. simiae

에 감염된 토끼치료에 사용되었고, 사람에게도 효과가 있다는 보고가 있다. 바이러스 감염의 심각성 때문에, 병원체 또는 의심스러운 감염에 노출된 경우 자문을 얻을 수 있는 경험 있는 의료인이 있어야 한다.

(4) 사람 헤르페스바이러스(Human Herpesviruses)

헤르페스바이러스는 여러 지역에 분포한 사람의 병원체이고, 비이러스 배양을 의뢰한 여러 임상 검체에 흔히 존재한다. 이 바이러스는 임상실험실 관련 감염의 주요 원인은 아니지만, 면역 결핍자에게 기회 감염원이 된다. 단순포진바이러스(Herpes Simplex Virus) 1과 2, 수두바이러스(varicella virus)는 직접 접촉이나 에어로졸에 의한 감염위험을 가지고 있다. 거대세포바이러스(cytomegalovirus)와 Epstein-Barr virus는 실험실 감염위험이 비교적 낮다. 헤르페스바이러스 6과 7에 의한 감염 위험은 알려진바 없다.

① 실험실 위험 : 헤르페스바이러스가 있는 임상검체의 섭취, 비경구적 접종사고, 눈, 코, 입 점막이 비말에 노출되거나, 농축된 에어로졸을 흡입할 경우 감염위험이 있다. 감염성이 더 강한 Herpesvirus simiae(B-virus) 임상검체가 단순포진바이러스 감염으로 오인되어 진단의뢰 될 수 도 있다. 거대세포바이러스는 태아 감염 가능성이 있어 임신 중에 노출되면 위험할 수 있다.

② 권장 주의사항 : BSL 2가 권장된다. 비록 감염성 에어로졸이 실험실 감염원일 가능성은 적지만, 임상검체 또는 분리주를 취급하거나 동물부검동안에 에어로졸의 발생을 피하는 것이 현명하다. 일차 봉쇄 시설(예, 생물안전 캐비넷)은 감염성 에어로졸에의 노출을 막는 기본적인 방어벽이 된다.

(5) 인플루엔자 바이러스(Influenza virus)

인플루엔자의 실험실 감염은 문헌에 보고된 예는 없으나, 비공식적으로 보고된 적은 있다. 특히, 대변이(antigenic shift)와 소변이(antigenic drift)가 일어난 새로운 주(strain)를 진단, 연구목적으로 사용할 때 실험실 감염이 발생한다. 실험동물관련 감염은 보고되지 않았으나, 흰 족제비와 사람간의 전파가능성은 크다.

① 실험실 위험 : 병원체는 사람과 감염된 동물의 호흡기계 조직 또는 분비물과, 감염된 조류의 배설강에 존재하고, 감염된 동물에서 여러 기관으로 확산될 수 있다. 일차적 실험실 위해는 감염된 동물에서 나오는 에어로졸을 흡입하거나, 바이러스 감염 검체를 흡인, 분배, 혼합할 때 등이다. 유전자 조작은 인플루엔자바이러스의 숙주의 범위, 병원성, 항원성분을 변화시킬 가능성이 있다. 새로운 항원성분을 갖는 전염성 바이러스가 사람으로 전파될 가능성은 아직 알려진 바 없다.

② 권장주의사항 : BSL 2가 권장된다.

(6) 림프구 맥락수막염 바이러스(Lymphocytic Choriomeningitis Virus)

림프구 맥락수막염 바이러스의 실험실 관련 감염은 설치류(마우스, 햄스터, 기니픽)가 있는 시설에서 생긴다. Nude mouse 및 SCID mouse는 무증상으로 만성 감염 양상을 보인다. 감염된 세포배양체는 감염원 및 전파원이 된다. 자연감염은 마카크원숭이와 marmoset을 포함한 사람이외의 영장류에서 발견되며, marmoset monkey 에게는 치명적일 수 있다. 돼지와 개는 덜 중요한 매개체이다.

① 실험실 위험 : 병원체는 감염동물과 사람의 혈액, 뇌척수액, 요, 비인두 분비물, 대변, 조직에 존재할 수 있다. 비경구적 접종, 흡입, 점막이나 피부상처의 오염 등이 흔한 위험요소이다. 에어로졸 전파도 흔하며 태아감염 위험이 있다.

② 권장 주의사항 : BSL 2 및 ABSL 2가 권장된다. 그러나, 에어로졸 발생 가능성이 높거나, 다량의 고농도의 감염성 물질을 다루는 작업 및 감염된 종양, 야생분리주(field isolates), 사람의 임상검체 작업시에는 BSL 3의 추가적인 일차봉쇄와 개인주의사항을 적용한다. 감염된 햄스터 작업시에 ABSL 3이 권장된다. 사람에게 쓸 수 있는 백신은 없다.

(7) 소아마비 바이러스(Poliovirus)

폴리오바이러스의 실험실 관련감염은 흔하지 않으며, 직접 병원체를 다루는 면역되지 않은 사람에 한하여 발생한다. 실험동물관련 감염은 보고되지 않았으나, 감염된 영장류는 면역되지 않은 사람에게 감염원이 될 수 있다. 폴리오바이러스에 대한 사람의 수용체를 발현하도록 형질전환된 마우스가 이 바이러스에 감염되어 사람 감염원이 되기도 한다.

① 실험실 위험 : 병원체는 감염된 사람의 대변과 인후분비물에 존재한다. 면역되지 않은 사람에서 감염성 조직과 체액이 경구적 섭취 혹은 비경구적으로 접종될 때 실험실에서 일차적인 위해가 된다. 에러로졸 노출의 중요성은 알려지지 않았다. 적절히 면역된 사람에게는 거의 위험이 없다.

② 권장 주의사항 : BSL 2를 적용한다. 병원체를 직접 다루는 모든 실험실 종사자는 소아마비 백신접종을 입증하거나, 아니면 세 가지 형(type)의 소아마비 바이러스 모두에 대한 면역이 있음을 혈청학적으로 입증해야 한다. 동물 연구에 ABSL 2를 적용한다.

(8) 두창 바이러스(Poxviruses)

두창 바이러스(smallpox, vaccinia, yaba, tanapox)의 실험실 관련 감염이 산발적으로 보고된바 있다. 역학조사에 의하면, 영장류나 설치류에서 사람으로 monkey-pox virus 전파가 자연적으로 일어날 수 있으나, 실험실에서는 전파가 이루어지지 않는다. 감염된 실험동물들이 면역되지 않은 실험실 사람에게 노출시 강력한 감염원이 된다. 유전적으로 재조합된 vaccinia virus 또한 감염원이 된다.

① 실험실 위험 : 병원체는 감염된 숙주의 상처액이나 상처딱지, 호흡기계 분비물, 조직에 존재할 수 있다. 섭취, 비경구적 접종, 감염된 체액이나 조직에 의한 점막, 피부상처 오염 및 에

어로졸 노출은 실험실과 동물관리자에게 일차적인 위험이 된다. 몇몇 바이러스는 일반환경에서 안정성이 있고, 매개물에 의해 전파될 수 있다.

② 권장 주의사항 : variola virus의 보관과 사용은 천연두 및 두창바이러스에 관한 WHO 협력기관에 한정되어 있다. variola virus를 제외한 두창바이러스 작업에 BSL 2를 적용한다. Vaccinia, monkey pox, cow pox virus 작업을 하는 실험실, 동물실로 출입하는 모든 사람들은 지난 10년간 면역성이 있어야 한다. 진단용 배양보다 더 많은 고농도의 vaccinia, cow pox, monkey pox virus 작업은 class I 또는 II 생물안전 캐비넷 또는 다른 일차 봉쇄장비를 갖춘 BSL 2에서 면역된 사람에 의해 수행될 수 있다. 면역 결핍자들이 감염시 중증 질병이 발생할 수 있다.

(9) 광견병 바이러스(Rabies Virus)

실험실 관련 감염은 매우 드물다. 지금까지 2례가 보고되었는데, 각각은 백신 생산시설에서 발생되는 높은 역가의 감염성 에어로졸에 노출된 것과 연구소에서의 발생 있었다. 감염된 동물, 그들의 조직, 분비물은 실험실과 동물실 사람들에게 강력한 감염원이 된다.

① 실험실 위험 : 병원체는 감염동물의 모든 조직에 존재할 수 있다. 중추신경계조직 침샘, 타액에서 높은 역가를 보인다. 비경구적 접종사고, 자상, 오염된 실험기구에 찔리거나, 감염동물에 물렸을 때, 감염조직이나 체액이 점막, 피부상처에 노출될 때 감염이 이루어진다. 임상검체 작업과 진단시험을 수행하는 사람들에게 감염성 에어로졸의 위험은 증명되어 있지 않다. 고정되고 약독화된 바이러스주는 위험이 적다고 생각되지만, 실험실 관련 광견병 2례는 각각 fixed Challenge Virus Standard(CVS)와 SAD(Street Alabama Dufferin) strain으로부터 유래된 약독화주 때문에 일어났다.

② 권장 주의사항 : BSL 2가 권장된다. 광견병 바이러스 또는 감염동물을 다루는 작업을 하기 전, 광견병 바이러스를 이용한 진단, 생산, 연구작업을 시작하기 전에 예방접종을 시행한다. 예방접종은 또한 광견병바이러스 또는 감염동물을 다루는 곳에서 일하거나 출입하는 모든 사람에게 권장된다. 감염동물의 두 개골을 열어 뇌를 제거하는 작업은 생물안전 캐비넷내에서 시행한다. 해부기구나 뼈조각에 의해 다치거나 찔리지 않도록 하기 위해 보호장갑을 끼고, 감염성 비말 또는 조직 절편에 눈, 코, 입의 점막이 노출되는 것을 피하기 위해 얼굴 보호장비를 착용하는 것이 적절하다. 만약 두개골을 여는데 Stryker 톱을 쓴다면, 뇌가 톱날에 닿지 않도록 주의한다. 비말 또는 에어로졸생성 가능성이 있는 작업과 다량의 고농도의 감염성 물질작업에는 BSL 3에서 기술된 추가의 일차 봉쇄와 개인주의사항을 적용한다.

(10) Retroviruses – Human and Simian Immunodeficiency Viruses(HIV and SIV))

실험실 업무와 관련된 HIV 감염 자료는 두 가지의 국가감시체계(AIDS 감시사업, 직업적 노출로 인해 HIV 감염이 된 사람들의 감시사업)를 통해 수집된다. 감시목적상 실험실 작업자는 1978년 이래로 HIV 실험실에서 일해온 학생과 훈련생을 포함한 종사자들로 정의한다. 이런 두 가지 체계로부터 보고된 사람들은 직업과 관련한 HIV 감염이 입증된 군과 직업과 관련한 HIV 감염가능성이 있는 군으로 구분된다. 직업과 관련한 HIV 감염이 입증된 군은 피하, 점막이 업무 중 혈액, 체액, 기타 임상검체에 노출된 후, HIV 항체의 양보(sero conversion; HIVDP 노출된 당시는 음성이었으나, 후에 양성으로 전환)을 보이는 사람에 해당한다. 직업과 관련한 HIV 감염가능성이 있는 군은 혈액, 체액, 임상검체에 피하나 점막이 노출되었으나, HIV 항체의 양전은 입증되지 않고, 추적조사동안 HIVDP 노출될 가능성이 있는 성관계나 수혈 등의 위험요소를 보이지 않은 사람에 해당한다.

1992년 9월 30일자로, 미국질병관리센터(Centers for Disease Control, CDC)는 직업과 관련한 HIV 감염이 입증된 실험실 종사자 12명(11명은 임상증상 보임)과, 직업과 관련한 HIV 감염가능성이 있는 실험실 종사자 13명(12명은 임상증상 보임)을 보고하였다. 직업과 관련한 HIV 감염이 입증된 실험실 종사자 중 8명은 피부를 통해, 3명은 점막을 통해, 1명은 피부와 점막을 통해 HIVDP 노출되었다. 11명은 HIVDP 감염된 혈액에 노출되었고, 1명은 농축된 HIVDP 노출되었다. 전파와 가장 많이 관련된 과정은 정맥절개술(phlebotomy)이었다. 직업과 관련한 HIV 감염가능성이 있는 13명 중, 9명에서 AIDS가 발생하였다.

① 실험실 위험

HIV는 감염된 사람과 실험적으로 감염된 영장류의 혈액, 정액, 타액, 눈물, 요, 뇌척수액. 양수, 젖, 자궁경부 분비물, 조직으로부터 분리된다. 혈액 이외에 대변, 타액, 요, 눈물, 땀, 토사물, 젖과 같은 체액을 다룰 때에도 장갑을 끼는 것이 바람직하다. 실험실에서, 바이러스는 혈액 또는 혈액으로 오염된 모든 임상검체, 고정되지 않은 인체 조직 또는 장기, HIV 배양 및 그로부터 유래된 모든 검체, 이러한 검체를 다루는 기구에 있을 수 있다고 추정해야 한다. SIV 는 감염된 영장류의 혈액, 뇌척수액, 여러 조직에서 분리된다. 정액, 타액, 자궁경부 분비물, 요, 젖, 양수에도 바이러스가 있을 수 있다. 실험실에서, 바이러스는 모든 SIV 배양액, SIV에 감염되었거나 SIV에 오염된 동물 및 이런 검체를 다루는 기구들에 있다고 추정해야 한다.

실험실에서, HIV와 SIV의 감염은 피부(트기, 긁힘, 자상, 찰과상, 피부염, 기타 손상)와 눈, 코, 입의 점막을 통해 이루어진다. 호흡기를 통한 감염이 있는지는 확실하지 않다. 바늘, 날카로운 기구, 깨진 유리, 다른 날카로운 도구들을 조심스럽게 다루어야 하며 적절히 폐기되어야 한다. 감염된 세포배양액이나 바이러스를 함유한 감염물질이 튀거나 쏟아지지 않도록 주의하여야 한다.

② 권장주의사항

㉠ 혈액이 묻어 있는 모든 임상검체나 체액, 조직을 다룰 때와, HIV나 SIV에 오염된 동물의 혈액이 묻은 임상검체, 체액, 조직을 다룰때는 BSL 2의 기준에 의거, 실시한다.

ㄴ 연구소 수준의 HIV나 SIV 취급, 농축된 바이러스의 조작 및 포말이나 입자가 만들어질 수 있는 실험은 BSL 2 시설에서 BSL 3의 실기 및 봉쇄 기구를 사용하여 시행한다.

ㄷ 산업용 수준의 많은 양 또는 농축된 HIV나 SIV를 생산하는 작업은 BSL 3의 기준에 의거 실시한다.

ㄹ HIV나 SIV에 감염된 원숭이 혹은 다른 동물들은 ABSL 2의 기준에 의거, 관리한다.

③ 추가사항

ㄱ 실험복을 매개로 retrovirus가 전파된다는 증거는 없으나, HIV 또는 SIV에 감염된 의복은 세탁 또는 폐기 전에 소독해야 한다. 실험실 종사자는 실험실 이외의 지역으로 가기 전에 실험복을 벗어야 한다.

ㄴ 작업이 끝난 후와 작업대가 오염되었을 때, 작업표면을 적절한 화학 살균제로 소독한다. 감염성 물질이 쏟아졌을 때에는 즉시 살균을 시행한다.

ㄷ 시험과정에서 대조군 또는 반응물(reagent)로 사용되는 사람의 혈청은 BSL 2에서 취급되어야 한다.

ㄹ 모든 연구소들에 HIV와 SIV의 실험실 노출 관리에 대한 문서화된 정책을 마련할 것을 권장한다. 이러한 정책에는 비밀유지, 실험에 대한 동의, 적절한 예방약물 투여, 상담, 기타 관련된 사항들이 고려되어야 한다. 만약 실험실 종사자가 혈액, 체액, 바이러스 배양물질 등에 점막 혹은 경피적으로 노출된다면, 감염원을 확인해야 하며, 가능하다면, 바이러스 배양물질 등에 점막 혹은 경피적으로 노출된다면, 감염원을 확인해야 하며, 가능하다면, 바이러스 검사를 시행해야 한다. 만약 감염원의 HIV항체, 바이러스, 혹은 항원에 대한 검사결과가 양성이면, 실험자는 감염위험에 대해 상담을 받아야 하며, HIV감염 여부에 대해 임상적, 혈청학적으로 평가받아야 한다. 실험자는 노출 후 12주 이내에 발생한 급성 열성 질환을 보고하여 의학적 평가를 받도록 한다. 발열, 발진, 리프절병증은 최근의 HIV감염에 의해 발생할 수 있다. 만약 혈청학적으로 음성이라면, 실험자는 노출 6주 후에 다시 검사 받고, 그 후에도 정기검사를 반복한다(즉, 노출 후 12주, 6개월, 9개월, 12월).

ㅁ HIV에 감염된 사람의 체액과 조직에는 또한 다른 감염원들이 존재할 수 있다. 실험자들은 임상검체 또는 영장류의 검체에 있을 수 있는 병원체로부터 감염을 막기 위해 권장된 생물안전 수준의 기준에 따라야 한다.

(11) 전염성 해면양뇌병증(크로이츠펠트 야콥병과 쿠루병 관련 병원체들)

전염성 해면양뇌병증(Transmissible Spongioform Encephalitis(TSE), 프라이온병)의 실험실 감염례는 보고된 바는 없다. 그러나, 각막 및 경막(dura mater) 이식, 사람의 뇌하수체로부터 추출된 성장 호르몬, 오염된 뇌파검사기에 노출된 환자들이 크로이츠펠트 야콥병에 전염되었다는 증거가 있다. 감염은 항상 치명적이다. 인간이외에 크로이츠펠트 야콥병이나 쿠루병의 숙주로 알려진 영장류는 없다. 양이나 염소의 스크래피(scrapie), 소 해면양뇌병증, 밍크 뇌병증 등은 동물사이에 전염되는 해면양뇌병증이지만 이러한 동물들의 질병들이 인간에게 전염된다는 증거는 없다.

① 실험실 위험

쿠루병 환자의 뇌와 척수에서 높은 역가를 가진 전염성 병원체의 존재가 밝혀져 왔다. 크로이츠펠트 야콥병과 이것이 변형된 게스트르만 스트로이슬러 샤잉커 증후군(Gerstmann -Straussler-Schenkir Syndrome)에 걸린 환자들에서도 유사한 전염성 병원체가 뇌, 비장, 간, 임파선, 폐, 척수, 신장, 각막,수정체, 척수액, 혈액에 존재함이 밝혀졌다. 포르말린에 고정된 표본을 포함하여, 신경조직의 비경구접종(parenteral inoculation)사고는 매우 위험하다. 비록 비신경조직은 감염성이 덜 하지만, 이들 병원체에 감염된 인간 및 동물의 조직들은 잠재적인 위험 가능성이 있다고 보아야 한다. 에어로졸, 비말의 감염위험성 및 건강한 피부, 위점막, 피부점막이 노출되었을 때 감염위험성은 알려지지 않았다. 그러나, 접촉이나 에어로졸로 전파된다는 증거는 없다. 이런 병원체는 X선조사, 끓임, 건조열, 화학제(formalin, alcohols betapropiolactone)를 포함한 일반적인 불활성화 조작에 매우 저항적이다는 특징을 갖는다. 하지만 이러한 병원체들은 1N NaOH, sodium hypochlorite(≥2% 유리염소농도)를 가하여 1시간 동안 134℃에서 가압증기 멸균하면 불활성화된다.

② 권장 주의사항

BSL 2를 적용한다. 자가접종사고나 감염조직과 체액의 비경구적 접종사고를 피하기 위해 매우 조심해야 한다. 비록 에어로졸 전파에 의한 자연적 질병 발생의 증거는 없으나, 조직이나 체액을 다루거나 실험동물을 해부할 때 에어로졸이나 비말발생을 피하는 것이 좋다. 감염조직이나 체액이 피부와 닿지 않도록 장갑을 껴야한다. 포름알데하이드나 파라핀에 고정된 조직들, 특히 뇌조직은 여전히 감염성이 있다. 따라서 전염성 뇌병증으로 의심되는 포르말린 고정조직은 조직병리과정을 거치기 전에 96% 포름산에 30분간 담그어 두어야 한다. 사람에게 사용 가능한 백신은 없다.

(12) 수포성 구내염 바이러스(Vesicular Stomatitis Virus)

VSV의 여러 주(strain)에 의한 실험실 감염례가 보고되어 왔다. 이런 바이러스주들을 다루는 실험실 작업의 위험성은 부분적으로는 바이러스주의 계대와 관계 있는 것 같다. 감염된 가축과 감염조직, 그리고 이들로부터 분리된 바이러스주를 다루는 작업들은 실험실과 동물실 종사자들에게는 뚜렷한 위험이 되며, 이런 물질을 다루는 사람들에서 항체양전율과 임상적 발병률은 아주 높다. Piry와 같은 외인성 바이러스주에도 비슷한 위험성이 있다. 반대로 독성이 낮은 실험실 적응주들(예 : Indiana, San Juan, Glasgow)은 항체양전이나 발병과는 거의 관계가 없다. 이러한 주들은 흔히 최소의 또는 일차적인 봉쇄 없이, 다량 혹은 고농도로 분자생물학 실험에 사용된다. 실험적으로 감염시킨 마우스

가 사람의 감염원으로 보고된 적은 없다

① 실험실 위험

병원체는 감염동물의 수포액, 조직, 혈액이나 감염된 사람의 혈액, 인후 분비물에 존재할 수 있다. 감염성 에어로졸과 비말에의 노출, 감염 조직이나 체액을 다룰 때 일어날 수 있는 피부나 점막간 직접 접촉 및 자가접종 사고 등이 독성이 있는 바이러스 분리주들을 다룰 때 일어날 수 있는 일차적인 위험 요소이다. 그리고 독성이 낮은 실험실 적응 바이러스주들을 다룰 때에도 비경구적 접종사고와 감염성 에어로졸에 노출은 위험할수 있다.

② 권장 주의사항

감염된 가축의 조직이나 바이러스 분리주를 다룰 때 BSL 3를 적용한다. 감염된 동물을 부검하고 다루는 과정에서 장갑착용과 호흡기 보호장비의 착용이 권장되었다. 독성이 낮은 실험실 적응바이러스주를 다룰 때는 BSL 2를 적용한다. 사람에게 사용가능한 백신은 없다.

CHAPTER 4

부 록

부 록 I

바이러스성 질환과 원인체

(Viral diseases and Etiologic agent)

A

- Acanthamoeba-*Anisakis simplex*(Parasitical-not viral)
- Actinobacillus-*Actinomycetemcomi · tans*(Bacterial-not viral)
- Acute hemorrhagic conjunctivitis - Coxsackie A-24 virus (Picornavirus :Enterovirus), Enterovirus 70(Picornavirus:Enterovirus)
- Acute hemorrhagic cystitis - Adenovirus 11 and 21(Adenovirus)
- AIDS-Acquired Immune Difficiency Syndrome-human immunode- ficiency virus(Retrovirus)
- Anisakidosis-*Anisakis simplex*(Bacterial-not viral)
- Anthrax-*Bacillus anthracis*(Bacterial-not viral)
- Aspergilloma/Aspergillosis-Aspergillus(Fungal-not viral)

B

- "Black death"(plague)-*Yersinia pestis*(Bacterial-not viral)
- Bornholm desease(pleurodynia)-Coxsackie B(Picornavirus:Enterovirus)
- Botulism-*Clostridium botulinum*(Bacterial-not viral)
- Borna Diease-Borna Diease Virus(Unassigned Virus)
- Brazilian purpuric fever-*Haemophilus aegyptius*(Bacterial-not viral)
- Bronchiolitis-Respiratory syncytial virus(Paramyxovirus), Parainfluenza virus(Paramyxovirus)
- Brucellosis-*Brucella*(Bacterial-not viral)
- California encephalitis-California encephalitis virus(Bunyavirus)
- Cat Scratch Fever-*Bartonella henselae*(Bacterial-not viral)

- Cervical cancer-human papilloma virus(Papovavirus)
- Chancroid-*Haemophilus ducreyi*(Bacterial-not viral)
- Chicken pox-varicella zoster virus(Herpesvirus)
- Chlamydia-*Chlamydiae trachomatis*(Bacterial-not viral)
- Cholera-*Vibrio cholerae*(Bacterial-not viral)
- Colorado tick fever-Colorado tick fever virus(Reovirus)
- Conjunctivitis-*Haemophilus aegyptius*(Bacterial-not viral), *Chlamydiae trachomatis*(Bacterial-not viral)
- Cowpox-vaccinia virus(Poxvirus)
- Croup, infectious-parainfluenza viruses 1-3(Paramyxovirus)
- Cryptosporidiosis-Cryptosporidium parvum of Cryptosporidium coccidi (Protozoan parasite-not viral)

D

- Dengue-dengue virus(Flavivirus)
- "Devil's grip"(pleurodynia)-Coxsackie B(Picornavirus:Enterovirus)
- Diphtheria-*Corynebacterium diphtheriae*(Bacterial-not viral)

E

- Eastern equine encephalitis-EEE virus(Togavirus)
- Ebola hemorrhagic fever-Ebola virus(Filovirus)
- Ehrlichiosis-*Ehrlichia*(Bacterial-not viral)
- Epiglottitis-Haemophilus influenzae(Bacterial-not viral)
- Erythema infectiosum-Parvovirus B19(Parvovirus)

F

- "Fifth"disease(erythema infectiosum)-Parvovirus B19(Parvovirus)

G

- Gas gangrene-*Clostridium perfringens*(Bacterial-not viral)
- Gastroenteritis-Norwalk virus(Calicivirus), rotavirus(Reovirus)
- Gingivostomatitis-HSV-1(Herpesvirus)
- Giardia-Giardia lamblia(Protozoan parasite-not viral)

H

- Hand-foot-mouth disease-Coxsackie A-16 virus(Picornavirus: Enterovirus)
- Hantavirus hemorrhagic fever/Hantaan-Korean hemorrhagic fever -Hantavirus(Bunyavirus)
- Hepatitis A-hepatitis A virus(Picornavirus:Enterovirus)
- Hepatitis B-hepatitis B virus(Hepadnavirus)
- Hepatitis C-hepatitis C verus(Flavivirus)
- Hepatitis D-hepatitis D virus(Deltavirus)
- Hepatitis E-hepatitis E virus(Calicivirus)
- Herpangina-Coxsackie A(Picornavirus:Enterovirus), Enterovirus 7 (Picornavirus: Enterovirus)
- Herpes, genital-HSV-2(Herpesvirus)
- Herpes labialis-HSV-1(Herpesvirus)
- Herpes, neonatal-HSV-2(Herpesvirus)
- Histoplasma-Histoplasma capsulatum(Fungal-not viral)
- HIV-human immunodeficiency virus(Retrovirus)

I

- Infectious myocarditis-Coxsackie B1-B5(Picornavirus:Enterovirus)
- Infectious pericarditis-Coxsackie B1-B5(Picornavirus:Enterovirus)
- Influenza-Influenza viruses A,B, and C(Orthomyxovirus)

J

- Japanese encephalitis virus-JEE virus(Flavivirus)
- Junin Argentinian hemorrhagic fever-Juninvirus(Arenavirus)

K

- Keratoconjunctivitis-Adenovirus(Adenovirus), HSV-1(Herpesvirus)

L

- LaCrosse encephalitis-LaCross virus(Bunyavirus)
- Lassa hemorrhagic fever-Lassavirus(Arenavirus)
- Legionnaire's pneumonia-*Legionella pneumophila*(Bacterial-not viral)
- Leprosy(Hansen's disease)-*Mycobacterium leprae*(Bacterial-not viral)
- Leishmaniasis-Leishmania(Parasitical-not viral)

- Lyme disease-Borrelia burgdoferi(Spirochetes, Bacterial-not viral)

M

- Machupo Bolivian hemorrhagic fever-Machupovirus(Arenavirus)
- Malta fever-*Brucella sp.*(Bacterial-nto viral)
- Marburg hemorrhagic fever-Marburg virus(Filovirus)
- Measles-rubeola virus(Paramyxovirus)
- Melioikdsis-*Pseudomonas pseudomalled*(Bacterial-not viral)
- Meningitis, aseptic-Coxsackie A and B(Picornavirus:Enterovirus), Echovirus(Picornavirus:Enterovirus), lymphocytic choriomeningitis virus (Arenavirus), HSV-2(hERPESVIRUS), *Mycobacterium tuberculosis*(Bacterial-not viral)
- Meningitis, bacterial-*Neisseria meningitidis*(Bacterial-not viral), *Haemophilus influenzae*(Bacterial-not viral), *Listeria monocytogenes*(Bacterial-not viral), *Streptoccoccus pneumoniae*, *Group B streptococcus*(Bacterial-not viral)
- Molluscum contagiosum-Molluscum(Poxvirus)
- Mononucleosis-Epstein-Barr virus(Herpesvirus)
- Mononucleosis-like syndrome-CMV(Herpesvirus)
- Mumps-mumps virus(Paramyxovirus)

N

- Nocardiosis-*Nocardia*(Bacterial-not viral)

O

- Orf-Orfvirus(Poxvirus)
- Otitis externa-*Pseudomonas aeruginosa*(Bacterial-not viral)

P

- Pertussis-*Bordetella pertussis*(Bacterial-not viral)
- Pharyngoconjunctival fever-Adenovirus1-3 and 5(Adenovirus)
- "Pink eye" conjunctivitis-*Haemophilus aegyptius*(Bacterial-not viral)
- Plague-*Yersinia pestis*(Bacterial-not viral)
- Pleurodynia-Coxsackie B(Picornavirus:Enterovirus)
- Pneumonia, viral-respiratory syncytial virus(Paramyxovirus), CMV (Herpesvirus)

- Pontiac fever-*Legionella pneumophila*(Bacterial-not viral)
- Progressive multifocal leukencephalopathy-JC virus(Papovavirus)
- Pseudomembranous colitis-*Clostridium dificile*(Bacterial-not viral)

Q

- Qfever-Coxiella burnetti(Rickettsial-not viral)

R

- Rabies-rabies virus(Rhabdovirus)
- Rocky Mountain spotted fever-Rickettsia rickettsii(Rickettsial-not viral)
- Roseola-HHV-6(Herpesvirus)
- Rubella-rubivirus(Togavirus)

S

- Scarlet fever-*Streptococcus group A*(Bacterial-not viral)
- Shingles(zoster)-varicella zoster virus(Herpesvirus)
- Shipping fever-*Pasteurella multocida*(Bacterial-not viral)
- Smallpox-variola virus(Poxvirus)
- "Slapped cheed"disease(erythema infectiosum)-Parvovirus B19(Parvovirus)
- St. Louis encephalitis-SLE virus(Flavivirus)
- Syphilis-Treponema pallidum(Spirochete bacteria-not viral)

T

- Temporal lobe encephalitis-HSV-1(Herpesvirus)
- Tetanus-*Clostridium tetani*(Bacterial-not viral)
- Tuberculosis-*Mycobacterium tuberculosis*(Bacterial-not viral)
- Tularemia-*Francisella tularensis*(Bacterial-not viral)
- Typhoid fever-*Salmonella typhi*(Bacterial-not viral)

U

- Undulating fever-*Brucella sp.*(Bacterial-not viral)

V

- Varicella-varicella zoster virus(Herpesvirus)

W

- Western equine encephalitis-WEE virus(Togavirus)
- Wool sorters' disease-*Bacillus anthracis*(Bacterial-not viral)

XYZ

- Yellow fever-Yellow fever virus(Flavivirus)
- Zoster-varicella zoster virus(Herpesvirus)

부 록 II

아래의 바이러스 목록은 대표적인 바이러스(게놈 구조에 의한 그룹)를 ICTV 6차 보고서 1995. Virus Taxonomy에서 발췌한 것이다.

This is a list of representative viruses (grouped by genome structure) compiled from: 'Virus Taxonomy', the Sixth Report of the International Committee on Taxonomy of Viruses (ICTV) 1995.

– Group I: dsDNA Viruses –

[Family: (Subfamily:) Genus / Type Species / Hosts]

Adenoviridae:

Mastadenovirus / human adenovirus 2 / Vertebrates

Aviadenovirus / fowl adenovirus 1 / Vertebrates

African swine fever-like viruses: African swine fever virus / Vertebrates

Baculoviridae:

Nucleopolyhedrovirus / Autographa californica nucleopolyhedrovirus / Invertebrates

Granulovirus Plodia interpunctella granulovirus / Invertebrates

Corticoviridae:

Corticovirus / Alteromonas phage PM2 / Bacteria

Fuselloviridae:

Fusellovirus / Sulfolobus virus 1 / Bacteria

Herpesviridae:

Alphaherpesvirinae:

Simplexvirus / human herpesvirus 1 / Vertebrates

Varicellovirus / human herpesvirus 3 / Vertebrates

Betaherpesvirinae:

Cytomegalovirus / human herpesvirus 5 / Vertebrates

Muromegalovirus / mouse cytomegalovirus 1 / Vertebrates

Roseolovirus / human herpesvirus 6 / Vertebrates

Gammaherpesvirinae:

Lymphocryptovirus / human herpesvirus 4 / Vertebrates

Rhadinovirus / ateline herpesvirus 2 / Vertebrates

Iridoviridae:

Iridovirus / Chilo iridescent virus / Invertebrates

Chloriridovirus / mosquito iridescent virus / Invertebrates

Ranavirus / frog virus 3 / Vertebrates

Lymphocystivirus / flounder virus / Vertebrates

Goldfish virus 1-like viruses / goldfish virus 1 / Vertebrates

Lipothrixviridae:

Lipothrixvirus / Thermoproteus virus 1 / Bacteria

Myoviridae:

T4-like phages / coliphage T4 / Bacteria

Papovaviridae:

Polyomavirus / murine polyornavirus / Vertebrates

Papillomavirus / cottontail rabbit papillomavirus (Shope) / Vertebrates

Phycodnaviridae:

Phycodnavirus / Paramecium bursaria Chlorella virus 1 / Algae

Plasmaviridae:

Plasmavirus / Acholeplasma phage L2 / Mycoplasma

Podoviridae:

T7-like phages /coliphage T7 / Bacteria

Polydnaviridae:

Ichnovirus / Campoletis sonorensis virus / Invertebrates

Bracovirus / Cotesia melanoscela virus / Invertebrates

Poxviridae:

Chordopoxvirinae:

Orthopoxvirus / vaccinia virus / Vertebrates

Parapoxvirus / orf virus / Vertebrates

Avipoxvirus / fowlpox virus / Vertebrates

Capripoxvirus / sheeppox virus / Vertebrates

Leporipoxvirus / myxoma virus / Vertebrates

Suipoxvirus / swinepox virus / Vertebrates

Molluscipoxvirus / Molluscum contagiosum virus / Vertebrates

Yatapoxvirus / Yaba monkey tumor virus / Vertebrates

Entomopoxvirinae:

Entomopoxvirus A / Melolontha melolontha entomopoxvirus / Invertebrates

Entomopoxvirus B / Amsacta moorei entomopoxvirus / Invertebrates

Entomopoxvirus C / Chironomus luridus entomopoxvirus / Invertebrates

Siphoviridae:

Lambda-like phages / coliphage lambda / Bacteria

Rhizidiovirus: Rhizidiomyces virus / Fungi

Tectiviridae:

Tectivirus / enterobacteria phage PRD1 / Bacteria

– Group II: The ssDNA Viruses –

[Family: (Subfamily:) Genus / Type Species / Hosts]

Circoviridae:

Circovirus / chicken anemia virus / Vertebrates

Geminiviridae:

Subgroup I Geminivirus / maize streak virus / Plants

Subgroup II Geminivirus / beet curly top virus / Plants

Subgroup III Geminivirus / bean golden mosaic virus / Plants

Inoviridae:

Inovirus / coliphage fd / Bacteria

Plectrovirus / Acholeplasma phage L51 / Bacteria

Microviridae:

Microvirus / coliphage ØX174 / Bacteria

Spiromicrovirus / Spiroplasma phage 4 / Spiroplasma

Bdellomicrovirus / Bdellovibrio phage MAC1 / Bacteria

Chlamydiamicrovirus / Chlamydia phage 1 / Bacteria

Parvoviridae:

Parvovirinae:

Parvovirus / mice minute virus / Vertebrates

Erythrovirus / B19 virus / Vertebrates

Dependovirus / adeno-associated virus 2 / Vertebrates

Densovirinae:

Densovirus / Junonia coenia densovirus / Invertebrates

Iteravirus / Bombyx mori densovirus / Invertebrates

Contravirus / Aedes aegypti densovirus / Invertebrates

– G– Group III: dsRNA Viruses –

[Family: (Subfamily:) Genus / Type Species / Hosts]

Birnaviridae:

Aquabirnavirus / infectious pancreatic necrosis virus / Vertebrates

Avibirnavirus / infectious bursal disease virus / Vertebrates

Entomobirnavirus / Drosophila X virus / Invertebrates

Cystoviridae:

Cystovirus / Pseudomonas phage ø6 / Bacteria

Hypoviridae:

Hypovirus / Cryphonectria hypovirus 1-EP713 / Fungi

Partitiviridae:

Partitivirus / Gaeumarmomyces graminis virus 019/6-A / Fungi

Chrysovirus / Penicillium chrysogenum virus / Fungi

Alphacryptovirus / white clover cryptic virus 1 / Plants

Betacryptovirus / white clover cryptic virus 2 / Plants

Reoviridae:

Orthoreovirus / reovirus 3 / Vertebrates

Orbivirus / bluetongue virus 1 / Vertebrates

Rotavirus / simian rotavirus SA11 / Vertebrates

Coltivirus / Colorado tick fever virus / Vertebrates

Aquareovirus / golden shiner virus / Vertebrates

Cypovirus / Bombyx mori cypovirus 1 / Invertebrates

Fijivirus / Fiji disease virus / Plants

Phytoreovirus / wound tumor virus / Plants

Oryzavirus / rice ragged stunt virus / Plants

Totiviridae:

Totivirus / Saccharomyces cerevisiae virus L-A / Fungi

Giardiavirus / Giardia lamblia virus / Protozoa

Leishmaniavirus / Leishmania RNA virus 1-1 / Protozoa

– Group IV: (+)sense RNA Viruses –

[Family: (Subfamily:) Genus / Type Species / Hosts]

Astroviridae:

Astrovirus / human astrovirus 1 / Vertebrates

Arterivirus: equine arteritis virus / Vertebrates

Barnaviridae:

Barnavirus / mushroom bacilliform virus / Fungi

Bromoviridae:

Alfamovirus / alfalfa mosaic virus / Plants

Ilarvirus / tobacco streak virus / Plants

Bromovirus / brome mosaic virus / Plants

Cucumovirus / cucumber mosaic virus / Plants

Caliciviridae:

Calicivirus / vesicular exanthema of swine virus / Vertebrates

Capillovirus: apple stem grooving virus / Plants

Carlavirus: carnation latent virus / Plants

Closterovirus: beet yellows virus / Plants

Comoviridae:

Comovirus / cowpea mosaic virus / Plants

Fabavirus / broad bean wilt virus 1 / Plants

Nepovirus / tobacco ringspot virus / Plants

Coronaviridae:

Coronavirus / avian infectious bronchitis virus / Vertebrates

Torovirus / Berne virus / Vertebrates

Dianthovirus: carnation ringspot virus / Plants

Enamovirus: pea enation mosaic virus / Plants

Flaviviridae:

Flavivirus / yellow fever virus / Vertebrates

Pestivirus / bovine diarrhea virus / Vertebrates

Hepatitis C-like viruses / hepatitis C virus / Vertebrates

Furovirus: soil-borne wheat mosaic virus / Plants

Hordeivirus: barley stripe mosaic virus / Plants

Idaeovirus: rasberry bushy dwarf virus / Plants

Leviviridae:

Levivirus / enterobacteria phage MS2 / Bacteria

Allolevivirus / enterobacteria phage Q-B / Bacteria

Luteovirus: barley yellow dwarf virus / Plants

Machlomovirus: maize chlorotic mottle virus / Plants

Marafivirus: maize rayado fino virus / Plants

Necrovirus: tobacco necrosis virus / Plants

Nodaviridae:

Nodavirus / Nodamura virus / Invertebrates

Picornaviridae:

Enterovirus / poliovirus 1 / Vertebrates

Rhinovirus / human rhinovirus 1A / Vertebrates

Hepatovirus / hepatitis A virus / Vertebrates

Cardiovirus / encephalomyocarditis virus / Vertebrates

Aphtovirus / foot-and-mouth disease virus O / Vertebrates

Potexvirus: potato virus X / Plants

Potyviridae:

Potyvirus / potato virus Y / Plants

Rymovirus / ryegrass mosaic virus / Plants

Bymovirus / barley yellow mosaic virus / Plants

Sequiviridae:

Sequivirus / parsnip yellow fleck virus / Plants

Waikavirus / rice tungro spherical virus / Plants

Sobemovirus: Southern bean mosaic virus / Plants

Tetraviridae:

Nudaurelia capensis b-like viruses / Nudaurelia capensis b virus / Invertebrates

Nudaurelia capensis w-like viruses / Nudaurelia capensis w-virus / Invertebrates

Tobamovirus: tobacco mosaic virus / Plants

Tobravirus: tobacco rattle virus / Plants

Tombusviridae:

Tombusvirus / tomato bushy stunt virus / Plants

Carmovirus / carnation mottle virus / Plants

Togaviridae:

Alphavirus / Sindbis virus / Vertebrates

Rubivirus / rubella virus / Vertebrates

Trichovirus: apple chlorotic leaf spot virus / Plants

Tymovirus: turnip yellow mosaic virus / Plants

Umbravirus: carrot mottle virus / Plants

– Group V: (–) sense RNA Viruses –

[Family: (Subfamily:) Genus / Type Species / Hosts]

- Order: Mononegavirales: -

Filoviridae:

Filovirus / Marburg virus / Vertebrates

Paramyxoviridae:

Paramyxovirinae:

Paramyxovirus / human parainfluenza virus 1 / Vertebrates
Morbillivirus / measles virus / Vertebrates
Rubulavirus / mumps virus / Vertebrates

Pneumovirinae:
Pneumovirus / human respiratory syncytial virus / Vertebrates

Rhabdoviridae:
Vesiculovirus / vesicular stomatitis Indiana virus / Vertebrates
Lyssavirus / rabies virus / Vertebrates
Ephemerovirus / bovine ephemeral fever virus / Vertebrates
Cytorhabdovirus / lettuce necrotic yellows virus / Plants
Nucleorhabdovirus / potato yellow dwarf virus / Plants

Arenaviridae:
Arenavirus / lymphocytic choriomeningitis virus / Vertebrates

Bunyaviridae:
Bunyavirus / Bunyamwera virus / Vertebrates
Hantavirus / Hantaan virus / Vertebrates
Nairovirus / Nairobi sheep disease virus / Vertebrates
Phlebovirus / sandfly fever Sicilian virus / Vertebrates
Tospovirus / tomato spotted wilt virus / Plants

Orthomyxoviridae:
Influenzavirus A,B / influenza A virus / Vertebrates
Influenzavirus C / influenza C virus / Vertebrates
"Thogoto-like viruses" / Thogoto virus / Vertebrates

Tenuivirus: rice stripe virus / Plants

– Group VI: RNA Reverse Transcribing Viruses –

[Family: (Subfamily:) Genus / Type Species / Hosts]

Retroviridae:

Mammalian type B retroviruses / mouse mammary tumor virus / Vertebrates

Mammalian type C retroviruses / murine leukernia virus / Vertebrates

Avian type C retroviruses / avian leukosis virus / Vertebrates

Type D retroviruses / Mason-Pfizer monkey virus / Vertebrates

BLV-HTLV retroviruses / bovine leukemia virus / Vertebrates

Lentivirus / human immunodeficiency virus 1 / Vertebrates

Spumavirus / human spumavirus / Vertebrates

– Group VII: DNA Reverse Transcribing Viruses –

[Family: (Subfamily:) Genus / Type Species / Hosts]

Badnavirus: Commelina yellow mottle virus / Plants

Caulimovirus: cauliflower mosaic virus / Plants

Hepadnaviridae:

Orthohepadnavirus / hepatitis B virus / Vertebrates

Avihepadnavirus / duck hepatitis B virus / Vertebrates

Subviral Agents : Satellites, Viroids, Agents of Spongiform Encephalopathies (Prions)

[Agent: Genus: Example: Hosts:]

Satellites: tobacco necrosis virus satellite / Plants / Vertebrates /invertebrates / Fungi

Deltavirus: hepatitis delta virus / Vertebrates

Viroids: potato spindle tuber viroid / Plants

Prions: scrapie agent / Vertebrates

부 록 III

Virus Families Pathogenic For Humans
(주로 사람에게 병원성을 가져오는 바이러스를 정리한 것이다.)

Family	Representative Viruses	Type of RNA/DNA	Lipid Envelope
RNA VIRUSES			
Picornaviridae	Poliovirus	(+) RNA	No
	Coxsackievirus		
	Echovirus		
	Enterovirus		
	Rhinovirus		
	Hepatitis A virus		
Caliciviridae	Norwalk agent	(+) RNA	No
	Hepatitis E virus		
Togaviridae	Rubella virus	(+) RNA	No
	Eastern equine encephalitis virus		
	Western equine encephalitis virus		
Flaviviridae	Yellow fever virus	(+) RNA	No
	Dengue virus		
	St. Louis encephalitis virus		
	Hepatites C virus		
	Hepatitis G virus		
Coronaviridae	Coronavirus	(+) RNA	Yes
Rhabdoviridae	Rabies virus	(-) RNA	Yes
	Vesicular stomatitis virus		
Filoviridae	Marburg virus	(-) RNA	Yes
	Ebola virus		
Paramyxoviridae	Parainfluenza virus	(-) RNA	Yes
	Respiratory syncytial virus		
	Newcastle disease virus		
	Mumps virus		
	Rubeola(measles)virus		
Orthomyxoviridae	Influenza A,B and C viruses	(-) RNA,8 segments	Yes
Bunyaviridae	Hantavirus	(-) RNA,3 circular segments	Yes
	California encephalitis virus		
	Sandfly fever virus		

Family	Representative Viruses	Type of RNA/DNA	Lipid Envelope
Arenaviridae	Lymphocytic choriomeningitis virus	(-) RNA,2 circular segments	Yes
	Lassa fever virus		
	South American hemorrhagic fevervirus		
Reoviridae	Rotavirus	ds RNA, 10-20 segments	No
	Reovirus		
	Colorado tick fever virus		
DNA VIRUSES			
Hepadnaviridae	Hepatitis B virus	ds DNA with ss portions	Yes
Parvoviridae	Parvovirus B19	ss DNA	No
Papovaviridae	Human papillomavirus JC virus BK virus	ds DNA	No
Adenoviridae	Human adenovirus	ds DNA	No
Herpesviridae	Herpes simplex virus types 1 and 2[a] Varicella-zoster virus[b] Epstein-Barr virus[c] Cytomegalovirus[d] Human herpesvirus 6 Human herpesvirus 7 Human herpesvirus 8	ds DNA	Yes
Poxviridae	Variola (smallpox)virus Orf virus Molluscum contagiosum virus	ds DNA	Yes

[a] Also called human gerpesvirus(HHV) 1 and 2, respectively.
[b] Also called HHV-3.
[c] Also called HHV-4.
[d] Also called HHV-5.
ABBREVIATIONS: ds, double-strand; ss, single-strand.

부 록 IV

1. 신종 인플루엔자 실험실 진단 지침

1) 세부 조치사항

(1) 시도 보건소

- 보건소 요원이 의심사례 기준에 판정 후 호흡기 검체채취 · 송부

  ※ 혈액검체는 역학조사 또는 연구를 위하여 필요한 경우 Plain 또는 EDTA tube (3~5 ml)에 채취
- 사례조사서, 검체채취동의서 및 고위험병원체 검체수송서식 작성 후 검체 송부 시 동봉 (관리지침 서식 2, 6, 7 참조)
- 검체의뢰

  - 호흡기검체 : 시 · 도 보건환경연구원(당일직송 또는 택배, 4℃)
- 검사 결과 환류 (조사대상자)

(2) 시도보건환경연구원

① 확진기관

㉠ 인플루엔자 A(H1N1) 조사대상자 검체번호 확인

㉡ Realtime RT-PCR 수행

- 검사대상 : 총 6종 [인플루엔자 A형 바이러스, 신종인플루엔자 바이러스특이 NP 및 H1, 계절인플루엔자 바이러스 (H1, H3형), RNP (내위표준물질)]
- 방법 (※ BSL 2 생물안전밀폐수준으로 실험)

  : 1단계 검사방법: 검사 건수 5건 이하

  ; 총 6종에 대한 검사

  ※ 유전자 정밀진단 장비를 (Realtime RT-PCR, 질병관리본부 지원 모델) 사용할 경우, 1회에 5명에 대한 검사만 가능 (오염 및 결과 오류 방지 위해 2반복 시행 시)

  : 2단계 검사방법: 검사건수 6건 이상

  ; 검사대상자수가 증가할 경우 효율성을 높이고자 인플루엔자 A형만을 검출하는 스크리닝 검사 (검색시험) 단계 도입

  ※ 스크리닝 검사 결과 A형 양성인 검체에 대해서만 신종인플루엔자 특이 검사 시행

  ; 양성인 경우 바이러스 분리를 위해 잔여 원검체를 주 1회(매주화) 질병관리본부로 송부

(직송 또는 택배)

; 판정보류인 경우 확진을 위해 잔여 원검체를 질병관리본부로 즉시 송부(직송 또는 택배)

; H1, H3 또는 B형 양성인 경우 기존 인플루엔자 감시체계와 동일하게 MDCK 세포접종 후 기존 사용하고 있는 4종 multiplex RT-PCR 키트(A, A/H1, A/H3, B)를 이용하여 확인 후 분리주를 질병관리본부로 송부

기 관	역 할	비 고
시 · 도 보건과	o 인플루엔자 A(H1N1) 환례정의에 따른 검체채취 대상자 관리 / 바이러스수송배지 관리 및 배포	
시 · 군 · 구 보건소	o 인플루엔자 A(H1N1) 조사대상자 검체채취 여부확인 및 검체번호 부여 o 인플루엔자 A(H1N1) 의심환자 검체 채취 협조(호흡기 검체 :인후도찰물 등 상기도 검체) o 사례조사서 및 검체채취동의서, 고위험병원체 검체 작성 (관리지침 서식 2, 6, 7참조) o 검체의뢰 - 호흡기 검체 : 시 · 도 보건환경연구원(직송 또는 택배) o 검사 결과 환류 (조사대상자)	o 혈액검체는 역학조사 또는 연구를 위하여 필요한 경우 Plain 또는 EDTA tube에 채취
시 · 도 보건환경 연구원	o 인플루엔자 A(H1N1) 조사대상자 유전자 검사 - 확진기관 · 인플루엔자 A(H1N1) 검체번호 확인 · Realtime RT-PCR 수행 : 검체수량에 따라 단계 조정 가능 : 양성/판정보류인 경우 잔여 원검체를 질병관리본부로 송부 · 검사 결과 보고 및 환류 - 미확진기관 · '인플루엔자 바이러스 A/B 키트' 및 'H1/H3 키트'로 RT-PCR 실시 : 검체수량에 따라 단계 조정 가능 : A형 양성이면서 H1/H3 음성인 경우 잔여 원검체를 질병관리본부로 즉시 송부 (1차 스크리닝 검사) - 검사 결과 보고 및 환류 ※ 계절 및 B형인 경우 바이러스 배양(기존 인플루엔자 실험실 감시체계와 동일) ※ 실험결과 (사진)는 인플루엔자 실험실감시사이트 자료실에 게재 ※ 일일상황보고: 당일 접수 및 진행현황 (16시 기준)을 17시까지 공용메일 (nihflu@naver.com)으로 송부 (관리지침 서식 8, 9참조)	o 양성검체는 주 1회(매주 화), 판정보류 검체는 즉시 송부 o 질병관리본부 검체 송 부시 직송 또는 택배 이용 o 체온 및 증상 모니터링 (증상 있을 경우 즉시 보고 :기관 및 인플루엔자바이러스과)

기 관	역 할	비 고
질병관리본부	o 유전자 검사 및 분석 o 바이러스 분리 o 내성 분석 o 의뢰된 유전자 양성 검체 최종 확인 o 기술 및 물품 지원	인플루엔자바이러스과

② 국내 신종인플루엔자 인체감염 실험실 확진절차 ('09.7.22)

① 유전자 진단

o 방법

- Realtime RT-PCR 또는 Conventional RT-PCR (※ 필요시 염기서열분석 포함)
- 양성판정기준

: 인플루엔자 A형 (matrix, M 유전자)과 신종인플루엔자 특이 유전자가[Hemagglutinin (HA) 등] 검출되고,

: 계절 인플루엔자 (H1, H3) 유전자가 불검출인 경우

※ 현재 계절 인플루엔자가 유행하지 않는 것을 고려하여 계절 인플루엔자 유행이 확인되기 전까지는 신종 인플루엔자 특이 유전자 (HA 또는 NP)만 검출될 경우에도 양성으로 판정 바이러스 분리

㉠ 검사 결과 보고 및 환류

: 일일상황보고 : 당일 접수 및 진행현황(16시 기준)을 17시까지 붙임양식 참조하여 공용메일(nihflu@naver.com) 보고 (관리지침 서식 8, 9 참조)

: 사례조사서 : 당일 접수된 의뢰건(16시 기준)은 17시까지 해당 사례조사서를 인플루엔자바이러스과로 팩스 송부(02-389-2014)

③ 시도보건환경연구원 확진검사 방안

<table>
<tr><th>검사건수</th><th>5건 이하</th><th colspan="2">6건 이상</th></tr>
<tr><td>검사단계</td><td>1단계</td><td colspan="2">2단계</td></tr>
<tr><td rowspan="4">검사
항목</td><td rowspan="4">총 6종
- 인플루엔자 A형,
- 신종인플루엔자 특이 NP
- 신종인플루엔자 특이 H1
- 계절인플루엔자 H1
- 계절인플루엔자 H3
- RNP</td><td rowspan="2">검색
시험</td><td>총 2종
- 인플루엔자 A형
- RNP
· 음성 : 검사 종료
· 양성 : 2단계 검사 (총 4종) 실시</td></tr>
<tr><td>총 4종 (필요시)
- 인플루엔자 A형
- 신종인플루엔자 특이 NP
- 신종인플루엔자 특이 H1
- RNP
· 음성 : 검사 종료
· 양성 : 2단계 검사 (총 2종) 실시</td></tr>
<tr><td rowspan="2">확인
단계</td><td>총 4종 (검색시험에서 총 2종만 한 경우)
- 신종인플루엔자 특이 NP
- 신종인플루엔자 특이 H1
- 계절인플루엔자 H1
- 계절인플루엔자 H3</td></tr>
<tr><td>총 2종 (검색시험에서 신종특이까지 한 경우)
- 계절인플루엔자 H1
- 계절인플루엔자 H3</td></tr>
</table>

④ 인플루엔자 A(H1N1) 발생 및 진단법 개선 상황에 따라 인플루엔자 A(H1N1) 유전자검사 체계가 변경될 수 있음

〈예시〉 자체확진기관에서 5명 검체 이상일 때 4종 검사부터 시작하는 경우

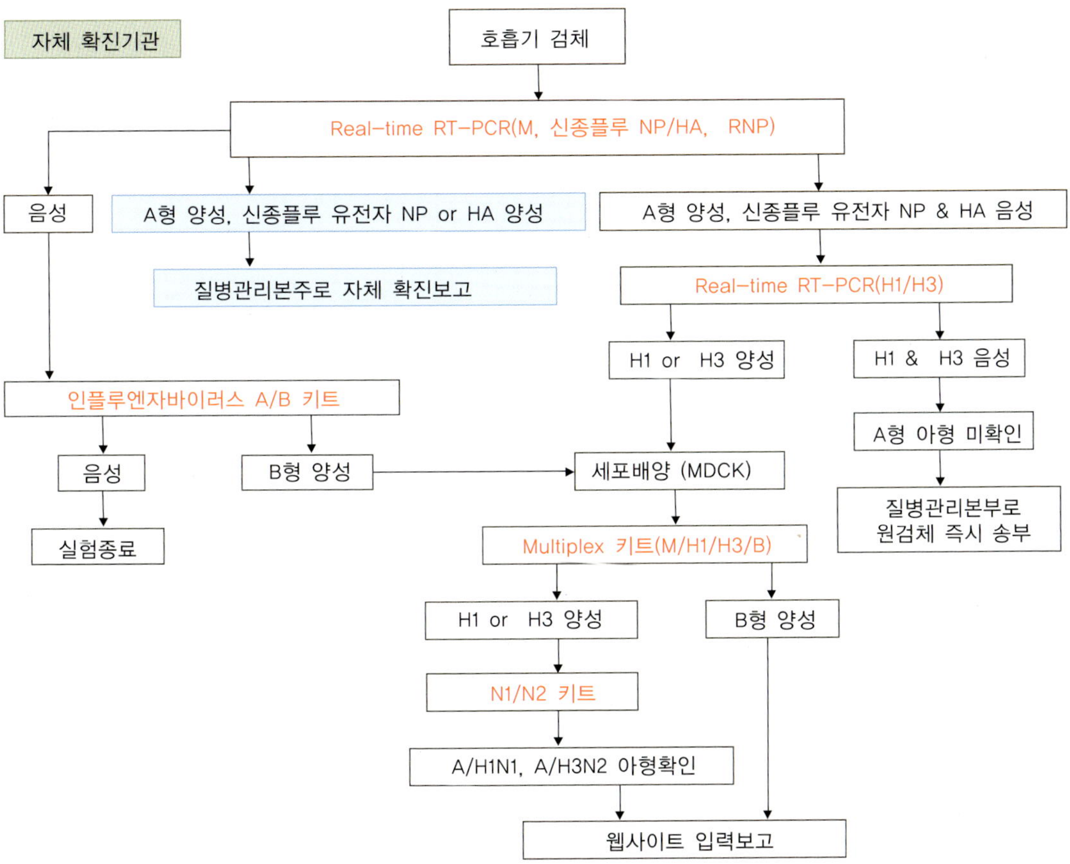

⑤ 신종 인플루엔자 유전자 자체확진기관 인증절차

- Realtime RT-PCR 신종인플루엔자 바이러스 유전자 진단
  시행 후 초기 5개 (양성 및 음성) 검체에 대한 질병관리본부에서의 중복검사
  · 필요시 ~10개 검체는 결과만 확인 가능 [공용메일(nihflu@naver.com)로 송부(인플루엔자감시사이트 확립전까지)]
  · 잔여 원검체를 질병관리본부 인플루엔자바이러스과로 송부(4℃ 유지, 검사결과 확인 즉시 송부)
- 검사결과 일치 시 자체검사 기관으로 인정

※ 2009.7.27 기준 자체확진기관: 서울, 경기(남부), 제주, 인천

<table>
<tr><th>구분</th><th colspan="2">시도보건환경연구원</th><th colspan="2">질병관리본부</th><th>비고</th></tr>
<tr><td>초기 5검체
(음성포함)</td><td colspan="2">- 자체검사
- 검체송부
※ 당일직송, 수신자 부담 택배 (4℃)</td><td colspan="2">- 확인검사 및 시도보환연에 결과 통보 (Fax)</td><td>중복
검사</td></tr>
<tr><td rowspan="3">~초기 5검체
이후</td><td colspan="2">- 자체검사수행</td><td colspan="2">- 결과확인</td><td></td></tr>
<tr><td>판정
보류인
경우</td><td>- 결과 확인 요청 및 검체송부(인플루엔자바이러스과)
※ 당일직송, 4℃ 유지
수신자 부담 택배
- 확인시험결과 확인
- 보고(보건소 및 시도)</td><td>판정
보류인
경우</td><td>- 결과 확인 및 검체 송부요청
- 확인검사 실시 및 시도보환연에 결과 통보
(보환연⇒시도,보건소)
*인플루엔자바이러스과
⇒KCDC관계자</td><td></td></tr>
<tr><td>양성인
경우</td><td>- 확진보고(인플루엔자바이러스과 (1일 2회, 10시 및 17시)/이후 보건소 및 시도 보고)</td><td colspan="3"></td></tr>
</table>

㉠ 미확진기관

- '인플루엔자 바이러스 A/B 키트 및 H1/H3 키트'로 호흡기 검체에 대한 유전자 진단 (RT-PCR) 실시

  ※ BSL 2 생물안전밀폐수준으로 실험

  · A/B 키트 결과 A형 양성이면, H1/H3 키트 검사

  · A형 양성이면서 H1/H3 음성인 경우 잔여 원검체를 질병관리본부로 즉시 송부(직송 또는 택배)

  · H1, H3 또는 B형 양성인 경우 바이러스 배양

  ; 기존 인플루엔자 감시체계와 동일하게 MDCK 세포접종 후 기존 사용하고 있는 4종 multiplex RT-PCR 키트(A, A/H1, A/H3, B)를 이용하여 확인 후 분리주를 질병관리본부로 송부

- 검사 결과 보고 및 환류

  · 일일상황보고 : 당일 접수 및 진행현황 (16시 기준)을 17시까지 붙임양식 참조하여 공용메일 (nihflu@naver.com) 보고 (관리지침 서식 8, 9 참조)

  · 사례조사서 : 당일 접수된 의뢰건(16시 기준)은 17시까지 해당 사례조사서를 인플루엔자바이러스과로 팩스 송부(02-389-2014)

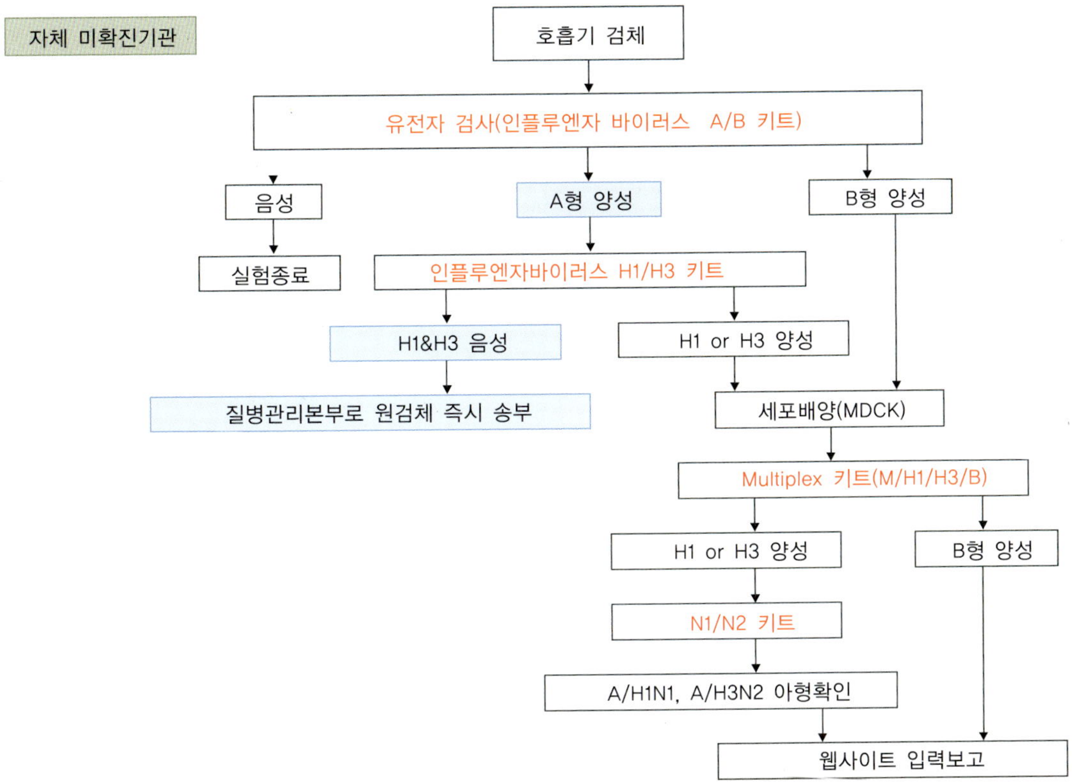

〈신종 및 계절인플루엔자 바이러스 진단 흐름도〉

⑥ 집단발병 시 확진검사 대상 조정

○ 집단발병 시 유증상자 중 일부(처음 발견된 유증상자의 10% 또는 최소 5건)에 대해서만 표본 검사 실시

검체수	확진기관		미확진 기관	
처음 발견된 유증상자의 10% 또는 최소 5건 이내	검사	- Realtime RT-PCR에 의한 신종인플루엔자 특이 유전자 검사(전수)	검사	- '인플루엔자 바이러스 A/B 키트' 및 'H1/H3 키트'로 검사 (전수)
	결과 보고	- 신종 양성 · 질병관리본부 및 의뢰기관보고 · 검체 송부 (주 1회) - 판정보류 · 질병관리본부로 즉시 검체 송부 · 결과 환류 및 보고	결과 보고	- A형만 양성 (H1, H3 음성)인 경우 질병관리본부로 원검체 즉시 송부4(℃) · 결과 환류 및 보고

<table>
<tr><th>검체수</th><th colspan="2">확진기관</th><th>미확진 기관</th></tr>
<tr><td rowspan="2">처음 발견된 유증상자의 10% 또는 최소 5건 초과</td><td>1 단계</td><td colspan="2">10% 또는 최소 5건은 위와 동일한 방법으로 검사</td></tr>
<tr><td>2 단계</td><td colspan="2">- 1일 최대 검사 가능건수 (~40건) 범위 내에서 '인플루엔자 바이러스 A/B 키트' 로 검사하여 A형 양성으로 확인되면 신종 양성으로 간주
- 나머지 검체는 검사 미 실시</td></tr>
</table>

(3) 민간검사기관

① 유전자 검사 수행

- 각 민간기관에서 확립한 유전자 검사법 (Realtime RT-PCR, Conventional RT-PCR)에 의해 검사 실시
- 질병관리본부에서 각 기관에서 사용하는 진단법 효능 평가 및 확립을 위한 국내 실험실 진단 기준, 양성 대조물질 (RNA) 및 계절 인플루엔자 배제를 위한 conventional RT-PCR 방법 제공
  - · 각 기관에서는 RNA 수령 후 '병원체 자원 이동에 대한 협약서'를 질병관리본부 인플루엔자바이러스과로 팩스송부(문의 : 02-380-2101)
  - · 각 기관에서는 제공되는 RNA의 검출한계를 참고하여 유전자 검사에 사용

② 확진절차

- 자체검사 후 초기 1개 이상 양성 검체에 대해 질병관리본부에서 중복검사 후 자체확진 실시
  - · 잔여 원검체를 질병관리본부 인플루엔자바이러스과로 유선통보 후 송부(4℃ 유지, 검사결과 확인 즉시 송부)

  ※ 송부목록: 원검체, 의심환자 역학정보, 실험방법(흐름도), 실험결과
- 검사결과 일치 시 자체검사 시행
- 자체확진이 어려운 경우(예, 인플루엔자 바이러스 M 유전자만 양성, 계절 및 신종 확인 불가(아형분석 불가)시 해당지역 시도보건환경연구원으로 의뢰

(4) 생물안전등급

① 인플루엔자 A(H1N1) 인체감염 의심사례의 임상검체를 취급하거나 실험실진단을 수행하는 실험실종사자의 경우 아래 실험실 생물안전지침을 준수함

② 인플루엔자 A(H1N1) 조사대상자 검체 처리 및 진단검사

BSL 2 생물안전밀폐수준 실험실에서 수행하며, 모든 검체 취급 검사는 반드시 생물안전작업대 (Biological Safety Cabinet)에서 수행함. 즉, BSL-2 연구시설에서 다음과 같은 개인보

호장비를 착용하고 실험실 생물안전수칙을 준수하여 수행함.

※ 개인보호장비

① N95 마스크 수준 이상의 호흡장치

② 덧신/모자

③ 앞트임이 없는 밀폐용 실험복

④ 실험장갑 이중 착용

⑤ 보안경 (Goggles)이나 안면보호대 (Face shield)

⑥ 기타 연구실별 위해성 평가에 따른 개인보호장비

⑦ 인플루엔자 A(H1N1) 취급 종사자 실험실종사자들은 실험실 생물안전수칙을 준수하여 실험하며, 발열, 기침, 인후통, 구토, 설사, 두통 등 인플루엔자 A(H1N1) 감염 증상에 대하여 매일 검사자의 체온 및 증상 모니터링을 실시하고, 유사 임상증상이 있을 경우 관리책임자(기관 및 질병관리본부 인플루엔자바이러스과)에게 즉시 통보함.

⑧ 소독 및 폐기

- 의심검체, 오염된 실험재료 및 기구 등을 폐기하고자 하는 경우 고압증기멸균 처리 등으로 불활성화하여 폐기하며, 소독을 하고자 하는 경우 70% 에탄올, 10% 표백제 용액을 이용하여 10~30분간 처리함.

2. 붙임 Ⅳ-1

1) 검체종류 : 호흡기검체 (인후도찰물)

2) 바이러스 수송배지 사용법 (시 · 군 · 구 보건소)

① 바이러스 수송배지 키트 사용시

- 키트 안에 동봉된 Rayon-Tipped Swab봉을 이용하여 환자 인후부를 도말한다.
- 수송배지가 담겨있는 병에 도말한 봉을 담그고 병마개 부위에서 봉을 부러뜨린 후 뚜껑을 꼭 잠그도록 한다 (부러뜨릴 때 안쪽에 손이 닿아 오염되지 않게 주의한다).
- 검체가 담긴 병은 곧장 4℃ 냉장고에 보관한다.

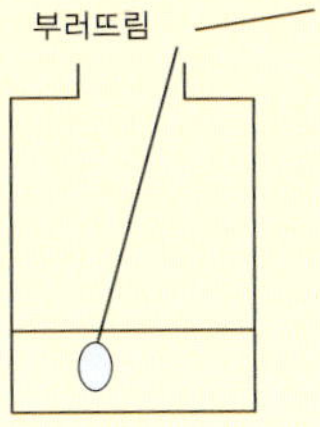

② 인도후도찰 방법
- 환자의 입을 벌리고 반드시 "아"하는 소리를 실제로 내게 함.
- 왼손으로 설압자를 잡고 설압자로 혀를 누름.
- 오른손에 멸균면봉을 잡고 인두 후벽을 면봉으로 360° 로 3~4회 돌려 도찰함

3) 검체 채취 및 수송 시 주의사항 (시 · 군 · 구 보건소)

○ 검체채취 시 반드시 개인보호장비를 착용하고 수행함

○ 검체는 파손 및 유출되지 않도록 수송 용기에 단계별로 포장하여 이송함(기본적으로 3단계 포장이 권고됨)

※ 『고위험 병원체 보존 및 안전관리메뉴얼』 참조

- 4℃를 유지하여 빠른 시간 내(가급적 24 시간이내 도착) 검체와 의뢰서를 질병관리본부 인플루엔자바이러스과와 반드시 협의하여 실험기관으로 송부함

※ 개인보호장비(D급) : 개인보호복, N-95마스크, 장갑, 보안경, 보호덧신

○ 호흡기 검체 채취 후 24~48시간 이내에 수송이 어려운 경우 4℃ 보관 후 보냉제를 넣어 운송함. 만약 그렇지 못한 경우 -70℃에서 보관함

○ 얼음이나 냉매가 검체에 바로 닿아 얼지 않도록 주의함

4) 검사 부적합 검체 (시 · 군 · 구 보건소 및 시 · 도보건환경연구원)

○아래사항에 해당될 경우 검사 수행 불가능

- 역학 및 임상진단 기준에 적합하지 않은 검체
- 역학조사관 부여 번호 없는 검체
- 검체 채취 시기가 적절하지 않은 검체
- 수송 온도 및 수송 용기가 적절하지 않은 검체
- 용기 파손 및 내용물이 유출된 검체
- 바이러스 수송배지 면봉이 마른 검체
- 적절한 수송배지를 사용하지 않은 검체(예, 세균 배양용 고체 배지)

5) 검사 주의사항 (시 · 도보건환경연구원)

○ 검체

- 양성확진 검체 송부

· 바이러스 분리를 위해 최소 1.5 ml 이상의 검체를 확보한 후 항생제 전처리를 하지 않고 잔여 VTM을 2개의 cryovial에 분주하여 질병관리본부 인플루엔자바이러스과로 송부

(4℃, 택배 또는 직송) 한다.

- 판정보류 검체 송부
  - · 질병관리본부로 결과 보고 후 검체는 당일 송부(반드시 드라이아이스 이용하여 냉동상태로 송부)
  - · VTM 잔여 검체를 분주하지 않고 질병관리본부 인플루엔자바이러스과로 송부(4℃, 택배 또는 직송)

※ 잔여 원검체는 송부전까지 -70℃에서 보관

○ 유전자 검사

- RNA 추출
  - · 오염방지를 위하여 RNA 추출시약은 일정량 분주하여 사용하며, 특히 원심분리기, 실험탁자 등을 깨끗이 소독한 후 실험
  - · VTM으로부터 RNA 추출을 위한 검체 분주부터 lysis buffer 반응까지는 반드시 생물안전작업대(Biological Safety Cabinet)에서 수행
  - · 항생제 전처리 수행 안함
  - · QIAGEN Viral RNA Kit(이와 동등한 효과를 갖는 시약)사용
  - · 1개 검체에 대해 2인이 각각 추출(단, Realtime RT-PCR 시 검체가 많을 경우 1인 추출 후 2 well 씩 수행)
- 유전자 검사 (RT-PCR)
  - · 질병관리본부에서 제공한 kit를 사용
  - · 검체에 대한 RT-PCR 반응은 양성대조군에 의한 오염을 방지하기 위하여 아래와 같이 2차에 나누어 수행하고 전기영동은 검체, 양성 및 음성 대조군을 같이 실시

    ① Group 1 : sample, 음성대조군

    ② Group 2 : 양성대조군
  - · 양성대조군과 샘플은 별도/분리된 공간에서 PCR mixture tube에 첨가

    ※ Realtime RT-PCR 반응시에도 양성대조군에 의한 오염을 방지하기 위하여 음성 대조군, 검체 및 양성대조군 순서로 실시

    ※ A형 양성, 또는 음성인 경우 바이러스 분리검사는 수행하지 않음

부 록 V

표준 주의 지침 및 전파 방법에 따른 주의 지침

1) 표준 주의 지침(Standard Precaution)

(1) 개요

○ 환자의 진단명이나 감염상태에 상관없이 모든 환자에게 적용

○ 혈액, 체액, 분비물(혈액이 포함되지 않은 땀은 제외), 점막, 손상된 피부에 적용

○ 표준 주의 지침은 병원 안에서 감염원으로 이미 인지하고 있거나, 심지어 인지하지 못하고 있는 경우에도 감염의 원인 미생물을 전염시킬 수 있는 위험을 감소시키기 위해 고안되었음.

(2) 손 위생

손씻기가 핵심인 손위생은 오염된 손으로 자신의 코, 입, 점막으로 원인 미생물을 옮기는 것을 막고, 환경을 오염시키거나 다른 사람에게 원인 미생물을 옮기는 것을 막을 수 있는 중요한 방법임. 손이 단백질성 물질로 오염이 되어 있다면, 반드시 비누와 물을 사용하여 손을 씻어야 하며 alcohol 소독제를 사용하는 것도 추천됨

① 손 위생이 요구되는 경우

- 환자의 혈액, 체액, 분비물 등을 접촉하기 전후(장갑 착용 여부와 관계 없음)
- 장갑 혹은 기타 개인보호장비를 벗은 후 즉시
- 환자 접촉, 혈액, 체액, 분비물, 배출물, 오염되었을 가능성이 있는 장비들을 다루기 전후
- 환자 처치 후 다른 환자를 처치할 경우 반드시 손을 씻으며 동일한 환자라도 다른 부위 처치 시에는 손을 씻음

② 알코올 소독제를 사용하는 경우(손마찰방법)

- 손의 오염 여부를 눈으로 확인할 수 없거나, 단백질성 물질에 오염되었을 경우
- 한 손의 손바닥에 제품의 일정량을 떨어뜨린 후 양쪽 손의 모든 표면(손가락포함)에 제품이 발리도록 양손이 마를 때 까지 함께 비비고 문질러야 함.
- 많은 연구결과 ethyl alcohol 소독제가 isopropyl alcohol 보다 인플루엔자 바이러스 감소에 효과적인 것으로 입증되어 ethyl alcohol 소독제가 보다 추천됨.

③ 적절한 손씻기 방법(비누와 물을 이용하는 방법)

- 먼저 물로 손을 씻음.
- 적당량의 비누를 손에 바르고 최소 15초간 열심히 손을 문지름
- 양쪽 손의 모든 표면(손가락포함)에 비누가 묻어야 함
- 물로 비누를 깨끗이 씻어냄
- 일회용 타월로 물기를 완전히 닦아냄.
- 타월을 이용하여 수도꼭지를 잠금.

(3) 장갑

- 혈액, 체액, 분비물, 오염된 물건, 손상된 피부, 점막 접촉 시에는 장갑 착용.
- 장갑은 처치시마다 교환
- 사용 후 장갑을 즉시 벗음
- 장갑을 벗은 후 손을 씻음(장갑이 손씻기를 대신하지 못함)

(4) 마스크, 보안경, 안면보호대

① 마스크

- 환자의 혈액, 체액, 분비물, 배출물이 튈 가능성이 있는 처치 시 코와 입의 점막을 보호하기 위해 착용

② 보안경/안면보호대

- 보안경은 진단과 상관없이 혈액, 체액, 분비물, 배출물에 의하여 눈,결막이 오염될 위험이 있는 경우 반드시 사용
- 보안경은 에어로졸 발생 시술 시에는 항상 착용
- 호흡기 증상이 있는 환자와 접촉하여 치료할 때, 분비물이 튈 가능성이 있을 때, 급성열성호흡기질환이 있는 환자와 1m이내에서 일할 때 보안경(혹은 안면 보호대) 착용

(5) 가운

- 피부나 옷 등이 혈액, 체액, 분비물 등으로 오염될 가능성이 있을 때 착용
- 활동 및 체액 발생량에 적합한 것을 선택
- 가운이 오염된 경우는 즉시 벗고 손을 씻음

(6) 발 보호 (Foot protection)

- 발 보호는 표준 주의 지침의 요소로 언급되지는 않지만, 의료인 보호를 위해 중요함.

- 병원에서 근무 시 의료인은 적절한 신발(방수가 되면서 발의 모든 부분을 덮을 수 있는 신발, 샌달은 적절하지 않음)을 착용해야함

(7) 환자처치기구

- 혈액, 체액, 분비물 등에 오염된 장비에 환자, 의료인, 방문자들이 노출되지 않도록 특별히 주의
- 재활용 장비는 다시 사용하기 전에 멸균이나 소독함

(8) 병실의 청소 및 소독

- 병실바닥, 침상, 침상난간 등 환자 주위 환경을 깨끗이 청소하고 필요시 소독

(9) 린넨(linen)

- 혈액, 체액, 분비물, 배설물 등으로 오염된 린넨은 봉지에 넣어서 피부나 점막이 오염시키지 않는 방법으로 운반 및 처리
- 린넨에 의해 환경이 오염되거나 다른 환자에게 전염시키지 않도록 주의하며, 봉지는 튼튼한 것을 사용

(10) 의료도구에 의한 혈액매개감염

- 주사바늘, 칼날 등 날카로운 도구를 사용한 후 이들 도구를 치우거나 정리할 때 다치지 않도록 주의.

(11) 환자 배치

- 환경을 오염시키거나 적절한 환경 관리에 협조하지 않는 환자는 1인실에 입원.
- 1인실 사용이 불가능할 경우 감염관리 전문가와 상의

2) 전파방법에 따른 주의 지침

전염력이 강하거나 역학적으로 중요한 병원체에 의한 감염 환자로 의심이 되거나 확진된 경우 표준 주의 지침 외에 추가적으로 전파방법에 따른 주의 지침이 지켜져야 원내 감염을 막을 수 있음.

(1) 공기감염 주의 지침 (Airborne precaution)

① 환경 및 시설에 대한 관리

- 환자는 음압 격리 병실에 입원해야함,
- 음압 격리 병상에 대한 환경 및 시설에 대한 관리가 필요함
- 문은 항상 닫혀 있도록 함

② 의료종사자의 보호

- 의료종사자 등이 병실에 들어갈 때에는 N95타입 미립자용 마스크를 착용함.
- 잘 맞는 미립자용 마스크를 선택하며, 사용할 때마다 봉인 여부를 확인(seal check)

③ 병원 내에서의 환자 이송

- 감염성이 있는 기간 중에는 환자가 병실 밖으로 나가는 것을 제한함.
- 부득이 병실 밖으로 나갈 때에는 수술용 마스크(별도의 지침이 있는 경우 N95 이상의 마스크)를 쓰도록 함.

(2) 비말감염 주의 지침 (Droplet precaution)

① 환자배치

- 가능하면 1인실에 입원
- 불가능하다면 같은 질환의 환자끼리 입원하도록 하며 침대 간격을 2 m 이상이 되도록 유지하거나, 환자와 환자 사이에 파티션이나 커튼을 이용해 칸막이를 설치

② 의료종사자의 보호

- 환자 병실에 들어갈 때 수술용 마스크를 사용
- 의료종사자는 환자로부터 1m 내에서 의료행위를 실시할 때에는 surgical 마스크 또는 거즈 마스크를 착용.

③ 병원 내에서의 환자 이송

- 감염성이 있는 기간 중에는 환자가 병실 밖으로 나가는 것을 제한함.
- 부득이 병실 밖으로 나갈 때에는 수술용 마스크(별도의 지침이 있는 경우 N95 이상의 마스크)를 쓰도록 함.

(3) 접촉감염 주의 지침 (Contact precaution)

① 장갑

- 멸균될 필요는 없으나 깨끗한 양손 장갑 착용
- 장갑이 가운의 소매 끝을 덮어야 함
- 일회용을 사용하며, 사용 후 쓰레기통에 버려야 함

② 가운

- 일회용 혹은 씻을 수 있는 가운 착용

- 보호되어야 하는 부분을 충분히 가릴 수 있을 정도의 크기
- 한번만 입는 것이 좋으며 입고 난 후에는 쓰레기통에 버리거나 세탁통에 버리도록 할 것.
- 가운을 벗은 후 손 위생을 철저히 할 것.

③ 의료 기구

- 청진기나 혈압계, 체온계 등은 일회용으로 사용하거나 환자 전용으로 사용하고 환자의 챠트를 병실 안으로 가지고 들어가지 않음.
- 여러 환자에서 사용되어야 할 경우 한 환자에게 사용할 때마다 깨끗이 씻고 소독을 해야함.

④ 기타

- 오염된 장갑을 낀 채 자신의 눈, 코, 입을 만지지 않도록 하는 것이 중요함
- 환자 진료와 직접적인 관련이 없는 부분(문 손잡이, 전등 스위치 등)을 환경 오염시키지 않도록 함.

부 록 VI. 용어해설

A

acquired immunodeficiency syndrome (AIDS) : 현재 전 세계적으로 파급되어 있는 HIV 감염에 의한 것으로 전파는 성 접촉, 선천성 혹은 오염된 혈액생산품을 통해 이루어진다. 정상 세포 매개 면역반응이 바이러스가 T 세포를 불활화 함으로서 약화되어 기회 감염에 감수성을 가지고, 일부 암의 위험도 증가한다.

actively acquired immunity : 미생물 항원(감염에 의해)에 노출되어 획득되거나 vaccination을 통해 획득된 면역. acute infections 미생물에 의한 질병으로 상대적으로 빠른 발생을 보이는 것. 증상은 숙주의 방어 기전, 항생제 치료가 효과를 나타낼 때까지 지속되어 그 후에 가라앉아 사라진다. 일부는 만성 감염으로 지속된다.

acyclovir : herpes simplex virus, cytomegalovirus, Epstein -Barr virus를 포함하는 일부 바이러스 질환 치료에 사용되는 항생제. DNA합성과 복제를 방해하는 것으로 알려졌다.

adenine : 핵산을 구성하는 nucleotide의 purine 성분의 일종.

adenoviruses : 주로 모든 연령의 상부기도질환과 위장염을 유발하는 DNA 바이러스로 사람과 사람사이간에 직접 전파된다.

adherence : 침입하는 미생물이 특정한 세포나 특별한 구조(예 : pili)에 의해서 혹은 숙주 세포의 수용기와 작용하는 미생물 표면의 성분에 의해서 부착된 것.

aeration : 공용수의 정화에 있어서 산소함량을 증가시키고 미생물에 의한 산화적 대사 속도를 증가시키는 과정, 또한 불쾌한 냄새와 물을 오염시키는 용해된 가스를 대체시키는 것.

African sleeping sickness(아프리카 수면병) : 체체(tsetse) 파리의 매개로 아프리카 지역에서 주로 발생하는 trypanosomal disease 이다.

agammaglobulinemia : 선천적 요인에 의한 면역 부전 질병으로 항체 생성이 결핍되어 있다.

agglutination : 세균체, 적혈구나 tatex 입자 표면의 항원에 항체가 결합하여 시험관 상에서 일어나는 덩어리.

agglutinins : 입자 표면의 특히 항원과 반응하여 응집시키는 항체.

AIDS : acquired immunodeficiency syndrome.

AIDS-related complex (ARC) : HIV 감염에 의한 초기의 혼합된 증상 (체중감소, 지속적인 설사, 피로, 낮은 정도의 기회감염)으로 AIDS로 유도된다.

allergen : 과민반응의 즉시형을 유발하는 항원.

allergic contact dermatitis (ACD) : 많은 단순화학 allergen 이나 식물에 의한 지연형 과민반응. allergen은 감작된 T cell과 반응하여 작은 피부 반점을 만들거나, blisterlike lesion을 확장시키고 crust 화 되어 몹시 가렵다.

allergy : 항체가 allergen과 반응하여 일어나는 즉시형 과민반응으로 asthma, hay fever, allergic dermatitis와 같은 상태를 유발한다.

alveolar macrophages : 폐의 alveoli에 있는 phagocytic cell; MNPS(mononuclear phagocyte systea)의 일부이다 .

amantadine : influeuza A virus 감염 예방에 쓰이는 항생제.

aminoglycosides : 아미노당을 함유한 항생제 그룹으로 미생물 ribosome에 결합하여 단백질 합성을 방해한다.

amphotericin B : 전신성 진균 감염증 치료에 쓰이는 항생제. 진균의 세포막 sterol에 결합해서 막 투과도를 증가시켜 세포 구성 물질을 누출시킨다.

anaphylaxis : 즉각적이고 때론 치명적인 과민 반응으로 예전에 노출된 항원에 감작되어 있는 사람에게 특정한 allergen이 주사, 주입될 때 일어난다.

Anopheles : malaria를 전파하는 모기속 (genus)

antibiotic : 미생물에 의해서 생성되며 다른 미생물을 증식, 억제하거나 죽이는 물질.

antibody : 항원의 자극에 의해서 혈액이나 조직에서 생기는 면역글로블린(예. 응집소).

anticodon : transfer RNA의 뉴클레오타이드의 삼중체(triplet)로서, 특정 아미노산 배열을 결정하는 messenger RNA의 부호(codon)에 대하여 상보적인 배열을 하고 있는 것.

antigen : 분자 질량이 무거운(단백질이나 다당류) 외부 물질로 체내에 유입되었을 때 면역 반응을 유발한다. immunogen이라 하기도 한다.

antigenic determinants : 항체 형성을 촉진하고 이 반응의 특이성을 결정하는 항원 분자상의 다양한 화학기.

antigenic drift : 아미노산 배열에 변화를 주는 유전적 돌연변이에 의한 미생물 항원 단백질의 점진적 변화.

antigenic shift : 미생물 표면 단백질이 변화되어 숙주의 면역기전에 인식되지 않는 새로운 아형이 만들어 진것.

antimetabolites : 주로 미생물의 합성이나 효소 기능에 필요한 물질과 구조가 근사한 물질로서 필수 대사물의 이용은 방해하는 작용을 하는 것.

antistreptolysins : streptococcal hemolysiu과 반응하는 특정한 항체.

antitoxin : 미생물 독소와 결합하는 항체로 생체든 시험관이 든 간에 독소로 중화시킨다.

arbovirus encephalitides : arbovirus에 의한 뇌염의 일종으로 모기에 의해, 때론 진드기에 의해 사람, 말, 새, 다른 동물들 사이에 전파된다.

ARC : AIDS-related complex 참고.

asepsis : 병원성 미생물과의 접촉을 방지하는 방법.

aseptic meningitis : mumps, enterovirus와 관련된 비세균성, 비삼출성 수막염.

assimilation : 질소 cycle의 물질대사 과정; 식물은 질산염을 NH2로 전환시키는게 아미노산과 단백질 합성에 필요하다.

astroviruses : 작고, 별 모양의 바이러스로 어린이 위장염에 적은 비율을 차지한다.

atopic : allergy를 나타내는 용어로, 유전적인 것에서 기원되었고, 접종보다는 allergen의 자연적 노출에 의한다.

atopic allergies : 과민 반응의 즉시형(asthma, hay fever, hives, skin rashes)로 allergen의 흡입, 주입이나 물리적 접촉에 의해 발생한다; 항원-항체 반응으로 allergen 주입이 필요한 anaphylaxis와 다르다.

autoclave : stream sterilizer 참고.

autoimmune disease : 자신의 세포와 조직에 대한 면역 반응과 "self" 인식에 이상이 생긴 것을 포함한다.

AZT : zidovudine 참고.

B

B cell : stem cell에서 파생된 lymphocyte로 골수에서 성숙되어 나중에는 림프절과 비강으로 이동한다. B cell은 표면에 특이 항원 수용체를 가지고 있다. 외부 항원과 접촉하여 새로운 동일한 세포를 복제한다. 각각의 B cell 은 plasma cell로 성숙하여 항원에 특정한 항체를 합성, 분비한다. 항체는 혈액과 림프를 순환하면서 체액성 면역에 관여한다. B lymphocyte 라고도 한다.

babesiosis : Babesia 속에 의한 원충감염으로 진드기를 매개로 사람과 동물사이에 전파된다.

bacteriophage : 세균에 기생하는 바이러스.

bacteriostasis : 세균 증식이 억제: 증식이 되지 않지만 살균되지는 않고 정균제가 제거되었을 때는 증식이 예상되는 상태.

BCG : 결핵에 대한 저항성을 높이기 위해 사용하는 세균 백신으로 처음 발견한 프랑스인의 이름에서 유래되었다.

beta-lactamase : penicillin과 cephalosporin의 beta-lactam ring을 파괴하는 미생물 효소; 또한 penicillinase나 cephalosporinase라고도 한다.

biogenesis : 생명체가 다른 기존의 생물체에서만 발생할 수 있다는 설; self-reproduction

biosphere : 생명체가 존재하고 다양한 생물체 간에 지속적인 에너지 순환과 화학적 공급이 유지되는 지구의 부분.

blocking antibody : 항원과의 결합 부위가 오직 한 곳 만이 존재하는 항체분자, 그래서 2개나 그 이상의 결합 부위를 가지는 항체와 비교하였을 때 불완전하다. 항원-항체 복합체 형성을 방해하는 것.

bronchopneumonia : 폐포보다는 세기관지에 관여하는 폐렴의 형태; lobar pneumonia에 비해 더 확산되고, 덜 국소적이다.

C

C-reactive protein : 혈장에 극히 적은 양으로 존재하는 globulin으로 염증 반응시 증가한다.

Caliciviruses : 위장염을 유발하는 바이러스로 표면은 컵 모양으로 생겼으며 사람사이에서 전파되거나 조개, 식수를 통해 전파된다.

capsid : 바이러스의 핵산을 보호하는 단백의 외피.

capsule : 세균의 벽을 둘러싼 교질성 물질이며 대개 다당체이다. slime layer라고도 한다.

carrier : 증상없이 체내에 병원 미생물이 존재하며 감염 전파자의 역할을 하는 개체. 보균자형은 감염의 추적에 역학적으로 중요하다.

catalyst : 과정에는 변화를 주지 않고 화학 반응을 촉진하거나 가속시키는 물질, 효소가 중요한 예이다.

CD4 : 일부 T cell과 다른 체세포 표면의 당단백 수용체로 HIV가 부착하여 세포내로 들어가 증식하며 세포로 파괴한다.

cell membrane : 많은 미생물 세포벽 밑에 놓인 얇은 막으로 세포와 세포벽 사이의 물질 이동을 중재한다.

cell-mediated immunity(CMI) : 면역계의 T cell이 외부(혹은 감염된) 세포를 파괴하는 물리적 반응에 의한 면역.

cephalosporinase : 일부 cephalosporin의 beta-lactam ring을 파괴함으로서 불활성화시키는 세균 효소(beta -lactamase).

chancre : 세균이 침입한 부위에 나타나는 매독의 초기 표재성 병변.

chancroid : 그람 음성 세균인 haemophilus ducreyi에 의해 유발되는 성 전파 질병.

chemoprophylaxis : 위험한 감염에 노출되었거나 위협이 있는 사람에게 질병을 방지하기 위해 항생제를 투여하는 것.

chemosynthetic autotrophs : 광선의 흡수로서가 아니고 화학반응으로부터 발생된 에너지에 의해서 이산화탄소와 물로부터 탄수화물을 합성하는 소수의 세균 속.

chemosynthetic heterotrophs : 유기 화합물의 다양한 산화-환원 반을을 통한 화학에너지에 의존하는 생물; 인간, 동물,원충, 곰팡이와 대부분의 세균이 속한다.

chemotaxis : 화학적인 농도구배에 응해서 생물 또는 개개의 세포가 이용하는 것, 예컨대 백혈구가 이동하는 것 등.

chemotherapy : 항생제로 감염 질병을 치료하는 것.

chickenpox : varicella-zoster 참고.

chlamydial (nongonococcal) urethritis : 주로 chlamydia trachomatis에 의한 성 전파 질병

chloramphenicol : 리케챠 뿐만 아니라 그람 양성과 그람 음서에 모두 작용하는 광범위 항생제 ; 미생물의 ribosomal 단백질 합성에 영향을 미친다.

chlorination : 공용수 정화의 마지막 단계; 이 과

정은 염소가스나 염소 화합물을 여과된 물의 소독을 확실하게 하기 위해 사용하는 과정이 포함된다.

chloroquine : 말라리아와 G.histolytica감염 치료에 쓰이는 항생제; 세균의 핵단백에 결합하여 단백질 합성을 방해한다.

chromosome : 모든 살아있는 세포안의 핵산 물질 구조체의 하나; 각각의 세포는 유전자를 구성하는 모든 DNA를 가지고 있다.

chronic infections : 숙주 방어기전에서 살아남아 상대적으로 오랜동안 피해활동을 유지하는 세균에 의한 세균성 질병.

-cide : 살인자 혹은 죽이는 것을 뜻하는 접미사, 형용사적 표현은 -cidal.

Ciliophora : 발생단계의 어떤 기간에 섬모를 갖는 것을 특징으로 한다. 보통 두 종류의 핵(소핵과 대핵)을 갖는다.

clonal selection theory : 어떤 항원과의 접촉에 의하기 보다는 유전적으로 이미 결정된 세포막에 항체 분자를 생성하는 림프구 클론 이론.

clone : 무성적으로 생성된 세포나 같은 계에서 나온 세균.

CMV : cytomegalovirus infection 참고.

codon : mRNA에 3게의 특정한 핵산의 조합으로 번역 과정 동안 단백질 합성에 아미노산 배열을 위한 코드이다.

collagenase : 숙주의 collagen 조직 단백질을 가수분해하는 미생물 효소.

colostrum : 출산 전후 수일간 분비되는 엷은 황색의 젖같은 액체로 항체가 많이 함유되어 있다.

combined immumodeficiency : 골수 stem cell의 선천적 결핍으로 B cell과 T cell이 결핍된 상태. 이러한 상태는 골수나 stem cell이 이식되지 않을 경우 생후 1년 안에 사망하게 된다.

commensalism : 한 쪽에는 이익이되나 다른 한 쪽은 아무런 영향이 없는 두 생물간의 공생관계.

communicable disease : 감염성 세균이나 독소에 의한 질병으로 생물이나 무생물 저장소로부터 직.간접적으로 감수성있는 숙주에 전파되는 것.

communicable period : 감염된 사람에서 다른 사람이나 동물 혹은 절지동물, 아니면 감염된 동물에서 사람으로 감염원이 전파되는 시기.

complement : 혈장에 존재하는 단백질 복합체로 미생물이나 외부 세포를 파괴하는 항체의 작용에 기여한다.

complement-fixation(CF) : 눈에 보이지 않는 항원-항체 결합을 검출하기 위한 혈청학적 방법.

condyloma acuminata genital warts; human papillomaviruses (HPV) 참고.

conjugation : 서로 결합하는 작용. 세균유전학에서 공여균이 복제된 set의 형으로 그의 DNA의 일부 또는 전부를 수용균에 주어, 그 결과 수용균은 자기의 염색체에 다른 유전 정보를 바꾸어 만들어 다음 세대에 옮기는 유성생식의 접합을 가리킨다. 공여균을 F+ ,수용균을 F- 로 나타낸다.

conjugative plasmid : sex pili 에 의해 유전자를 이동시키는 plasmid. 접합시 자신의 것이 복제되어 다른 세균으로 전달된다.

conjunctivitis : Chlamydia trachomatis와 일부 바이러스에 의한 결막의 미생물 감염.

convalescent period : 열이 내리고, 항체 생성이 활발하고, 호전되는 급성 감염에서 회복되는 시기.

coronaviruses : 상부호흡기 감염과 유아의 위장염을 유발하는 바이러스.

coxsackieviruses : 다양한 질병(aseptic meningitis, encephalitis, herpangina, pleurodynia, respiratory infection, neonatal myocarditis)을 유발하는 enterovirus의 그룹. cryptococcosis Cryptococcus neoformans에 의한 전신성 진균 감염증. 피부,폐 또는 다른 부위를 침범하나 뇌와 수막에 잘 발생한다.; AIDS 환자에 기회감염을 일으키기도 한다.

cyanobacteria : 청록 세균으로 알려진, 단세포 또는 사상형의 광합성 세균으로 물을 전자 공여물질로 이용하여 햇빛의 존재하에 산소를 생성한다.

cyst : encystment; excystment 일부 기생충의 생활환에서 방어벽에 에워 싸이는 시기의 형태.

cysticercosis : Taenia sdium의 유충형인 bladder worm에 감염된 증상.

cytokines : 면역적 자극의 반응으로 백혈구에서 방출되는 화학 물질. 이러한 물질들은 다른 세포에 영향을 주는데 매개역할을 한다.

cytomegalovirus infection(CMV) : 젊은 성인에게 주로 무증상. herpes virus 감염을 일으키고 심각한 선천성 질병을 유발한다. 특히 AIDS와 같은 면역부전 환자에게 위험하다.

cytoplasm : 세포를 채우고 있는 액성물질이나 원형질.

cytosine : pyrimidiue 계열의 핵산 성분인 염기.

cytotoxic : 세포를 독성이 있거나 파괴하는 효과를 가짐.

D

dark-field microscopy : 집광기에 중심조임이 있어서 광선을 옆으로 전환시키게 하고 대상물을 옆에서 조명해서 어두운 배경에 대해서 미세구조가 환하게 비치도록 한 현미경으로 무염색 미생물을 관찰하는 것.

deamination : 질소 순환의 물질 대사 과정; 일부 세균이 죽은 유기 단백질을 깨뜨려 아민기를 암모니아로 전환시킨다.

definitive host : 기생충의 성충시기에 감염된 사람이나 동물 숙주, final host라고도 한다.

delayed hypersensitivity : 감작된 Tcell 에 의한 반응; 미생물 allergy와 피부 allergy에 작용한다.

denitrification : 질소순환의 물질 대사 과정; 일부 세균은 자유 질소 분자로 질산염과 아질산염을 전환시킨다.

deoxyribonuclease : 숙주 세포의 DNA를 파괴하는 세균 효소.

deoxyribonucleic : acid DNA 참고.

dermatophyte : dermatophytoses로 알려진 표재성 감염을 유발하는 진균.

diapedesis : 모세 혈관벽을 통과하여 주위 조직으로의 phagocyte의 이동.

didanosine : AIDS치료제로, 특히 AZT에 반응이 없는 환자에게 사용된다.

DiGeorge's syndrome : 선천적으로 갑상선이 없는 것. 갑상선이 없는 어린이는 T cell을 만들지 못해서 세포매개면역이 결핍된다; 이 상태는 심한 미생물 감염의 감수성을 증가시킨다.

diphtheria : 독소 생성 Corynebacterium diphtheriae에 의한 급성 미생물 감염증.

diphyllobothriasis : Diphyllobothrium latum 성충에 의한 장관내 조충증.

diploid : 진핵세포로서 2조의 염색체를 가지고 있는 것.

disinfection : 화학적.물리적 제재를 사용하여 무생물의 병원성 세균(아포를 제외한)을 파괴하는 것.

disseminated gonococcal infection(DGI) : 세균이 혈류로 유입된 후 나타나는 임질이 전신적으로 확대된 것; 하나 이상의 관절,피부에 관여하고 수막염,심내막염,심근염,심낭염을 유발한다.

DNA : deoxyribonucleic acid의 약자. 생물 및 DNA 바이러스에서 유전물질을 가진 핵산. 인산결합에 의해 연결되어 DNA분자의 뼈대를 형성한다.

dominant gene : 우세 또는 지배적 영향을 발휘하는 유전자. 유전학에서는 한 쌍의 상동 염색체 한쪽 만으로 운반되어도 발현가능한 유전자. recessive gene참고.

double helix : DNA의 분자 구조: 특정한 순서를 따르는 핵산의 상보적 이중 배열.

DPT : Diphtheria-pertussis-tetanus 백신. 디프테리아,백일해,파상풍에 대한 능동 면역을 준다.

drug allergies : 항생제나 다른 약제에 대한

Allergy 반응. 환자는 첫 번째 투여 후 감작이 되어, 다시 투여될 때 allergy 반응이 나타난다. drug hypersensitivities라고도 한다.

dysentery : 장관 특히 결장의 염증. 세균성 이질인 경우에는 변에 혈액이 섞여 나오기도 한다. 주로 그람 음성 장내 세균(Shigella 균종) 감염에서 나타난다.

E

EBV : Epstein-Barr virus 참고.

echoviruses : 사람으로부터 분리한 장내 RNA 바이러스로서, 여러 혈청형으로 분류된다. 종종 coxsackie-virus에 의한 질병과 비슷하다.

ecology : 생물의 환경과의 관계나 생활사에 관하여 연구하는 학문.

ehrlichiosis : Ehrlichia 균종에 의한 감염증. 주로 동물에 감염이 되나 감염된 개에서 진드기를 매개로 사람에 전파되기도 한다.

EIA : enzyme immunoassay 참고.

elementary body(EB) : Chlamydiae의 생활환 중 감염기. EB는 숙주 세포에 들어가 막공포에서 reticulate body로 발전하여 증식기를 가진다. 일부 reticulate body는 EB로 변형되어 세포에서 나와서 새로운 숙주 세포를 감염시킨다.

emetine : E.histolytica 감염 치료에 사용하는 항생제; trophozoite의 증식을 방해하고 핵산 합성을 감소시킨다.

encephalitis : 뇌의 염증으로 미생물 감염과 연관있다.

endemic : 인간사회에 항상 존재하지만 사망률이 낮고, 임상적으로도 드물게 볼 수 있는 질환(예, common cold)

endocarditis : infective endocarditis 참고.

endogenous infection : 숙주 체내에서 자라는 세균에 의한 감염. 세균은 병원성일수도 있고 정상세균총일 수도 있다. ; 세균의 기원처나 정상서식처보다 심부 조직에 접근했을 때 상해를 유발하는 능력이 증가한다.

endoplasm : cytoplasm; protoplasm 참고.

endotoxin : lipopolysaccharide를 함유한 세균 세포벽 성분. 주로 그람 음성 간균이 가지고 있다. 세균 감염에서 볼 수 있는 여러 가지 합병증 즉 , DIC, 혈소판 감소증의 원인이다.

enteric infection : 장관의 미생물 감염증.

enteritis : 미생물 감염이나 독소에 의한 장관 감염증.

enterotoxin : 장 점막에 세포에 작용하는 독소; 주로 메스꺼움, 구역질, 설사를 유발한다.

enterovirus : picornaviruse 아군의 하나로서 위장관에 감염하고 배설물 중에 혼입된다. poliovirus, coxsacki- eviruses, echoviruses를 포함한다.

enzyme immunoassay(EIA) : 효소 표지 면역 반응체(항원 또는 항체)와 면역 흡착제(고형매체에 결합된 항원 또는 항체)를 이용한 효소 면역 검사의 총칭. 효소 특이 발색단이 항원-항체가 결합했을 때 색을 나타낸다; enzyme-linked immumosorbent assay(ELISA)라고도 한다.

enzyme : 세포에서 생성된 일종의 단백질로서 촉매 작용에 의하여 기질의 화학 반응을 매우 촉진시키며, 기질은 흔히 특이적이다. 이런 작용에서 효소 자체는 파괴나 변질되지 않는다.

eosinophils : allergy를 유발하는 역할을 하는 붉게 염색된 과립을 가진 백혈구; allergy 반응시 숫자가 증가한다.

epidemic : 어떤 지방에서 다수의 사람들에게 동시에 엄습하는, 또는 넓게 산재하며 급속히 만연되는; 인간사회에서 때때로 발생되는, 병에 걸리는 율이 높은 질환.

epidemiology : 질병의 발생과 분포, 질병의 발생에 관여하는 인자에 관해 연구하는 학문.

Epidermophyton : 피부에 표재성 감염을 일으키는 곰팡이 종.

Epstein-Barr virus(EBV) : infectious mononucleosis를 유발하는 herpes virus; 또한 nasopharyngeal carcinoma와 관련 있고, Burkitt's tumor로 알려

진 lymphoma와도 관련있다.

erysipelas : A군 연쇄구균에 의한 급성 봉소염.

erythema infectiosum : 경한 전염성의 질환으로, 때로는 유행성이다. 장미색의 거친 레이스(lace) 모양의 반이 특징이며, 4~12세까지의 소아에게 주로 일어난다. fifth disease라고도 한다.

erythrocyte : 적혈구.

erythromycin : 미생물의 ribosome 단백질 합성에 영향을 미치는 항생제; Mycoplasma나 Legionella 균종에 의한 폐렴 치료에 사용된다.

ethylene oxide : 이터 향기를 가진 무색의 가스인 살균제로서, 특히 처분할 기구의 소독에 사용한다.

eucaryotic : 막에 의해 세포 원형질과 분리된 핵을 가진 세포를 기술하는 용어. procaryotic과 비교.

exanthem : 흔히 바이러스 질환에서 볼 수 있는 피부의 발진; 특정한 질병의 진단에 쓰이기도 한다.(예, measles, smallpox, scarlet fever)

excystment : cyst에서 좀더 활동적인 세포로 발전되는 일부 원충의 발전 단계 과정.

exogenous infection : 숙주 체외에서 획득된 감염.

exotoxin : 미생물이 생성하여 균체외로 배출되는 독소; 주로 세균이 증식하면서 인간에게 높은 독성을 가진 물질을 주위로 배출한다.(예, C. botulinum 독소)

F

F factor : 일부 세균의 수정 인자. F plasmid 참고.

F plasmid : 일부 세균벽에 존재하는 plasmid로 세균 접합 과정에 기능을 한다.; 스스로 복제를 위한 code가 있다. F factor라 하기도 한다.

F prime factor : 세포벽의 F factor가 염색제 유전자 부위로 이동되었으나 염색체 바깥쪽에 위치한 것. Hfr 참고.

FA : fluorescent antibodies 참고.

facultative anaerobe : 증식에 산소를 필요로 하지 않지만, 산소 존재시 더 잘자라는 세균.

fascioliasis : 간질(Fascila hepatica) 간 디스토마에 의한 감염병.

fasciolopsiasis : 장 디스토마인 비대흡충(Fasciolopsis buski)에 의한 감염병.

febrile reactions : 임상적으로 열에 의하거나 그 결과로서 유도된 반응.(예, 상승된 맥박과 호흡수, 피로감, 흥분, 두통이나 확산된 통증)

fermentation : 혐기성 상태에서 에너지가 유리되는 대사 과정;

fibrin : 혈액 응고 과정 중 fibrinogen에서 형성된 단백질; 항체가 활발하지 못할 때 탐식 작용을 촉진하고, 미생물을 둘러싸는 역할을 한다. fibrinolysin fibrin clot을 용해시키는 효소. fifth disease erythema infectiosum 참고.

flagellates : Zoomastigina 문의 원충을 나타내는 용어로 편모를 생성한다.

flagellum : (pl. flagella) 길고 움직이는 편상돌기 또는 튼튼한 섬로로서, 세포벽 또는 세포질 외층에서 돌출하여 운동 기관으로서 역할을 하고 있다.

flocculation : 물의 정화에 있어서, 화학제(aluminum sulfate)를 첨가하여 오염 물질과 콜로이드성 응집을 형성하여 용액에서 제거하는 것.

flucytosine : Crytococcus와 Candida 감염 치료에 사용되는 항생제; 대사 작용에 영향을 미치고, DNA 합성도 방해한다.

fluorescence microscopy : 자외선에서 형광을 발하는 형광 색소 또는 형광색소 복합체. 예를 들어 형광표지항체로 염색된 세균의 검사에 사용되는 방법.

fluorescent antibodies(FA) : 형광 염료로 처리되어 레이블된 항체.

foodborne disease : 화학적으로 또는 미생물에 오염된 음식 섭취후 발생하는 질병; 원인체에 따라 위장염이나 전신 질병을 발현한다. food poisoning이라 하기도 한다.

frame-shift : 미생물의 돌연 변이; DNA상의 하나나 그 이상의 염기가 첨가되거나 탈락되어 코돈의 변화가 생겨 DNA가 변한다. 결국, 단백질이 변화되거나 제기능을 하지 못한다.

FTA-ABS : Fluorescent treponemal antibody-absorbed의 약자. 매독 환자의 혈청에 항체를 검출하기 위한 혈청학적 검사.

furuncle : 진피와 피하조직의 염증에 의하여 형성되는 통증이 있고 경계가 명확한 피부의 결절. 포도상구균이 원인으로 모낭을 통하여 들어간다. 이것은 체질적 장애, 소화 장애, 국소 자극에 의하여 유발된다.

G

gamete : 유성생식에 있어서, 그 접합으로 인하여 필연적으로 새로운 개체의 발달이 시작되는 두 세포; 성융합에서 1N(haploid)세포.

gamma globulins : 면역과정 중 림프구에서 합성되는 Immuno-globulin, antibody참고.

ganciclovir : Cytomegalovirus 감염 치료에 사용되는 항생제; DNA 합성을 방해한다.

gastroenteritis : 위와 장 점막의 염증; 음식의 화학자극물질에 의하기도 하지만, 주로 병원 미생물이나 내독소(Salmonella, Staphylococcus, virus)의 섭취에 의한다.

gene splicing : recombinant DNA technology 참고.

genital herpes : herpse simplex virus 2형에 의한 성 전파 감염증.

genital warts : human papillomaviruses(HPV)에 의한 성 전파 질병. Condyloma acuminata라 하기도 한다.

German measles : rubella 참고.

germination : 미생물 아포가 분화하여 물질 대사가 활발해지고, 이분되면서 영양 세포로 되는 과정.

Ghon complex : 치유된 결핵 병변으로 초기 결핵의 치유된 표시로 석회화와 섬유화를 보여준다.

giardiasis : Giardia lamblia(Zoomastigina 문) 원충에 의한 장관 질병.

globulins : 혈장을 구성하는 단백질로 주요한 3개로 나뉜다; alpha, beta, gamma.

glomerulonephritis : 신사구체의 모세혈관 계제의 염증을 특징으로 하는 심염의 종류. 급성,아급성 및 만성의 형이 있으며, 용혈성 연쇄상 구균 감염에 속발되기도 한다. 면역 또는 자동 면역기구와의 관계를 뒷받침하는 증거가 있다.

graft rejection : T cell의 작용 결과 자아와 타아를 구분하는 것.

granulocytes : 과립을 가지고 있는 세포의 일반. 특히 세포질내에 호중성, 호염기성 및 호산성의 과립을 함유하고 있는 백혈구.

granuloma : 대식세포가 모이고 증식하여 작은 (대개 현미경적) 결절이 생기는 것.

granuloma inguinale : 그람 음성의 세포내 기생 세균인 Calymmato- bacterium granulomatis에 의한 성 전파 질병.

guanine : purine 계열의 핵산에서 발견되는 염기.

Guillain-Barre syndrome(GBS) : 일반적인 paralysis를 포함하는 상대적으로 드문 중추 신경계 질환; 원인은 확실치 않지만, 종종 influenza 감염이나 예방접종, 다른 바이러스 감염과 연관되어 있다.

H

H antigen : 그람 음성 세균의 운동성 편모에 존재하는 항원성 단백질로 혈청형 동정에 사용된다.

halophilic : 높은 식염 농도를 좋아하는. 식염이 있어야 증식되는.

Hansen disease(HD) : Mycobacterium leprae에 의한 만성의 진행성 피부와 신경 질환. leprosy라 하기도 한다.

haploid : 한 벌의 염색체를 가지거나 체세포의 반수를 가진 염색체.

hapten : incomplete antigen 참고.

helical : 나선 형태를 가진; 일부 바이러스는 나선형 nucleocapsid를 가지고 있다.

helper T cells : 한 종류 이상의 결정기를 가진 항원을 B cell과 함께 파괴하는 T 림프구; 예를 들어 불완전 항원(hapten)은 carrier에 의해 항체 생성을 유발한다.

hemagglutination(HA) : 항체에 의하거나 myxovirus 표면 단백질 항원에 의해 적혈구가 응집된 것.

hemagglutination-inhibition(HI) : myxovirus가 적혈구에 부착되는 것을 방해하는 항체를 코팅시켜 적혈구 응집을 방지하는 혈청학적 방법; 항체와 혼합되어 혈구 응집을 방해할 경우에 특정한 바이러스 동정에 이용된다.

hemagglutinin : 혈구응집을 일으키는 항체; influenza 바이러스와 다른 myxovirus의 표면 단백질 항원이 적혈구를 응집시키는데 중요하게 작용한다. 바이러스성 hemagglutinin은 바이러스가 숙주세포에 부착하여 감염을 일으키도록 한다.

hemolytic uremic syndrome : EHEC(enterohemorrhagic E.coli)의 장관 감염증으로 어린이에게 잘 일어난다.; 급성 신부전,혈소판 감소,용혈성 빈혈이 특징이다.

hepatitis : 바이러스 감염이나 화학적으로 독성 물질과 연관있는 간의 염증.

hepatitis viruses : A,B,C,D,E로 표시되는 바이러스 그룹으로 전세계적으로 급성 간 질환을 일으키는 주요한 원인체이다. A와 E 형은 음식물을 통해 전파되고, 다른 것들은 비경구적으로 전파되는데 주로 수혈에 의한다.

herpangina : 단기간의 급성 발열 후 구협부 및 연구개부에 전형적인 소수포 또는 궤양의 형성을 볼 수 있다. A군의 coxsakievirus에 의한 급성 감염증.

herpes simplex virus(HSV) : 광범위한 감염과 관련된 바이러스(예, 구순 포진, 음부 단순 포진, 습진, 뇌수막염, 신생아 감염 등)

heterophile antibodies : 면양 적혈구를 혈구응집시키는 항체이며, 감염성 단핵구증 환자 혈청에서 발견된다.

heterotroph : 주로 탄소원을 다른 생물의 유기물질로부터 가져오는 미생물.

Hfr : High frequency of recombination의 약자. F plasmid을 가진 세균이 주요한 염색체 DNA로 들어가는 것. 이 상황은 역전되기도 하고, 하나나 둘 이상의 염색체 유전자에 F plasmid가 붙은 것을 F prime factor라 한다.

histoplasmosis : Histoplasma capsulatum에 의한 전신성 진균 감염증. 폐 감염의 특징이 있고, 림프절, 비장, 간으로 파종되기도 한다.

HIV : Human immumodeficiency virus의 약자. AIDS 발생과 연관있는 retrovirus이다.

holozoic : 고형 음식을 소화할 수 있는 영양 생물형을 기술하는 용어. 아메바와 다른 많은 원충이 holozoic하여 조각 물질을 섭취, 배출하는 분화된 구조를 지니고 있다.

host : 기생 생물이 생활하고 생존에 필요한 조건을 제공하는 생물(사람,동물,식물,미생물)

human papillomaviruses(HPV) : 사마귀성 병변을 일으키는 바이러스 그룹. 성교시 전파되었을 때 남녀 생식기에 이러한 병변이 나타난다. 일부 여성에서는 HPV의 존재가 자궁 경부암과 관련있다.

humoral immunity : 혈액을 순환하는 항체에 의한 면역.

hyaluronidase : 결합 조직의 젤성 기질인 hyaluronic acid를 깨뜨리는 미생물 효소; spreading factor라고도 한다.

hybridomas : in vitro에서 특이적인 단 클론성(monoclonal) 항체를 생상하기 위하여 사용되는 잡종 세포 배양으로서, 림프구계 종양세포의 조직 배양에 의하여 수립된 세포계와 특이적 항체 생산 세포를 세포융합시켜서 만든다. 세포 융합은 현재 효율이 높은 polyethylene glycol에 의하여 행해지고 있다.

hypergammaglobulinemia : B cell에 의한 면

역글로불린 생성이 과도한 결과 나타나는 면역부전질병. 이러한 상태는 류마티스 관절염과 전신성 홍반성 낭창에서 발견된다.

hypersensityvity : 항원에 대한 면역 반응이 과도한 상태; 경미한 것에서 부터 치명적인 것까지 다양한 피해를 준다. 이러한 반응은 항체나 T cell에 의해 매개된다.

hypogammaglobulinemia : 면역글로불린 합성의감소로인한 면역부전증. agammaglobulinemia 참고.

I

icosahedron : 20개의 편평한 삼각면과 12개의 모서리로 구성된 단단한 형태. 일부 바이러스가 이러한 형태의 nucleocapsid를 가지고 있다.

IgA : 점막 표면의 외부 분비액(눈물,침,담즙,뇨,초유)에서 발견되는 항체의 일종. 분비항체(sIgA)는 피부 조직 감염의 저항성에 중요하다.

IgD : 사람의 B 림프구막에서 발견되는 항체의 일종으로, 면역 반응 초기에 항원 수용체로 작용한다고 보고 있다.

IgE : 즉시형 과민반응에 중요한 역할을 하는 항체의 일종. IgE는 mast cell과 basophil에 붙어서 주위조직에 피해를 주는 histamine 방출을 개시하도록 한다.; anaphylactic shock, hay fever, urticaria나 allergic dermatitis로 나타나기도 한다.

IgG : 면역 반응 후반기에 나타나는 주요한 항체. 초기의 IgM 생성을 촉진시킨 항원 노출에 뒤따라 혈청에 나타난다.

IgM : 초기 항체 반응의 주요한 항체. 면역 반응에서 맨 처음 나타난다. 숙주에게 침입한 미생물에 대해서 효과적으로 작용한다.

immediate hypersensitivity : 항체성의 과민성 반응으로, histamine이나 다른 혈관에 작용하는 물질의 유출에 의하여 병변이 생기는 것을 특징으로 한다. 이 같은 항체에 의한 반응은 그 혈청을 다른 개체에 주사하는 것으로 전달할 수가 있다. 이러한 상태의 다양한 증상은 종합적으로 allergy로 알려져 있고, 가장 심각한 것이 anaphylaxis이다.

immune complex diseases : 보체에 고정된 항원-항체 복합체에 의한 질병; 혈관에 상해를 주며, 이에 대한 예로는 serum sickness, rheumatoid arthritis, lupus, glomerulonephritis등이 있다.

immune system : 림프 조직과 림프구의 복합적 기능으로 자신이 아닌 외부물질을 인식하고 이에 대해 중화, 파괴, 제거하는 작용을 하는 것.

immunity : 감염에 저항이 있는 상태; 자연적(인종이나 개인적 요인에 따라)일 수도 있고 특이적(면역계의 기능과 대사에 따라)일 수도 있다.

immunoblot assay : 면역 검사법으로 특히 AIDS에 감염된 환자 혈청에서 HIV항체를 검출하는데 사용한다.

immunodeficiency diseases : 면역계 장애로 인한 질병;선천적이거나 약제에 의해 유도될 수도 있고, 림프계 암이나 HIV 감염에 의하기도 한다.이에 대한 예로는 hypergammaglobulinemia, hypogammaglobulinemia, AIDS가 있다.

immunodiffusion : 각각 떨어져 위치하고 있는 특이적인 항원과 항체가 gel중에서 서로 확산해서 결합하여 침강대 또는 침강선을 형성하는 것을 관찰하는 항원-항체 반응을 연구하는 한 방법.

immunogen : 면역 반응의 특이 물질(항체나 림프구)과 결합할 뿐만 아니라 면역 반응에서 유도된 항원.

immunoglobulin(Ig) : antibody; gamma globulin 참고.

immunoprophylaxis : 능동이나 수동 면역법으로 감염성 질병을 예방하는 것.

immunotherapy : 특정한 항혈청으로 감염 질병을 치료.

impetigo : 대체로 어린이들에게 나타나는 A군 완전 용혈성 연쇄상구균에 의한 피부 감염; 두껍고, 부풀어 오른, 부스럼 병변의 특징이 있으며 Steptococcal pyoderma라고도 한다.

inclusion conjunctivitis : 성적으로 전파되는

Chlamydia trachomatis의 모체 감염에 의한 신생아의 급성 결막염.

incomplete antibody : blocking antibody 참고.

incomplete antigen : 그 자체로를 면역성을 가지지 못해서, 거대 분자(단백질이나 탄수화물)와 결합해야 면역성을 지니는 것.

induction : 숙주 세포 DNA에 삽입되어 bacteriophage 복제가 되는 과정. 바이러스 DNA가 완전히 복제가 이루어지고, 숙주 세포는 파괴된다.

infant pneumonitis : Chlamycia trachomatis에 의한 유아의 호흡기 질병; 감염된 어머니의 생식기로부터 감염되어 생후 4~16주에 발현된다.

infection : 미생물이 조직을 침입하고 증식하여 병을 일으키는 것.; infectious disease와 commensalism도 포함한다.

infectious disease : 숙주의 방어 기전을 파괴하고 병을 일으키는 병원성 미생물이 숙주에 감염되어 피해 입은 결과.

infectious drug resistance : R factor(plasmid)를 통해 미생물들 간에 항생제 내성이 확산되는 것.

infectious mononucleosis : EMV라 불리는 herpes virus에 의한 급성, 감염성 바이러스 질환. 주요 전파 경로가 구강 접촉이여서 이 감염을 "kissing disease"라 부르기도 한다.

inflammatory response : 순환 백혈구가 상해에 대해 보호하기 위해 범위를 제한하고 통제하기 위해 국소 부위에 작용하는 과정; redness, heat, swelling, pain의 특징이 있다.

influenza : 세 가지 주요한 influenza virus(A,B,C)에 의한 상부 호흡기의 급성 바이러스 질환; 개인에 발생하거나, 유행성과 넓은 지역에 나타나기도 하며 flu라고도 한다.

interferon(IFN) : 바이러스의 RNA와 단백질 합성을 선택적으로 방해하는 항바이러스성 단백질을 관장하는 세포 유전자의 전사에 의해 생성된 바이러스 비특이적이고 숙주 특이적 항바이러스 작용을 나타내는 당단백질군이다. 또한 인터페론은 면역조절기능을 가지며 비바이러스성 세포내 기생체의 성장을 억제할 수 있다.

invasiveness : 미생물이 체내에 침입하여 조직내에 퍼져가는 능력. 그 때 미생물은 감염증이나 질환을 발병할 수도 있고 안할 수도 있다.

ionizing radiation : 매우 짧은 파장이거나 고에너지 방사선(X선, 감마선, 베타선, 초고속 전자); 많은 종류의 세포에 치명적이다.(조직 세포, 세균, 바이러스 등)

IPV : Inactivated polivirus vaccine 의 약자. Salk vaccine이라고도 한다.

isolation : 감염된 사람이나 동물을 감염원이 직·간접적으로 전파되는 것을 방지하기 위한 격리; 격리는 전염력이 있는 시기 동안 계속 된다.

isoniazid : 세포벽 합성을 방해하는 항생제; 주로 결핵 치료에 사용된다.

J

Jarisch-Herxheimer reaction : 메독 2기나 말기에 특정한 치료중에 열이 나는 반응; 항생제에 사멸된 나선균에세 내독소와 유사한 물질이 방출되면서 발생한다.

jumping genes : transposons 참고.

K

kala-azar : 주혈 편모충인 Leishmania에 의한 심한 감염증으로 sandfly에 의해 전파된다.

Kaposi sarcoma : 암의 일종으로 사지, 귀, 코 부위의 결절이 특징이다.; AIDS환자에서 자주 볼 수 있다.

ketoconazole : 전신성 진균과 백선 치료에 쓰이는 항생제; 세포막을 변화시켜 세포막 투과도를 증가시킨다.

killer T cells : 분화된 T cell로 외부세포에 대해 세포 독성을 가진다.

Koch's postulates : 특정한 질병에 원인이 되는 미생물을 증명하기 위해 사용되는 과정.

Koplik spots : 홍역의 특징적인 입과 인두의 점막진 병변; 중심부의 흰색 주변에 붉은 색 병변이 나타난다.

Kupffer cells : 간에서 활동하는 Macrophage; MNPS(mononuclear phagocyte system)의 일부분.

L

L-forms : 세포벽을 합성하는 능력을 소실하거나 항생제에 의해 세포벽 합성이 이루어지지 않은 세균의 변이종; 다시 세포벽을 합성하는 형태로 되돌아 가기도 한다. cell-wall defieient bacteria 라고도 한다.

latex agglutination : 항체를 입힌 latex입자가 항원과 접촉하여 일으키는 응집.

lentivirus : HIV가 속한 retrovirus의 아과(subfamily).

lepromas : 나종형 나병의 특징적인 피부,점막, 내장의 육아종성 결절.

lepromin : Hansen disease의 결핵형 나병(양성)과 나종형 나병(음성)을 구분하기 위해 사용하는 피부 반응 항원.

leprosy : Hansen disease 참고.

leukocidin : 백혈구를 파괴할 수 있는 미생물 생성물.

leukocytes : 백혈구로 알려진 혈액의 구성 세포로 과립구, 단핵구, 림프구를 포함한다.

leukocytosis : 백혈구의 수가 증가된 것을 일컫는데, 특히 순환 혈액에 polymorphonuclear cell이 증가한다.; 세균 감염이 특징이다.

life cycle : 기생충(특히 protozoan과 helminth)의 숙주나 환경에서의 유성생식기와 무성생식기를 포함하는 발전 형태.

lipopolysaccharide(LPS) : 그람 음성 세포벽의 외막을 구성하는 lipid와 polysaccharide의 복합체; 그람 음성 세균의 내독소를 구성한다.

lipoteichoic acid : 사람의 상피세포에 부착할 수 있게 해주는 A군 연쇄상구균 세포벽의 치명적 요소.

listeriosis : 그람 양성 세균인 Listeria monocytogenes에 의한 음식을 통한 질병; 유아와 면역부전 성인이나 다른 질병으로 약해진 사람들에게 피해를 주거나 치명적이다.

lobar pneumonia : 급성 열성 질환으로서 경결을 동반한 한 폐엽 이상의 폐엽을 침범하는 염증을 특징으로 한다. 보통 하엽에서 시작하며 초기에는 심한 울혈을 보이고, 그 후 폐포내로의 삼출물과 혈액의 축적에 의하여 적색 경화를 일으켰다가 마지막 단계에서는 삼출물의 변성에 의하여 회색으로 되고 최종적으로는 삼출물이 흡수된다.

lymphatic system : 체내에 산개된 그물망 조직으로 림프구가 node에 집중되어 있고, 정맥과 연결되어 있으며 체내 조직으로부터 림프관으로 림프액이 흘러 들어간다.

lymphocytes : 혈액과 림프계의 세포로 면역과 과민반응에 주요한 역할을 한다. B cells; T cells 참고.

lymphocytic mitogenic factor(LMF) : T cell에서 생성되는 lymphokine으로 감작된 T cell과 B cell의 신속한 이분열을 개시한다.

lymphogranuloma venereum : Chlamydia trachomatis의 특정한 혈청형에 의한 성 전파 질병.

lymphoid organs : 림프구가 형성되거나 집합하는 곳; 주요 림프 기관으로는 골수와 갑상선이고 2차적인 기관은 림프절과 비장이다.

lymphokines : 감작된 림프구(특히 T cell)에서 방출되는 화학물질로 감작하는 항원을 파괴하는데 기여한다.

lymphotoxin(LT) : 감염세포 및 비감염성 세포를 파괴하는 능력이 있는 감작된 림프구에서 유리된 화학적 물질.

lysis : 특이적 용해소에 의한 것과 같은 세포의 붕괴.

lysogenic conversion : 독소 생성과 같은 새로운 속성을 획득하는 과정. 이에 대한 예로는

diphtheria exotoxin, scarlet fever, pyrogenic exotoxin이 있다.

lysogeny : 바이러스의 genome이 숙주 세균에 삽입되는 것.

lysosome : 전자현미경으로 여러 형의 세포에서 볼 수 있는 소체의 일종으로, 여러 가수분해효소를 함유하고 있고, 정상에서는 국한되어 있는 세포 내 소화과정에 관여하고 있다.

lysozyme : 동물 체액 중에 존재하며, 항균성 물질로 작용한다. 일부 세균벽에 존재하는 peptidoglycan을 파괴한다.

M

macrophage activation factor(MAF) : T cell에서 생성되는 lymphokine; macrophage를 활성화시키고, 새로운 가수분해 과립생성을 촉진한다.

macrophages : 조직에서 볼 수 있는 많은 형의 단핵식세포.

measles : 주로 호흡기와 세망내피조직을 침습하는 고도의 전염성 있는 바이러스 감염. 감염의 전구기 또는 발진조기의 환자에서 유래된 작은 물방울 중의 바이러스를 흡입한지 약 8일 후에, 3~5일간의 전구증이 시작된다. 코감기, 경부림프선염, 코플릭 반점, 안검결막염, 근육통, 권태, 꾸준히 상승하는 열과 심한 기침이 피부 발진에 선행한다. rubeola라고도 한다.

mebendazole : 구충제로서 편충증, 요충증, 회충증, 십이지장충의 치료에 사용되며, 경구적으로 투여한다. glucose의 섭취를 방해하고, glycogen 저장과 흡수, 분비 기능을 방해한다. 상품명은 Vermox이다.

meninges : 뇌 표면을 둘러싸는 막.

meningitis : 뇌막과 척수막의 급성 염증; 비특이적 상해에 원인이 있지만 주로 미생물 감염에 의해 일어난다.

meningoencephalitis : 뇌막과 뇌조직 모두에 관련된 질병.

metronidazole : 핵산 복제나 대사를 방해하는 항생제; 일부 원충과 혐기성 그람 음성 세균 감염 치료에 사용된다. 상품명은 Flagyl이다.

miconazole : 전신성 백선 치료에 사용되는 항진균제; 세균막에 변성을 가져오고, 세균내 효소를 방해한다.

microglia : 중추신경계에서 작용하는 macrophage; MNPS(mononuclear phagocyte system)의 일부이다.

Microsporum : 두부와 피부에 표재성 감염을 일으키는 곰팡이 속.

migratory inhibition factor(MIF) : T cell에서 생성되는 lymphokine; 화학적으로 이끌린 부위에서 다른 곳으로 phagocyte가 이동하는 것을 방해하며, 그 부위에 phagocyte가 집합되게 한다.

missense : transition이나 transversion 돌연 변이 결과 나타난 DNA의 변화로, 하나의 아미노산에 대한 코돈이 다른 아미노산 코돈으로 바뀐다.

mitochondria : (sing. mitochondrion) 세포의 세포질내에 있는 소구상 내지 간상 구성물로서, 이중막으로 둘러싸이고, 내막을 cristae로 불리는 함입을 나타낸다. 호흡기능을 하며, 세포에 에너지를 제공한다.

MMR : Measles-mumps-rubella vaccine

Monera : 진핵세균을 포함하는 계(kingdom).

monoclonal antibodies : 유전적으로 동일한 plasma cell에서 생성되는 고도의 특이적 항체; 암세포와 plasma cell을 융합시킨 hybrid cell에서 생성된다. hybridomas 참고.

monocytes : 단핵성 식작용성 백혈구로서 난원형 내지 신장형의 핵을 가지고 있고 렌즈상, 선상의 크로마틴과 붉은 아주르 친화성 과립이 충만된 풍부한 회청색 세포질을 함유한다. 전단구로부터 골수에서 형성된 단구는 폐, 간과 같은 조직으로 운반되어 거기서 대식세포로 발육된다.

mucociliary escalator : 상부와 하부 호흡기의 섬모가 있는 상피세포층; 미생물이나 외부 물질이 기도를 통해 들어오면, 섬모 운동으로 위쪽으로 되돌려 보낸다.

mumps : 주로 소아에서 일어나고, 그 결과로 지속성 면역을 주는 전염성의 paramyxovirus질환. 흡기에 의해서 감염되는데, 가장 농후한 바이러스감염은 타액선내에 생기며 특히 악하선이나 설하선보다도 이하선이 더욱 심하다. 췌장염,관절염, 심근염, 난소염, 갑상선염 및 유선염등도 유발된다.

mutagen : 세포 유전자에 돌연변이를 유발하는 화학적이거나 물리적 원인체.

mutation : 유전자 변화에 따른 세포의 특징적인 유전적 변화.

mutualism : 양쪽 집단 또는 개체가 공존함으로써 이익을 취하고, 공전하지 않고는 생존할 수 없는 공생. symbiosis 참고.

myxoviruses : 인플루엔자, 파라인플루엔자, 유행성 이하선염, Newcastle 병의 바이러스를 포함한 바이러스의 큰 군에 대한 일반명. 이들 바이러스는 느슨한 막대의 RNA nucleocapsid를 특징으로 하고 적혈구를 전형적으로 응집한다.

N

Naegleria : 인간의 뇌와 눈에 감염을 일으키는 아메바 속이 원충에 의한 중추신경계 질병은 치명적이다. 수영자(특히 다이빙하는 사람)이 오염된 물과 접촉할 때 비강을 통해 침입한다.

neuraminidase : influenza virus 표면의 단백질 효소와 항원으로 호흡기 점막을 파괴하고 바이러스 혈구 응집소가 세포에 쉽게 부착하게 해준다.; 또한 숙주 세포 표면에서 바이러스가 유리되는 것을 도와준다.

neutralization : 특정한 항체와 독소나 바이러스를 결합시켜 불활성화 시켜 중화하며, 숙주에는 해가 없다; in vivo와 in vitro에서 모두 일어난다.

neutrophils : Polymorphonuclear granulocytes; 백혈구 중 숫자가 가장 많고, 식작용도 가장 활발하다.

nitrification : 일부 바이러스에서 암모니아를 질산염과 아질산염으로 전환시키는 nitrogen cycle 내의 산화적 대사 과정

nitrogen cycle : 자연계의 질소 재생과정. 일부 세균이 무기 질소가스를 암모니아, 질산염, 아질산염으로 변형시킨다.; 질산염은 아미노기로 전화되거나 다시 질소 가스로 되돌아가면서 순환이 지속된다.

nonsense : transition이나 transversion 돌연변이로 나타나는 DNA의 변화로 아미노산 코돈이 종결 코돈으로 변화한다.

nonspecific resistance : 신체의 일반적인 본래의 방어 기전으로 감염이나 외부 물질의 침입에 대해 저항성을 나타낸다. 이러한 것 중에서 중요한 것들에는 피부와 점막에 의한 방어와 식세포를 포함한다.

normal flora : 사람이나 다른 동물체의 상피조직에 항상 존재하는 미생물; 국소적인 조건에 제한되었을 때 "resident"나 "transient"이기도 하다.

Norwalk viruses : 주로 청소년과 성인들에게 위장염을 유행성으로 발생시키는 바이러스 그룹(Ohio주 Norwalk 도시 이름에서 유래되었다.) Norwalk- like virus로 불리는 연관된 바이러스 그룹이 이러한 유행병을 유사하게 야기한다.

nosocomial infection : 병원이나 다른 의료 기관에서 환자로 발전하는 감염; 병원에 들어 올 때 존재하지 않았던 감염, 예전에 출입시 획득된 감염과 병원 종사자의 감염을 포함한다.

nucleic acids : DNA와 RNA; nucleotide의 조합으로 형성된다. DNA는 세포의 유전 물질이고, RNA는 단백질 합성에 중요하다.

nucleocapsid : 바이러스의 nucleic acid core와 capsid.

nucleoside : 당(오탄당)과 퓨린 또는 피리미딘 염기의 결합물.

nucleotide : 세 종류의 분자로 구성된 복합체; 당(RNA에서는 ribose, DNA에서는 deoxyribose), 인산기, 염기. 각각의 nucleotide는 하나의 당과 염기와 인산기가 연결되어 구성된다.

nucleus : 진핵세포의 소기관으로 2중막으로 둘러싸여 있고, 염색체를 지니며, 복제와 단백질 합성을 조절한다. 원핵세포에서는 막구조에 감싸있지 않으며, 세포질에 자유롭게 놓여 있다.

nystatin : Candida 감염 치료에 쓰이는 항생제. 진균 세포막의 sterol에 부착하여 투과성을 변화시킨다.

O

obligate intracellular parasite : 대사와 증식이 숙주 세포내에서만 이루어져 살아갈 수 있는 세균, 종종 해를 끼치거나 숙주 세포를 괴사시킨다.

opportunistic infection : 일반적으로 해가 없는 미생물에 의한 감염으로, 저항성이 약화되거나 면역부전 환자에게 감염을 유발한다.

opsonic effect : 미생물, 다른 외부 물질이나 체내의 죽은 세포 표면을 항체로 둘러싸서 쉽게 섭취되도록 하여 식균 작용을 증가시키는 것.

OPV : Oral poliovirus vaccine의 약자. 또한 Sabin vaccine라고도 한다.

organelle : 세포내의 특정한 기능을 하는 소기관이나 구조 (예,미토콘드리아)

osteomyelitis : 뼈 조직의 감염; 주로 staphylococcal 침입과 연관된다.

P

pandemic : 어떤 지역, 대륙 또는 전세계적으로 광범하게 유행한; 광범위하게 퍼져 발생한 유행성 질환.

parainfluenza viruses : 경미하거나 급성의 상하부기도 감염의 원인이 되는 바이러스 그룹.

paramyxoviruses : measles나 mumps와 같은 RNA 바이러스; 연관된 myxovirus보다는 크지만 hemagglutinin이 있다는 점에서는 유사하다.

parasite : 타동물의 표면 또는 내부에서 생활하고 있는 동식물로서 숙주를 희생시켜 이익을 취하면서 산다.

parenteral : 장관을 통하지 않고, 피하, 근육내, 안와내, 낭내, 척수강내, 흉골내 및 정맥내 등 다른 경로를 통한.

paresis : 부전마비; 치료되지 않은 매독 3기에 중추신경계에 연관된 증상이기도 하다.

paronychia : 손톱 주위 연한 조직의 염증; Staphylococcus aureus나 진균에 의해 발생한다.

passive artificial immunization : 노출된 면역성이 없는 개인에게 항체를 함유한 혈청을 주입함으로써 위험한 감염에 대한 일시적인 면역을 만들어 주는 것. 혈청을 감염이나 백신에 의해 능동 면역된 사람이나 동물에서 얻는다.; 세포성 면역은 감작된 백혈구의 주입으로 전달될 수 있다.

passively acquired immunity : 자연적이거나 인공적인 방법에 의한 감염증의 특정한 예방법. 자연 면역은 자궁내에 발생중인 태아에 태반을 통한 모체 항체의 전달을 포함한다.; 인공 면역은 면역성이 없는 개인에게 항체를 함유한 혈청을 주입시킨 것을 말한다.

pasteurization : 특정한 시간과 온도하에서 무아포 병원성 세균을 파괴하기 위해 우유나 다른 용액을 가열하는 과정; 냄새를 손상시키거나 음료의 질을 떨어뜨리지 않는 과정이어야 한다.

pathogen : 병을 유발할 수 있는 미생물.

pathogenesis : 병의 기원이 되고, 진행되는 방식.

pathogenicity : 미생물의 병을 유발시키는 능력에 대한 표현.

penicillin : 그람 양성 세균에 의한 감염증 치료에 사용되는 항생제계열 중 한 가지; peptidoglycan 합성에 작용해서 세포벽 형성을 방해한다.

penicillinase : penicillin과 유도체 항생제의 beta-lactam ring을 파괴하여 불활성화시키는 미생물 효소(beta-lactamase).

peptidoglycan : 세포벽의 단단함과 견고성을 제공하는 미생물 세포벽의 구성 성분; polysaccharide와 peptide 사슬의 복합체로 그람 음성 세균보다는 그람 양성 세균 벽에 많이 존재한다.

Peyer's patches : 장관 벽의 심부 림프 조직; 오염된 음식이나 물을 통해 섭취된 Salmonella typhi가 처음에 자리잡은 부위.

pH : 용액의 산-염기 평형에 대해 1~14까지의 수치로 나타낸 것. 중간값인 7은 중성을 나타낸다.; 낮은 수치는 산성을 나타내고 높은 수치를 염기성을 나타낸다.

phagocytosis : 미생물을 비롯한 외부 물질이 holozoic cell에 의해 섭취되는 것. 사람과 동물에서, 이러한 세포로는 백혈구와 macrophage가 포함된다.

phagolysosome : 세포질내에 기존하는 lysosome막이 phagosome과 융합하여 생기는 소화액포로서, lysosome이 가수분해효소를 방출하여 포식한 물질을 소화시킨다.

phagosome : phagocyte 내의 막성 공포. phagolysosome 참고.

phase-contrast microscopy : 물체를 통과하는 광선과 그 주위를 통과하는 광선과의 위상관계를 변화시켜 그 대조에 의해서 염색 또는 기타의 특수한 처치를 할 필요없이 물체를 볼 수 있는 현미경 관찰법.

photosynthesis : 광선의 작용에 의한 화학 합성으로 특히 빛의 영향하에 식물의 엽록소내에서 탄산가스와 물로 탄수화물을 형성한다.

photosynthetic autotrophs : 식물, 남조류와 일부 세균 중 대기 중의 탄산 가스와 빛에너지를 이용해 유기물질을 만드는 생물.

photosynthetic heterothrphs : 빛에 의존하여 유기 물질 대사를 위한 에너지를 공급하는 소수의 세균 집단.

picornaviruses : 아주 작은 RNA 바이러스(pico=매우 작은; rna를 지니고 있는 핵산의 형태를 나타낸다.); enterovirus와 rhinovirus를 포함한다.

piperazine : Ascaris와 Enterobius 감염 치료에 사용되는 구충제; 신경근육접합부의 신경 전달을 방해하여 기생충을 마비시킨다.

plasma cell : 분화된 림프구(B cell)로 주기능은 항체를 합성하여 순환 혈액으로 방출하는 것이다.

plasma : 단백질이 있는 교질성 용액으로 구성된 혈액의 액성 성분; 또한 탄수화물,지질,비타민,호르몬,전해질,비용존 가스들이 포함되어 있다.

plasmid : 세균 세포내에서 발견되는 염색체 이외의 자가 복제 유전자 구조로서, 세포 성장에 필수적이 아닌 여러 가지 기능의 유전자를 가지고 있다.

plasmodium : 말라리아를 유발하는 원충

platyhelminth : 일반적으로 편충으로 알려진 helminth 강(class)으로 주요한 두 그룹(cestode와 trematode)을 포함한다.

pleomorphic : 다양한 형태를 가진.(예 모양,길이,넓이나 다른 특징들이 다양한 세균)

pleurodynia : 열과 흉막에 급성 근육통의 특징이 있는 coxsackievirus disease.

poliomyelitis : 산발적 또는 유행성으로 발생하는 급성 바이러스 질환으로서, 임상적으로는 발열,인두발적,두통 및 구토 등을 특징으로 하고 흔히 목덜미와 배부의 강직을 동반한다.

polymerase : 이미 존재하는 template나 model로 작용하는 strand에서 DNA나 RNA 형성을 촉매하는 효소.

polymorphonuclear : 다분엽된 핵을 가진; 백혈구의 형을 기술하는 용어.

PPD : Purified protein derivative의 약자. 결핵균에서 유도된 피부 시험용 항원이고, 결핵 진단을 위한 Mantoux test에 사용된다.

praziquantel : 일부 흡충과 촌충감염 치료에 쓰이는 구충제; 작용 방식에 대해선 확실하지 않지만, 기생충의 흡반을 마비시켜 조직으로부터 축출되도록 한다.

precipitation : 항체가 가용성 항원과 결합하여 눈에 보이는 침전물을 형성하는 시험관내 반응.

precipitins : 가용성 항원에 대한 항체로서 고분자 항원을 생체내(in vivo)와 시험관내(in vitro)에

서 특이적으로 응집시켜 가시적인 침강물을 형성하는 것.

primaquine : 말라리아 치료에 쓰이는 항생제; 기생충의 DNA 기능을 방해한다.

primary atypical pneumonia : 초기 기원이 급성 하부 호흡기 감염을 뜻하는 임상 증상; 바이러스나 Mycoplasma pneumoniae에 의해 유발된다.

procaryotic : 막 구조안에 핵이 있지 않고 세포질내에 자유롭게 놓여 있는; rickettsiae와 chlamydiae를 포함하는 세균들이 원핵 생물이다.

prodemal period of infection : 초기 증상이 나타나는 동안 급성 질환으로 발전되기 전의 짧은 시기(보통 1~2일).

proglottid : 조충의 각각의 체절; 두부 밑쪽으로 생성되어 계속적으로 성숙한다. 성숙 편절은 충란으로 가득차게 되어 수태되었다고 한다.

properdin : 미생물을 파괴하는데 보체에 작용하는 혈청 단백질.

prophage : 숙주 세포 DNA에 삽입되어 복제되는 Bacteriophage의 DNA; 바이러스 DNA는 발현되지 않고 잠복되어 있으며, 숙주 세포도 파괴되지 않는다.

Protista : 단세포 진핵 생물계; 단일성이거나 조직 기관이 결핍된 집락에 나타난다. protist라 불리는 것으로 algae와 protozoa가 포함된다. Protoctista라고도 한다.

protoplasm : 점조, 투명한 수분을 함유한 다상성 콜로이드의 연속상으로, 모든 동식물세포의 기본 물질을 이룬다. 주로 핵산,단백,지질,당 및 무기염으로 이루어 진다.

protoplast : lysozyme이나 penicillin으로 처리하여 세포벽이 형성되지 않은 그람 양성 세균의 구조.

protozoa : 넓은 영역의 세포 활성을 지닌 단세포 진핵생물; 자유 생활을 하거나 기생성이다.

pseudopod : "false foot". 아메바 세포질의 일시적 돌출로, 운동 또는 섭취의 역할을 한다.

purine : 고리 구조를 지닌 질소 함유 분자; 퓨린 염기는 핵산의 성분인 아데닌과 구아닌을 포함한다.

pus : 세포(백혈구)와 농장의 묽은 액으로 구성된 염증성 산물.

pustular acne : vulgaris 감염된 pimple에 Staphylococci가 2차 감염을 일으킨 여드름형.

pyelonephritis : 신장의 미생물 감염.

pyogenic : 다량의 삼출물(pus)을 생성하는 미생물을 기술하는 용어.

pyrimethamine : toxoplasmosis와 malaria 치료에 사용하는 항생제. folic acid inhibitor로 작용한다.

pyrimidine : 단일 고리 구조의 질소 함유 분자. pyrimidine 계열의 3가지 주요 물질(thymine, cytosine, uracil)이 핵산을 구성한다.

pyrogen : 열 생성 물질이나 미생물.

Q

Q fever : richettsia 중의 원인체인 Coxiella burnetti에 의한 폐렴. 자연계 보균자는 가축, 진드기와 다른 절지 동물들이다; 사람에게는 드물다.

quarantine : 전염병 유행지역 또는 의심되는 지역에서의 사람 또는 선박의 정류 검역기간(보통 40일); 의심 감염을 위해 정류 또는 결리하는 것; 전염병 발생지로부터의 출입국 제한.

quinacrine : giardiasis, tapeworm infection, malaria 치료에 쓰이는 항생제; 작용 기전은 밝혀지지 않았다. 상품명은 Atabrine이다.

R

R factor : 항생제에 저항성을 지니는 유전자를 운반하는 plasmid; 하나의 세균으로 부터 동종의 다른 세균이나 다른 종의 세균에도 전달될 수 있기 때문에, 항생제 내성균은 세균 집단에 급속도로 퍼져 나간다.

radioimmunoassay(RIA) : 방사성 물질로 표지한 물질을 피검물질과 반응시켜 항원 또는 항체

농도를 측정하는 방법.

rash : 두드러기와 같은 일과성의 피부발진, 약진 또는 바이러스성 발진.; 체부에 나타난 모양과 분포가 measles, scarlet fever, chickenpox, smallpox 같은 감염 진단에 도움이 된다.

reagin : 매독 환자 혈청에 존재하는 nontreponemal antibody; VDRL, RPR 시험에 검출된다.

recessive gene : 그것이 양친으로부터 전달되었을 때, 즉 개체가 동형 접합인 경우만 생체에 효과를 주는 유전자.

recombinant DNA technology : 화학적 또는 생물학적 수법에 의하여 인위적으로 세포내에 삽입하여 그 세포의 유전자형과 표현형을 변화시키고 그 세포가 원래 가지고 있는 DNA와 함께 복제되는 DNA를 이용하는 생화학적 기술.

reservoir of infection : 병원성 미생물의 생존과 증식을 허용하는 국지 환경이나 숙주.

resistance transfer factor(RTF) : R factor 참고.

respiratory syncytial virus : 유아과 어린이의 하부 호흡기 감염을 일으키는 주요한 원인체; 성인의 급성 상부호흡기 감염도 유발한다. 주로 원내 감염에 의한 것이다.

restriction endonucleases : 특정한 염기배열에서 DNA분자를 절단하는 효소로 plasmid나 염색체 DNA 안으로 유전자를 연결 시킬 수 있게 해준다.; DNA 재조합 기술에 사용된다.

reticulate body(RB) : elementary body에서 발전된 Chlamydiae 생활환의 한 형태. 이 시기에 미생물은 감염된 숙주 세포 내에서 성장하고 분열된다. 일부 RB는 elementary body로 전환되어 다른 세포를 감염시킨다.

retroviruses : RNA genome을 DNA로 복제하는, 역전사효소(reverse transciptase)를 지닌 RNA 바이러스로 숙주 염색체에 삽입되어 잠복형으로 있는다. 이것은 정상적인 DNA에서 RNA로의 유전정보 흐름과 반대이다.(transcription 참고) HIV는 이 그룹의 아과(subfamily)로 분류된다.(lentivirus 참고)

reverse transcriptase : retroviruses 참고.

Reye syndrome : 소아에게 드물게 볼 수 있는 종종 치명적인 급성 뇌증, 저혈당증에 수반된 뇌종창, 간의 지방변성, 간종, 의식 장애, 경련 발작 등이 현저하다. 인플루엔자 혹은 다른 바이러스에 의한 상기도 감염의 후유증으로 가장 잘 발생한다.

rheumatic fever : A군 용혈성 연쇄상구균 감염 후에 늦게 나타나는 속발증으로 발생하는 발열. 심장,혈관 및 관절과 같은 결합조직에 다발성 국한성 염증과 심장 및 피부에 Aschoff 결절이 나타나는 것이 특징이다. 특히 전형적인 발열과 관절통이 생기면서 병이 시작되는데 심장이나 심외막에 장애, 복통, 피부변화, 무도병 등이 뒤따라 나타난다.

rhinoviruses : 감기와 연관있는 대규모의 바이러스 그룹; picornavirus의 아군이다.

Rhizopoda : 육질충류아문에 속하는 원생동물의 1강. 사족 또는 근족을 갖고 있으며, Amoebida 목이나 Mycetozoida 목 등이 여기에 속한다.

Rhizopus nigricans : A black bread mold; Zygomycota 문에 속한다.

ribavirin : 많은 RNA와 DNA 바이러스에 대해 시험관내에서 반응하는 항생제; 핵산 합성과 바이러스 복제를 방해한다. 미국에서는 심한 respiratory syncytial virus에 감염된 유아의 에어로졸 치료에만 사용된다.

ribonucleic acid : RNA참고.

ribosome : 모든 살아있는 세포내의 단백질 합성이 이루어지는 세포소기관; 약 $\frac{2}{3}$는 RNA, $\frac{1}{3}$은 단백질로 구성된다.

Rickettsia : 소간상 내지 소구상으로, 자주 다형태성을 나타내는 미생물. 이,벼룩,진드기의 세포내 또는 장관강에 유리하여 존재하며, 이것들로부터 사람 및 기타 동물에 전파된다. 여러 가지 균종이 있으며, 발진티푸스, 홍반열군, 쯔쯔가무시 병균 및 기타의 군에 나뉘어져 있다.

rifampin : 핵산 복제나 대사를 방해하는 항생제;

결핵과 나병치료에 쓰인다.

ringworm : 곰팡이에 의한 표재성 진균 감염증. tinea 참고.

RNA : Ribonucleic acid, ribonucleotide가 인산기로 연결된 다량체; 주요한 기능은 DNA의 통제하에 살아있는 세포내에서 단백질을 합성하는 것이다.

rose spots : typhoid fever와 일부 paratyphoid fever의 특징적인 발진.

rotaviruses : 이중쇄(double-stranded) RNA 바이러스의 한 그룹으로서 바퀴모양의 외관을 가지고 급성 영아 위장염을 일으키는 병원체이며, 또한 쥐, 송아지 및 돼지의 설사를 일으키기도 한다.

rubella : 당홍색의 과립 또는 융합된 반상의 발진이 특징인 가벼운 바이러스 감염증. 임신 3개월 이내 태아의 태반경유감염에서는 심장,눈,뇌,뼈,귀의 발육이상이 생긴다.

rubeola : measles 참고.

S

Sabin vaccine : OPV 참고.

Salk vaccine : IPV 참고.

Salmonella : 장내균과의 그람음성, 보통혐기성 세균의 1속으로서 아포를 형성하지 않는 간균이며 보통 주모성편모에 의한 운동성을 갖는다.; 대부분이 사람,동물,조류에 병원성이다.

salmonellosis : Salmonella 균종에 의한 감염; 주로 세균에 오염된 음식을 섭취함으로써 유발되어 위장염을 일으킨다. 전신 질환으로 발전하기도 한다. (예, typhoid fever, paratyphoid fever, Salmonella bacteremia)

sanitization : 기계적, 화학적 처리로 무생물에서 병원균을 제거하는 것; 멸균이나 완전한 소독을 의미하지는 않는다.

saprophyte : 세균과 같이 사멸한 또는 부패한 유기물에서 생활하고 있는 생물.

scalded skin syndrome : 어른에게는 드물고 주로 영아과 소아에게서 포도상구균의 한 균주에 감염된 후 나타나는 감염성 질환으로, 탈피성 표피 용해성 발작성 내독소 때문에 국소적인 대수포성 발진만 생기기도 하고, 쉽게 터져버리는 소수포와 대수포가 전신에 생겨서 넓은 표피 박탈이 일어나 피부가 마치 화상을 입은 것처럼 보이기도 한다.

scanning electron microscope : 전자선이 표본상의 점마다 주사하여 음극선과(브라운관)의 형광판에 영상을 만드는 전자 현미경.

scarlet fever : 피부 발진과 열의 특징이 있는 전신 질환; A군 beta 용혈성 연쇄상구균에 의한 감염으로 주로 인두에 발병하나 때로는 피부나 산도에도 발병한다.

scolex : (pl. scolices) 일반적으로 전부 또는 두단으로 생각되는 촌충의 부속기관(두절).

sedimentation : 공용수 정화의 초기 과정 중 큰 입자성 물질이 가라앉을 때까지 대형 그릇 같은 것에 물을 담아 놓는 것.

sepsis : 병원균 또는 그 독소가 혈액이나 다른 조직 중에 존재하는 것.

serologic reactions : 시험관내에서 일어나는 항원과 항체의 상호반응.

serology : 항체나 항원을 밝혀내기 위한 혈청이나 다른 체액에 대한 시험관내 연구.serotyping 항원 구성이 다른 세포나 대사물질로 미생물 균주를 구분하는 혈청학적 기법.

serum sickness : 즉시형 과민반응이나 면역 합병증으로, 다량의 혈청이 수동 면역을 위해 투여된 후에 발생한다.

serum : 응고 된 후 남아 있는 혈액의 액성 부분.

sexduction : 접합에 의한 F prime factor의 이동; 그 결과 두 개의 F prime donor cell이 생성된다.

sexually transmitted disease(STD) : 성교를 통해 전파되는 미생물 감염증.

shigellosis : Shigella 균종에 의한 급성 이질; 중요 균종에는 S.dysenteriae, S.flexneri, S.boydii, S.sonnei 등이 있다.

shingles : zoster 참고.

shunt-associated meningitis : 뇌에서 외과적 수술이나 외상에 의해 뇌척수액이 흘러나오는 경로를 통해 뇌막에 감염된 것; 주로 피부의 정상세균총(예, Staphylococcus epidermidis나 diphtheroid)에 의해 유발된다.

sIgA : IgA참고.

simian immunodeficiency virus(SIV) : 아프리카 녹색 원숭이에서 발견되는 HIV와 유사한 바이러스; 아마도 같은 조상에서 유래된 것으로 보고 있다.

smallpox : 심한 급성 바이러스 감염으로 치명적이나, 현재는 효과적인 백신으로 박멸되었다; 호흡기로 들어오고, 온 몸에 조밀한 삼출성 발진이 특징이다. variola major라고도 한다.

specific immune respones : 외부 물질로부터 자신을 보호하고, 그것들을 파괴하는 면역기전. 이러한 기전에는 B cell이 특정한 항원에 반응하여 항체를 생성하는 것이 포함되고, T cell이 입자 항원(예,외부 항원)과 물리적 접촉으로 파괴시키는 것 또한 범주에 든다.

specific resistance to infection : 림프구가 특정한 항원과 반응하여, 그것들을 제거시키는 다양한 방법들로 작용하는 면역학적 기전에 근거한 면역.

specificity : 면역학적 관점에서, 열쇠와 자물쇠처럼 항원과 항체의 결합부위가 상보적인 구조.

spheroplast : 그람 음성 세균을 lysozyme 같은 물질로 처리한 구조로 peptidoglycan은 제거되나, lipopolysaccharide 층은 남는다. 단지 부분적으로 세포벽을 제거하는 것이다.

spontaneous generation : 무기물질로부터 새로운 생물이 창조되거나 발생될 수 있다는 이론.

sporadic disease : 집단 사이에 때때로 불규칙적인 간격으로 발생하는 질병.

STD : Sexually transmitted disease.

steam sterilizer : 압력하에서 증기로 멸균하는 기구; autoclave. stem cells 골수에 있는 세포로 순환 혈액내의 성숙 적혈구와 백혈구의 전구체. Lymphoid stem cell은 성숙 림프구로 분화한다.

sterilization : 미생물학에서, 물리적이거나 화학적인 제재를 사용하여 모든 형태의 미생물을 완전히 사멸시키는 것. 처리된 물건은 sterile되었다고 한다.; sterility라는 용어는 어떤 미생물로부터도 자유로와 진 것을 뜻한다.

strobila : 성숙 조충제를 구성하는 체절(편절)의 쇄, 두부, 경부 및 체절을 포함한 몸 전체를 포함시키기도 한다.

subacute infection : 급성 미생물 감염보다는 덜 심한 감염이나 기간을 더 길다.; 만성으로 되기도 한다.

subclinical : 불분명한 감염을 나타내는 용어.

subcutaneous : 피하의; 감염의 형태난 주사 방법을 나타낸다.

substrate : 효소와 특이적으로 반응하는 물질.

sudden infant death syndrome(SIDS) : 많은 설명되지 않는 생후 3개월까지 유아의 갑작스런 사망; 때때로 꿀에 있는 Clostridium botulinum 포자를 섭취하여 생긴 botulism에 의하기도 한다.

sulfonamides : 대사 작용을 방해하는 항생제 계열; 일부 생식기 감염 치료에 사용된다.

sulfones : 대사 작용을 방해하는 항생제 계열; 나병 치료에 사용된다.

suppressor T cells : 면역 반응을 억제하고 자가면역질환(예, "self" 항원에 대한 면역 반응)을 방지하는 T 림프구.

suppuration : 농의 형성이나 배출.

surgical asepsis : 외과 수술시나 그 후에 모든 종류의 미생물을 배제시키기 위해 사용하는 기술.

symbiosis : 문자 의미상으로 함께 사는 것; 서로 다른 종의 생물이 상호 의존적으로 서로 도움을 주며 살아가는 것.

T

T cell : stem cell에서 파생된 림프구; 갑상선의

영향으로 성숙되어 나중에는 림프절, 비장, 골수와 혈류로 이동한다. 항원과의 접촉으로, T cell은 면역학적으로 활성을 가진다.; 항원과의 상호작용으로 세포매개면역을 이룬다. 또한 T lymphocyte라고도 한다.

taxonomy : 여러 생물을 그들 사이의 관계를 기초로 해서 적당한 범주(분류군)에 규칙적으로 분류하고, 적당한 명칭을 각각 붙이는 것.

tecichoic acids : 글리세롤 또는 ribitol phosphate의 항원성 중합체. 세포벽에 붙어서 발견되거나 그람 양성균의 세포막내에 결합되어서 발견된다.; 그람 양성 세균의 세포벽 합성을 조절한다.

temperate bacteriophage : phage의 유전 물질(prophage)이 세균세포의 일부분이 되어 여러 번의 세포분열을 통해 몇 대를 그대로 지속되어 나타나는 bacteriophage를 말하며, 이와 같이 phage를 그대로 유지.보유하는 세균세포를 lysogenic bacterium이라고 한다.

tetracyclines : Streptomyces의 어떤 종류에서 분리된 생합성의 항생물질, 혹은 Chlortetracycline, oxytetracycline에서 반합성적으로 생성된 항생물질이다. tetracycline은 그람 양성 및 음성세균, 리케치아, mycoplasma, chlamydia, 그리고 일부 바이러스, 원생동물, 방선균속 등을 포함한 광범한 미생물에 대하여 효과적이다.

thallophyte : 뿌리, 줄기나 잎이 없는 단순한 식물.(예, fungus)

thallus : thallophyte의 특징이 있는 형태(예, 결핍된 뿌리,줄기와 잎); 많은 곰팡이에서 발견된다.

thiabendazole : 백색 내지 대부분 백색의 분말로 요충, 편충, 회충, 구충의 감염증 치료와 피부유충이행증에 사용된다.; 작용 기전에 대해선 알려지지 않았다.

thrush : Candida albicans에 의한 구강 점막의 진균 감염증.

thymine : 핵산을 구성하는 pyrimidine 염기의 일종.

tinea : 피부의 많은 여러 종류의 표재성 진균 감염에 주어진 명칭. 특별한 형(특징적인 외관, 원인균 또는 부위)에 따라 통상 수식하는 말로서 부르고 있다. 일반적으로 버짐(ringworm)이라고 부른다.

titer : 세균 또는 다른 항원입자의 응집을 일으키는 혈청의 최대희석도.

toxic shock syndrome(TSS) : 갑작스런 고열, 구토, 설사, 근육통에 이은 저혈압, 심한 경우에는 shock을 일으키는 중증 질환으로, 급성기에는 피부, 특히 손바닥,발바닥의 탈피와 함께 햇빛에 그을린 것 같은 반점을 나타낸다. 이 질환은 탐폰을 사용하지 않는 여성과 몇몇 남성에게서도 발생하지만, 대개 탐폰을 사용하는 월경 중의 여성에게 발생한다. 이것은 황색 포도상구균의 감염에 의한다고 생각된다.

toxigenic : 독소를 생성할 수 있는.

toxigenicity : 기생체의 독력(virulence)를 일컫는 것으로, 가용성 독소를 산생하여, 그 독작용으로 발병시키는 것을 말한다.

toxocariasis : Toxocara 속의 회충에 의한 감염; visceral larva migrans(VLM)라고도 한다.

toxoids : 독성은 없어졌으나 항독소와의 결합 또는 항독소 산생을 자극하는.

toxoplasmosis : Toxoplasma gondii에 의해서 일어나는 사람의 원충성 질환. 선천성 톡소플라스마증은 실명, 뇌기형이나 죽음에 이르는 중추신경계 병변을 특징으로 한다. 후천성의 것은 두 개의 형이 있다. 단구증가증(mononucleosis)과 극히 유사한 lymphadenopathic toxoplasmosis와 주로 폐, 간, 심장, 피부, 근, 뇌끝 수막에 병변을 보이고, 여러 정도의 폐렴, 간염, 심근염 및 수막뇌염을 특징으로 하는 파종성 톡소플라스마증(disseminated toxoplasmosis)이다. 선천형은 반드시 맥락막염을 동반하며, 만성형에도 종종 발생한다.

trachoma : 결막과 각막의 만성 감염증으로, 일찍이 바이러스성이라고 생각하였으나 현재는 Chlamydia trachomatis의 균종으로 분류되어 있는 세균을 원인체로 보고 있다. 임상적으로 4개의 시기로 나누어 진다.

transcription : DNA에 포함되는 유전정보가 RNA쇄에 있는 염기의 보조적 배열을 만드는 과정. translation 참고.

transduction : 세균의 유전자 재조합의 한 방법으로, 용균된 세균의 DNA가 bacteriophage에 의해서 다른 세균에 이전되며, 그것에 의해서 수용균의 유전자 조성이 변화되는 것.

transformation : 유전 정보는 세포간 전달법의 일종으로, 용균된 세균의 전체 DNA의 한 작은 부분이 관련 세균에 들어가, 그의 유전적 조성에 관여하는 것.

transition mutations : 분자 유전학에서, purine염기가 purine염기를 치환하던가, 혹은 pyrimidine 염기가 pyrimidine 염기를 치환하는 점돌연변이.

translation : 유전학에 있어서, 전령 RNA에 의해 전달된 유전정보에 의해서 지령된 특유한 아미노산 배열을 갖는 폴리펩타이드쇄의 형성을 말한다. transcription 참고.

transmission electron microscope : 검체의 전자 빔을 투과시겨, 마그네틱 렌즈로 산란된 전자를 보정시켜, 형광판에 상을 형성시키는 현미경.

transposition : plasmid에서 염색체로의 세균 내에서 DNA 조각을 이동, 혹은 염색체에서 plasmid로, plasmid에서 plasmid로의 이동을 말한다.

transposons : 한 세포에서 다른 세포로 이동이 가능하고, 받는 세포의 DNA가 재배열되면서 plasmid나 염색체 DNA의 여러 위치 중 어디에나 삽입이 될 수 있는 특징을 지닌 분리된 유전적 단위(DNA의 서열)를 말한다.

transversion mutations : purine 염기가 pyrimidine 염기 중 하나로 바뀌거나, pyrimidine 염기가 purine 염기 중 하나로 바뀔 때 일어나는 돌연변이.

traveler's diarrhea : 여행자, 특히 위생상태가 그다지 좋지 못한 열대나 아열대지역을 여행하는 사람에게 발병하는 설사. 장병원성의 Escherichia coli의 감염에 의한 것으로 최근에 생각하게 되었다. 멕시코에서는 turista라고도 한다.

tumor immunity : T cell 매개에 의한 세포성 면역계로 cancer cell을 파괴하는 것이다.

U

ultraviolet radiation : 자외선 스펙트럼 250~280nm의 파장을 이용해서 공기와 무생물체 표면의 미생물을 파괴하는데 쓰는 방법. 이러한 파장이 미생물을 파괴하는데 가장 효과적인데, 이것은 핵산에 잘 흡수되기 때문이다. UV 침투는 약하기 때문에 효과는 제한적이다.

unicellular : 하나의 세포로 구성된.

universal precautions : HIV 감염과 다른 혈액에 기인한 병원체(hepatitis B와 C 바이러스)에 의한 환자 의심이 되는 것에 근거한 예방적 조치의 총괄적인 것. 병원과 의료기관에서 혈액, 정액, 질분비액과 다른 체액에 노출된 종사자들에게 적용된다.

uracil : RNA를 구성하는 pyrimidine 염기의 일종.

V

vaccines : 약독화시킨 혹은 죽은 미생물, 또는 미생물 추출물의 부유액으로서 감염증의 예방, 개선 및 치료 목적으로 적용하는 것.

vancomycin : 세포벽 합성을 방해하는 항생제의 한 가지로 세균 감염 치료에 유용하다.

varicella-zoster : virus 호흡기를 통한 chickenpox의 바이러스 원인체. chickenpox는 경미하지만 유년기의 높은 전염성을 지니고, 열, 불쾌감, 소포성 피부 소양증이 특징이다.

vector : 한 숙주에서 다른 숙주로 감염성 미생물을 전파시키는 물질이나 생물체(주로 곤충).

vegetative : 미생물학에서 성장 세포, 혹은 성장과 증식의 능력을 지닌 세포를 나타내는 용어.

venereal disease : 성 전파 질병(STD)를 나타내는데 사용하는 용어.

viral encephalitis : 수막염과 뇌부전을 포함하는 뇌조직의 감염; mump, enterovirus, herpesvirus와 arbovirus 같은 바이러스들이 원인이다.

viral meningitis : aseptic meningitis 참고.

viremia : 혈류에 바이러스가 존재하는 것.

virion : 완전한 바이러스 입자.

viroids : 단지 짧은 RNA strand로만 이루어지고, 단백질막은 결핍된 감염증의 알려진 가장 작은 원인체.

virucide : virus를 죽이는 물리적이거나 화학적 제재.

virulence : 감염된 숙주에 병을 유발시키는 미생물의 특성을 기술한 용어; 이러한 특성에는 주로 invasiveness와 toxigenicity를 포함한다. pathogenicity라고도 한다.

virulent bacteriophage : 용균에 의해서만 재생되는 bacteriophage로 세균 숙주를 죽게 한다.

virus : 독립적인 대사나 증식 기능이 없는 감염성 원인체; 오직 살아있는 세포내에서만 살 수 있다. 단순하고 비세포적 구조로 다양하지만 기본적으로 단백질막에 싸인 한 종류의 핵산(DNA나 RNA)로 되어 있고, lipid envelope는 있기도 하고 없기도 한다.

virustasis : 바이러스 증식의 정지나 방해.

W

wandering cells : MNPS의 Macrophage로 아메바성 운동을 하며, 화학적 자극에 반응한다.; 결합조직의 조직구histiocyte와 혈류에서 조직으로 이끌린 단핵구monocyte가 포함된다.

whooping cough : 특히 어린이들에게 Bordetella pertussis에 의한 급성 호흡기 감염증; 발작성 기침의 특징이 있다.

Z

zidovudine : HIV를 포함한 retrovirus에 작용하는 항생제; retrovirus에 있는 역전사효소를 방해한다. AZT라고도 한다.

Zoomastigina : 긴 채찍 모양의 편모를 가지고 빠른 운동성을 보이는 원충문. flagellate라고도 한다.

zoonoses : 동물의 감염증으로, 많은 것들이 사람에서 전파되었다.

zoster : chickenpox를 유발하는 varicella-zoster 바이러스의 재발되는 감염증; 바이러스는 신경절에 잠복기로 있으면서 성인에게 신경 말단과 신경절에 통증이 있는 염증을 불규칙적으로 일으킨다. 영향을 받은 감각신경통로는 소포성 피부발진부위로 나타난다. shingles라고도 한다.

zygote : 수컷 배우자와 암컷 배우자의 접합 결과 생긴 분할 전의 세포나 수정란.

색인

한글색인

ㄱ

ㄴ

ㄷ

ㄹ

ㅁ

ㅂ

ㅅ

ㅇ

ㅈ

영문색인

T

U

V

임상바이러스학 제2판

1994년 3월 25일 제 1 판 발행
2000년 2월 25일 개정판 발행
2009년 8월 31일 제 2 판 1쇄 발행
2012년 8월 25일 제 2 판 2쇄 인 쇄
2012년 8월 31일 제 2 판 2쇄 발행

정가 26,000원

편 저 자 : 김혜정 · 김충환 · 류재기 · 박기호
엄용빈 · 이동섭 · 홍성노
발 행 자 : 최 병 진

발 행 처 : 도서출판 **고 려 의 학**
(136-821) 서울 성북구 성북동 1가 115-24 보문빌딩 3층
Tel. 765-0333, 0337
Fax. 743-2288
등록번호 : 제 1-519호 1978. 6. 29.

ISBN 978-89-7043-712-5

※이 책은 저자와의 계약에 의해 고려의학출판사에서 발행합니다.
※불법복사에 관여하는 자는 저작권법 제97의 5(권리의 침해죄)에 따라 5년 이하의 징역 또는 5천만원 이하의 벌금에 처하거나 이를 병과할 수 있습니다.

※ 낙장 및 파본은 교환해 드립니다.